샤샤정의 **하루 20분**

알파벳
필라테스

❖도움 주신 분들
샤샤필라테스 정자현 부대표
제품 협찬 나음케어 070-7019-7575
메이크업 협찬 최진영, 한수민(위드뷰티살롱) 02-515-2322
기구 협찬 인투필라테스 070-7760-0361
의상 협찬 르꼬끄 스포르티브 080-568-5600

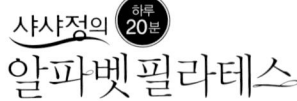

샤샤정의 하루 20분
알파벳 필라테스

펴낸날 초판 1쇄 2013년 7월 5일 ㅣ 초판 5쇄 2017년 3월 5일

지은이 정현아

펴낸이 임호준
이사 홍헌표
편집장 김소중
편집 1팀 윤혜민 안진숙 장여진
디자인 왕윤경 김효숙 정윤경 ㅣ **마케팅** 정영주 권소회 김혜민
경영지원 나은혜 박석호

기획 윤은숙 ㅣ **사진** 김범경 ㅣ **동영상 촬영** 전우성 ㅣ **일러스트** 영수
인쇄 (주)웰컴피앤피

펴낸곳 비타북스 ㅣ **발행처** (주)헬스조선 ㅣ **출판등록** 제2-4324호 2006년 1월 12일
주소 서울특별시 중구 세종대로 21길 30 ㅣ **전화** (02) 724-7632 ㅣ **팩스** (02) 722-9339
홈페이지 www.vita-book.co.kr ㅣ **블로그** http://blog.naver.com/vita_books ㅣ **페이스북** www.facebook.com/vitabooks

ISBN 979-11-85020-04-4   13510

• 이 도서의 국립중앙도서관 출판시도서목록(CIP)은 서지정보유통지원시스템 홈페이지(http://seoji.nl.go.kr)와 국가자료
  공동목록시스템(http://www.nl.go.kr/kolisnet)에서 이용하실 수 있습니다. (CIP제어번호: CIP2013009634)

• 비타북스는 독자 여러분의 책에 대한 아이디어와 원고 투고를 기다리고 있습니다.
  책 출간을 원하시는 분은 이메일 vbook@chosun.com으로 간단한 개요와 취지, 연락처 등을 보내주세요.

비타북스는 건강한 몸과 아름다운 삶을 생각하는 (주)헬스조선의 출판 브랜드입니다.

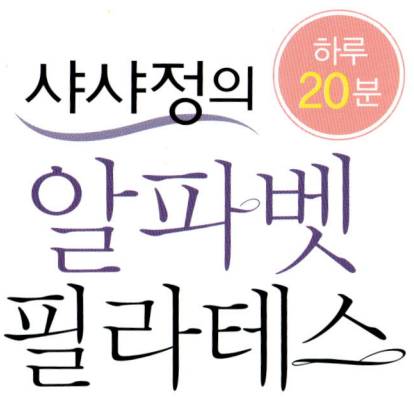

샤샤정의

하루 20분

알파벳
필라테스

비타북스

지금 당장
필라테스를 시작하자!

건강한 신체는 원하기만 해서는 결코 얻을 수 있는 것이 아니며, 많은 돈으로도 살 수 없는 아주 값진 것이다.
조셉 필라테스(Joseph Pilates)

나이는 숫자에 불과하다.
체중도 숫자의 노리개다.
체중계에 연연하지 마라.
샤샤정

버릇처럼 하는 말, "내일부터 다이어트 시작할 거야." 사람마다 체형과 체질이 다르듯이 살을 빼고 싶어 하는 부분도 각양각색입니다. 그러나 정확한 자기 진단과 목표 없이 유행하는 다이어트 비법만 따라 하다 보면 결국 다이어트는 실패로 끝나기 쉽습니다. 지금껏 편법 다이어트나 극단적인 다이어트를 해왔다면, 당장 그만두라고 강하게 말하고 싶습니다. 이런 다이어트는 단기간에 체중 감량은 할 수 있겠지만, 두 달 만에 뺀 살은 딱 그만큼만 유지된다는 것을 기억하세요. 어떤 일을 하든 노력과 대가가 따라야 하듯, 다이어트도 마찬가지입니다. 저절로 얻어지는 것은 없습니다.

'이 부위는 죽어도 빠지지 않아.' 하며 자신의 체형 중 마음에 들지 않는 곳부터 정해둔다면, 관리를 받고 애써 운동을 하더라도 늘 성에 차지 않게 마련입니다. 다이어트를 시작하기 전에 내 체형의 장점을 먼저 발견하는 것이 순서입니다. 저를 비롯해 운동으로 몸매 관리에 성공한 연예인들의 성공 비법은 바로 장점을 먼저 찾아서 운동을 시작하고, 단점은 충분히 보완하는 것입니다.

지금 바로 옷을 벗고 전신 거울 앞에 서서 긍정적인 생각으로 자신의 몸에서 마음에 드는 곳을 찾아봅시다. 그리고 긍정적인 마음으로 자신의 몸을 예뻐해주고, '나는 섹시하고 아름다운 여자다.'라고 되뇌어보세요. 이것만으로도 이전보다 당당해진 자신을 발견할 수 있을 것입니다. 여러분은 지금 그 자체로도 충분히 사랑스럽습니다.

많은 분들이 묻습니다. 수많은 운동 중에 왜 필라테스냐고. 필라테스는 몸과 정신 상태를 강하게 만들어주는 운동입니다. 유연하고 정확한 움직임은 몸과 마음을 이어주기에 충분합니다. 나의 몸을 알고 조절하며, 집중하여 하나하나 정확히 동작을 하다 보면 스스로 몸이 변화해가는 것을 느낄 수 있을 것입니다. 필라테스는 무리한 힘을 들이지 않고도 탄력 있고 아름답게, 라인이 살아 있는 몸을 만들 수 있어 국내외 많은 스타들이 몸매 관리 비법으로 필라테스를 손꼽는 것입니다.

이 책은 그동안 스타들의 몸매를 관리하면서 쌓인 저의 노하우를 바탕으로, 아직까지 필라테스의 매력을 모르고 있는 분들에게 필라테스의 매력을 전하고자 집필했습니다. 개개인의 체형이 다르고, 돋보이게 하고 싶은 부위도 다르고, 관리해야 하는 부위도 다르기 때문에 본인에게 맞는 프로그램을 선택해 멋지고 아름다운 보디라인을 만들 수 있도록 하였습니다. 수록된 6개의 프로그램은 6개의 신체 부위(라인)를 상징하는 알파벳 모양을 토대로 하고 있습니다. 하루에 딱 20분만 투자한다면 누구나 숨어 있는 보디라인이 살아나, 아름답고 탄력 있는 명품 몸매를 만들 수 있을 것입니다.

끝으로 여러분의 몸을 지휘하는 보디 컨덕터 샤샤정이 드리는 '4정의 에너지'를 꼭 기억하길 바랍니다. 내 삶의 지표가 된 〈극복의 힘 Big YES〉라는 책에 나온 '4정'을 성공이 아닌 '건강한 삶이 성공을 부른다.'는 의미로 인용해봅니다.

인정 지금껏 올바르지 못한 식생활과 운동 습관을 스스로 인정해야 합니다.

수정 지금까지 경험해 온 다이어트 방법에 실패했다면 오늘부터 수정해야 합니다.

열정 원하는 체중이나 몸매를 만드는 것에 조급한 기대는 하지 마세요. 건강은 관리하다가 포기하는 것이 아니기에 내 몸을 사랑하는 열정이 필요합니다.

긍정 나는 나입니다. 긍정적으로 내 모든 신체 부위를 아름답게 움직인다면 저절로 건강해질 수 있습니다.

최악의 다이어트는 그만두고, 과학적이고 우아한 필라테스를 통해 자신의 몸을 가꿔가길 바랍니다.

많은 애로사항이 있음에도 틈틈이 원고를 준비해 7년 만에 두 번째 책을 내놓게 되었습니다. 원고 작업에서부터 사진 촬영까지 언제나 함께해준 샤샤필라테스 정자현 부대표님 이하 임직원 여러분들과 회원님들에게 감사의 마음을 전합니다. 늘 버틸 수 있게 도와주시는 부모님과 가족들에게 감사의 마음을 전합니다. 끝으로 물심양면으로 앞장서주신 업체 대표님들과 비타북스팀 그리고 바쁜 와중에도 사진 작업과 추천사를 통해 격려해주신 여러분께도 고마운 마음을 전합니다.

2013. 7. 샤샤정

낯설었던 필라테스가 하루하루 활력으로 바뀌는 순간, 그야말로 지금까지 느껴보지 못했던 짜릿함이었다. 이 책과 함께 그 짜릿한 전율을 느껴보길 바란다.
연기자 박희진

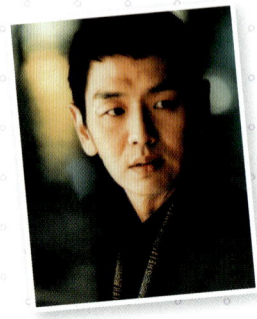

허리가 좋지 않았고, 배우로서 좀 더 바른 자세로 교정하고 싶어 일주일에 2~3번씩 꾸준히 필라테스를 하고 나니 문제들이 해결되었다. 왜 좀 더 일찍 시작하지 않았을까 후회할 정도로 만족스러워 필라테스 전도사가 되었다. 3년 전 이 운동을 알고, 샤샤 선생님을 만난 것을 큰 행운으로 생각하며, 책 출간을 진심으로 축하한다. **배우 김태우**

필라테스를 시작한 지 얼마 되지 않았고, 운동량이 많지도 않은 것 같은데 신기하게 몸의 라인이 달라지는 것을 느낀다. 건강을 챙기면서 다이어트도 되는 필라테스가 너무 좋다. **배우 김민서**

운동을 규칙적으로 하지 못해서인지 허리가 불편한 날이 많았는데 송선미 씨 소개로 샤샤정 선생님을 만났다. 바른 자세 훈련이 수월치는 않았지만 어느새 컨디션이 향상되고 허리도 편해지는 것을 느껴 필라테스의 매력에 빠졌다. 스케줄 때문에 필라테스를 꾸준히 하지 못했는데 책이 출간된다니 반갑다. **배우 김혜옥**

호흡은 치열하게, 동작은 확실하게, 복부는 조금 더 졸라매고! 거부할 수 없는 묘한 매력이 있는 샤샤정의 필라테스! **방송인 류시현**

진작 샤샤정을 만났더라면 부상 없이 운동할 수 있었을 것이다. 속부터 탄탄한 근육을 만들기에는 샤샤정과 함께하는 필라테스가 최고다! **프로골퍼 안시현**

긴장의 연속인 방송으로 굳어진 몸과 마음을 벌써 4년째 필라테스로 풀고 있다. 운동으로 땀 흘리고 나면 달콤한 잠에 깊이 들고, 다음 날 개운하게 하루를 시작할 수 있다. 하루 20분 투자해서 몸과 마음, 건강까지 챙길 수 있을 것이다.
방송인 이금희

운동이라면 자신 있는 나였다. 필라테스를 처음 대했을 땐 '이게 무슨 운동이 될까? 여자들이 하는 운동이 아닌가?' 했다. 그런데 샤샤 선생님을 만나고 나서 유연성과 근력을 함께 키우는 필라테스야말로 남자의 운동이라고 생각을 바꿨다. 필라테스를 알게 해준 샤샤 선생님께 고마움을 전한다. *KBS 아나운서 조건진*

평소 목과 어깨에 만성 통증이 있었는데 필라테스를 하고 난 뒤 사라졌다. 건강을 위해서 시작한 필라테스, 예쁜 보디라인까지 덤으로 얻었다. 샤샤 선생님의 몸매가 되는 그날까지, 필라테스는 쭈욱! *SBS골프 아나운서 박서진*

내게 필라테스는 건강한 일상으로 복귀하기 위한 하나의 통로다. 필라테스를 하는 동안 나는 날마다 나를 위한 집을 짓고, 그 집 안에서 휴식하고, 단련하며, 생각한다. 나는 필라테스를 통해 몸과 마음의 건강이 함께라는 것을 비로소 알게 됐다. *KBS 기상캐스터 이세라*

내가 필라테스를 시작한 이유는 건강과 신체 에너지를 더 직접적이고 전문적으로 배우고 싶었기 때문이다. 몸이 많이 피로하고 힘들었는데, 필라테스 덕에 몸이 나아지고 있다는 믿음이 생겼고 아주 만족스럽다. *가수 김현정*

1 PART

스타들의 몸매를 만드는 일등공신,
필라테스

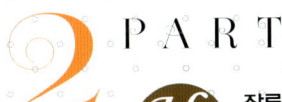

2 PART

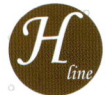

잘록한 허리와 납작한 복부 만들기
H라인

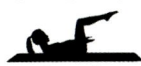
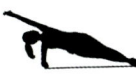
3 PART

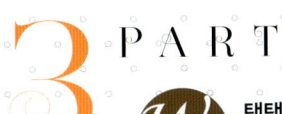

탱탱하고 볼륨감 있는 힙라인 만들기
W라인

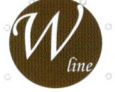

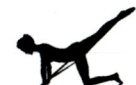

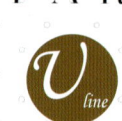
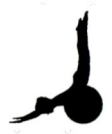

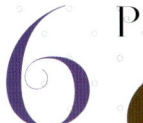
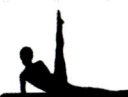
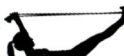
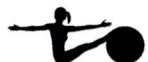

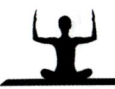
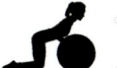

1 PART

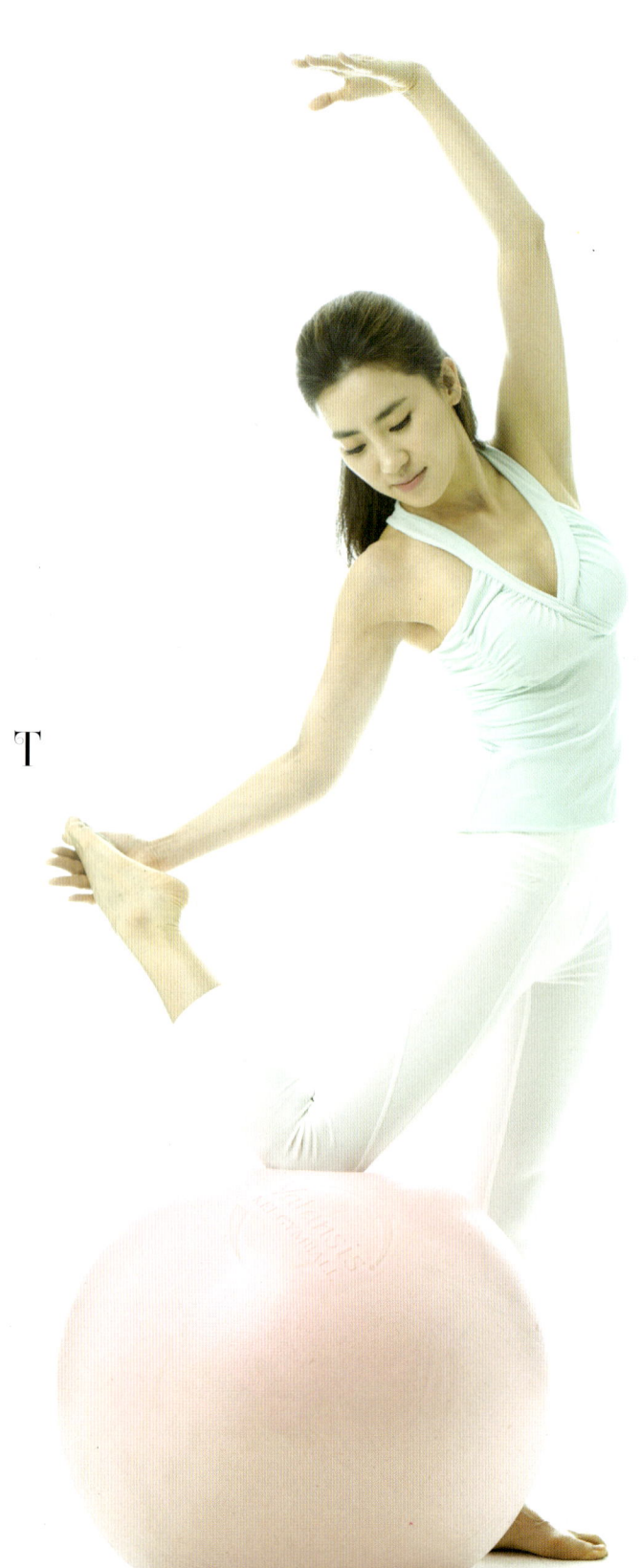

스타들의 몸매를 만드는
일등공신

필라테스

인터넷 기사에 심심치 않게 올라오는 필라테스로 몸매를 가꾸고
있다는 스타들의 소식. 다양한 운동으로 몸매 가꾸기를 하는 스
타들이 요즘 필라테스의 매력에 푹 빠져 있다. 연예인 몸매, 부
러워만 하지 말고 그들이 선택한 필라테스를 당장 시작해보자.

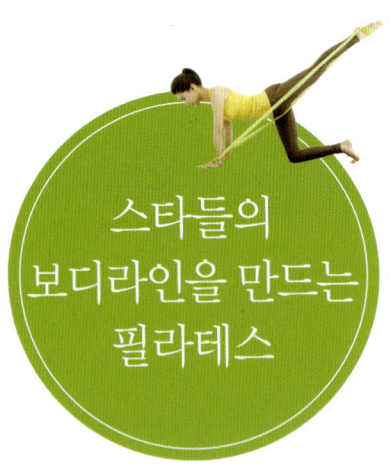

스타들의
보디라인을 만드는
필라테스

수많은 스타들의 공통 단어, 필라테스

니콜 키드먼, 안젤리나 졸리, 제니퍼 애니스톤, 사라 제시카 파커, 리브 타일러, 리즈 위더스푼 등의 해외 스타를 비롯해 옥주현, 송선미, 남규리, 유인영, 고준희, 최정윤, 조여정, 윤소이, 박희진 등 셀 수 없이 많은 스타들의 이름을 하나로 묶는 공통 단어는 바로 필라테스다.

피겨 여왕 김연아 선수가 복부 운동인 '100번 숨쉬기(Hundred)' 동작을 즐겨 하는 모습을 우리는 TV를 통해 볼 수 있었다. 걸그룹 출신의 똑소리 나는 배우 남규리 씨 역시 헌드레드 호흡으로 복부와 허리 근육을 만들어 허리가 잘록하게 드러나는 드레스를 입고 여신과 같은 모습으로 레드카펫 위에 섰다.

어떤 의상을 입어도 스타일이 살아 있어 패셔니스타로 손꼽히는 고준희 씨는 방송과 화보 촬영 등 빡빡한 스케줄을 소화하면서도 필라테스는 절대 잊지 않고 꼼꼼히 챙긴다. 그녀가 MBC 예능 프로그램 〈우리 결혼했어요〉에서 스카이 요가에 도전할 때 고난도 자세를 척척 선보이며 유연성을 뽐낼 수 있었던 이유 역시 필라테스다.

요가에 이어 필라테스 전도사로 변신한 옥주현 씨는 자신의 트위터에 필라테스 기구에서 고난도의 동작을 시도 중인 사진을 공개하기도 했다. 아나운서 김주하 씨는 바쁜 일정 탓에 운동하기가 쉽지 않음에도 불구하고 시간을 쪼개 수업을 받고, 센터에 나오지 못할 때는 홈 트레이닝을 받을 정도로 열정적이다.

가수들은 노래를 부를 때 몰입하다 보면 어깨에 힘이 들어가 자세가 비뚤어지고 근육이 뭉칠 수 있는데, 필라테스를 하면 올바른 자세와 함께 발성과 호흡에도 도움이 된다. 가수 이은미 씨는 노래할 때 마이크를 잡는 습관 때문에 공연 후 몸의 피로도가 높았는데, 필라테스를 하면서 많은 도움을 받은 케이스다. 특히 〈나는 가수다〉 MC를 할 때 멋진 자세와 맵시가 돋보였던 이유도 필라테스의 도움이 아닐까 생각한다.

비단 여성 스타들만 필라테스를 사랑하는 것은 아니다. 배우 김태우 씨는 한 예능 프로그램에 나와 필라테스가 취미 생활이라고 밝혀, 필라테스가 여성의 전유물이 아님을 증명한 바 있다. 최고의 MC 이경규 씨의 경우, 딸 예림 양의 소개로 필라테스를 알게 되어 〈남자의 자격〉의 '몸 만들기' 편 당시 열심히 운동을 한 바 있다.

스타들은 왜 필라테스에 열광할까?

스타들은 보통 활동이 많은 시기엔 수면 시간이 부족할 뿐만 아니라 타이트한 스케줄로 인해 몸과 마음이 지쳐 있는 경우가 많다. 하지만 나와 함께 운동하는 스타들뿐만 아니라 많은 연예인이 그렇게 바쁜 스케줄 속에서도 체력 관리와 몸매 관리를 게을리하지 않는다. 프로일수록 '일을 더 잘 해내기 위해서는 건강한 신체가 중요하다.'는 것을 잘 알고 있기 때문일 것이다. 배우들은 맡은 배역을 더 잘 표현해내기 위해 이미지에 맞는 체형을 만들기도 하고, 가수들은 새로운 앨범 콘셉트에 맞게 특화된 운동으로 몸을 만든다. 또, 시상식 시즌이면 아름다운 드레스나 턱시도를 멋지게 소화하기 위해 맞춤 관리를 요청하기도 한다. 기본적으로 운동을 통해 자기 관리를 하는 것이 그들에게는 이미 습관이 되어 있기 때문에, 이렇게 특수 상황에 맞는 몸을 만들어내는 일이 고통스럽거나 어렵지 않은 것이다.

흔히 연예인들을 보면 '원래 말랐을 거야, 원래 예쁜 몸을 가졌을 거야, 비싼 관리를 받으니까 저런 몸매를 가진 게 당연하지'라고 생각하기 쉽다. 그러나 연예인도 우리와 같은 사람이기 때문에 먹으면 살이 찌고, 운동하지 않으면 건강한 몸을 가질 수 없다. 우리가 부러워하는 몸매를 가지고 있는 스타들도 그 모습을 만들고 유지하기 위해 꾸준히 노력하고 있다는 점을 잊어서는 안 된다. 평생 운동과는 담을 쌓고 지내다가 단기간에 편법 다이어트로 스타들처럼 멋진 몸을 만들 수 있을 것이라는 기대는 과대광고에 현혹되어 헛된 꿈을 꾸는 것이라고 단호하게 말하고 싶다.

지속적인 자기 관리는 스타들에게 필수 사항이기 때문에 그들은 자신에게 맞는 여러 가지 방법을 찾아 꾸준히 노력한다. 이처럼 여러 가지 방법을 찾고 접하는 그들이 요즘 필라테스에 열광하고 있다. 활동기에는 너무 무리한 운동이나 다이어트는 피로감을 가중시킬 수 있는데, 필라테스는 1시간 동안 중강도의 운동을 통해 자신의 몸에 집중할 수 있는 시간을 가질 수 있고, 근육을 무

리하게 사용하지 않고, 자세의 안정을 찾아주기 때문일 것이다. 또, 근육의 수
축과 이완을 병행하는 동작과 필라테스 호흡은 스트레스 해소에 효과적이다.
필라테스를 하고 나면 전신 마사지를 받은 것보다 더 개운한 느낌을 받을 수
있어서 많은 스타들이 단연 필라테스를 최고의 운동으로 꼽는 것이 아닐까!

필라테스, 이런 분들에게 좋아요!

1 근력 운동의 필요성을 느꼈던 사람
2 단순한 동작이 반복되는 운동이 지루했던 사람
3 스트레칭과 함께 몸의 교정이 필요한 사람
4 탄력 있는 보디라인을 가꾸고 싶은 사람
5 지루하지 않게 매일매일 할 수 있는 운동을 원하는 사람
6 쉽게 따라 할 수 있는 부담 없는 운동법이 필요한 사람
7 복부를 집중적으로 다듬고 싶은 사람
8 운동과 함께 마음의 안정도 찾고 싶은 사람
9 특별한 도구 없이 집에서 할 수 있는 운동을 찾는 사람
10 셀러브리티들이 많이 하는 트렌디한 운동을 하고 싶은 사람

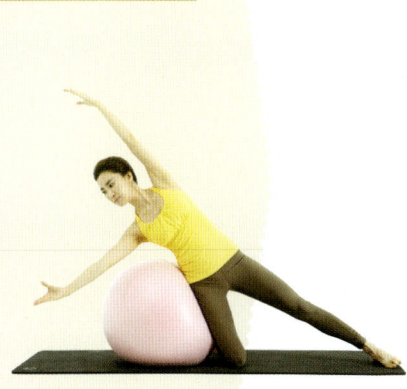

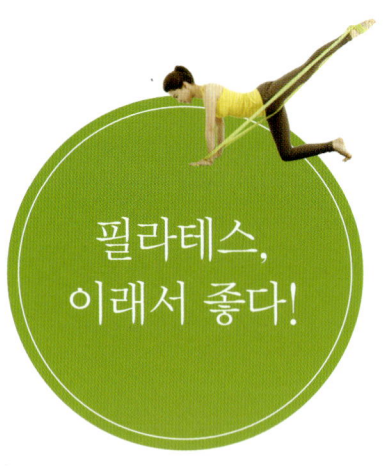

필라테스, 이래서 좋다!

속근육을 단련해 아름다운 몸매를 만든다

필라테스는 신체의 모든 근육을 과학적으로 단련하기 위해 만들어졌다. 골반과 척추를 바로잡아 몸의 중심에서부터 근력을 키워나가는 운동으로, 몸에 부담을 주지 않고 균형 잡힌 탄력적인 몸매로 가꿔준다.

일상에서 잘 사용되지 않는 속근육(Inner muscle)을 세심하게 단련하는 동작이 주를 이루기 때문에 유연성 강화는 물론 보디라인을 아름답게 가꿔준다. 뼈에서 가장 가까워 우리 눈에는 보이지 않지만, 우리 몸속 깊은 곳에 있는 속근육을 단련해 아름답고 날씬한 몸매와 유연함을 유지하는 데 절대적인 도움을 준다.

파워 하우스를 단련해 탄력 있는 보디라인을 만든다

필라테스는 몸의 코어(Core, 중심) 부분, 즉 '파워 하우스(Power house)'라고 불리는 부분을 강화시켜 몸이 올바르게 정렬되도록 한다. 엄밀히 이야기하면 코어는 몸의 중심인 복부와 척추를 말하고, 파워 하우스는 몸통 중간의 앞뒤 부위인 복부, 등, 엉덩이, 허벅지의 근육을 이야기한다. 골반을 중심으로 위로는 척추, 밑으로는 골반을 받치고 있는 엉덩이와 허벅지, 이 부분을 단단히 안정시키는 것이 필라테스의 기본 개념이다. 특히 이 중에서도 상체의 무게를 지탱하고 다리에서 오는 진동을 모두 흡수하는 골반은 아주 중요하다.

필라테스는 몸의 가장 깊은 곳에 있는 속근육을 사용하며 운동 시 골반의 안정화를 우선시한다. 어떤 동작을 하든지 골반 주변의 안정근들을 사용하며 운동하기 때문에 필라테스를 하면 복부, 엉덩이, 허벅지살이 빠지고 탄력 있는 라인을 만들 수 있다. 또 안정적인 골반으로 인해 다리라인 역시 가늘고 길어진다.

자세 교정과 통증 완화에 효과적이다

만약 가슴의 볼륨감을 만들고 싶어 가슴 운동만 한 사람은, 등을 지탱하는 근육보다 가슴 근육의 힘이 강해져 결국 등이 구부정한 골격을 갖게 될 것이다. 아무리 탄력 있는 가슴을 가졌다고 하더라도 등이 구부정하다면 그 가슴이 아름다워 보이겠는가?

아름다운 보디라인을 만들기 위해서는 신체의 앞뒤, 좌우, 상하의 균형을 잡아주어야 한다. 필라테스는 골반과 척추를 중심으로 몸의 바른 정렬을 유지하며 동작을 수행하는 운동이다. 필라테스는 우리 몸을 바르게 정렬하고 근육을 대등하게 사용하도록 고안된 운동으로, 바른 자세를 찾는 데 효과적이다. 필라테스로 다져진 몸매를 가진 여배우들이 레드카펫에서 당당하게 포즈를 취할 수 있는 이유를 이제 알겠는가?

컴퓨터 앞이나 책상에 앉아 장시간 잘못된 자세를 지속적으로 취하다 보면 척추나 골반이 비뚤어지기 쉽다. 비뚤어진 척추나 골반은 결국 여러 가지 통증을 유발한다. 주위에 목, 어깨, 허리 통증을 호소하는 사람들을 관찰해보면 잘못된 자세가 습관화되어 있는 경우가 많을 것이다. 필라테스는 바른 자세를 찾아주기 때문에 잘못된 자세로 인한 통증을 완화해준다.

몸은 물론 마음까지 단련하는 운동이다

많은 사람들이 과중한 업무와 시간에 쫓기는 생활로 인해 크고 작은 스트레스에서 자유롭지 못하다. 필라테스의 또 다른 매력은 호흡 조절을 통해 지친 심신을 편안하고 안정되게 하는 데 있다.

필라테스는 마음에만 중점을 두는 운동, 격한 동작으로 심신을 지치게 하는 운동과는 차별화된다. 집중력 향상과 스트레스 해소에도 효과적이라 마음을 힐링하면서 몸매도 예뻐지는 스마트한 운동이다.

최고의 컨디션을 유지할 수 있게 한다

힘을 주는 방법을 스스로 깨닫게 하는 신체 자각 능력을 높여준다. 강한 근육뿐만 아니라 약한 근육, 우리가 평소 잘 쓰지 않는 말초신경의 근육들까지 사용하기 때문에, 자신의 신체를 인지하고 조절하는 법을 먼저 배울 수 있다. 따라서 필라테스를 꾸준히 하는 사람은 쉽게 피로감을 느끼지 않아 최고의 컨디션을 유지할 수 있다.

누구나 따라 하기 쉽다

필라테스는 체중과 탄성 저항을 이용하는 운동이기 때문에 누구나 똑같은 운동을 하도록 요구하지 않고, 각자의 체형과 체력 상태에 맞는 단계적인 프로그램이 가능하다. 연령이나 체력과 관계 없이 누구나 개개인에 맞는 최적의 운동을 즐길 수 있다.

몸매도 가꾸고 건강도 찾아주는 필라테스의 효과

1 필라테스는 척추를 감싸고 있는 근육인 복근, 허리 등의 신체 중심부, 그리고 엉덩이와 다리를 탄탄하게 만들어준다.
2 겉으로 보이는 특정 근육만이 아닌 보이지 않는 근육까지 가늘고 길게 만들어주고, 근력과 유연성을 동시에 길러준다.
3 좌식 생활에 따른 근육 경직, 스트레스, 몸의 불균형 등에 효과적으로 작용하여 바른 자세를 만든다.
4 만성 요통과 어깨 결림, 골다공증 예방에 효과적이다.
5 신체 자각 능력(힘을 주는 방법을 깨달음)을 높여주기 때문에 피로감을 유발하지 않고 최고의 컨디션을 유지할 수 있다.
6 필라테스 호흡법은 혈액에 산소를 공급하고 세포를 재생시키는 것뿐만 아니라 뇌에도 혈액을 공급해 집중력을 향상시킨다.
7 다양한 효과가 눈에 띄게 나타나 자신감을 얻는다.

필라테스는 일반 성인들의 기초 체력 향상을 위한 운동일 뿐만 아니라 올바른 신체 정렬이 필요한 성장기 어린이들에게도 매우 좋으며, 관절의 통증이나 질환을 가지고 있는 시니어들도 안전하게 할 수 있는 운동이다. 또한 정상적인 신체 활동에 제한이 있거나, 척추 디스크와 같은 척추 질환을 가진 환자들의 예방 및 재활 운동으로도 그 효과가 이미 입증되었다. 현재 많은 병원과 운동치료센터에서 필라테스로 운동 치료를 하고 있고, 운동선수, 무용수들의 기능 향상과 경기력 향상을 위한 트레이닝 프로그램으로도 필라테스는 광범위하게 사랑받고 있다.

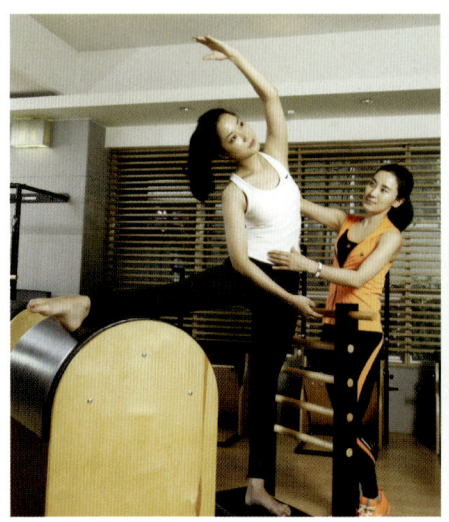 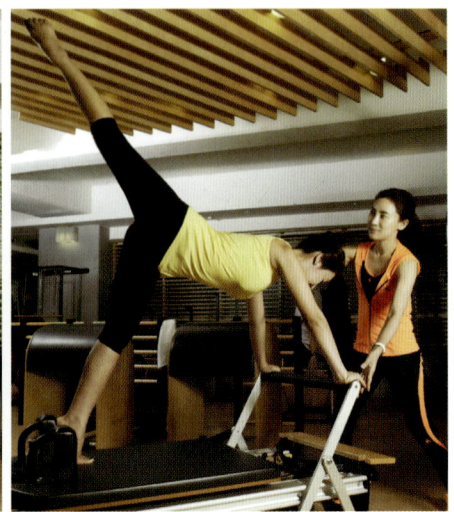

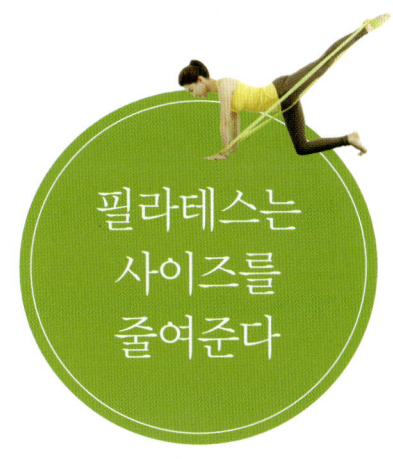

필라테스는 사이즈를 줄여준다

TV에서 3개월 만에 40~50kg 감량에 성공했다는 주인공을 소개하는 다이어트 프로그램을 누구나 한 번쯤은 봤을 것이다. 필자 또한 케이블TV 프로그램에 참여해 초고도 비만인들의 다이어트를 도왔던 적이 있다. 출연진 중에는 다이어트에 성공해 그 후에도 멋진 몸을 유지하고 있는 사람도 있지만, 다시 원래의 몸매로 돌아간 사람들도 많다. 그렇게 큰 숫자의 체중 감량을 했다 하면 많이들 놀라워하지만, TV 프로그램들은 자극적이고 파격적인 내용을 담기 위해 초고도 비만인 참가자들을 대상으로 진행하기 때문에 감량된 숫자가 큰 것뿐이다.

오히려 오래도록 유지하고 있던 그들의 체격이 단기간에 급격히 줄어들면서 살이 그대로 늘어지는 모습을 보면 안쓰럽다. 결국 의료적인 도움을 받아 절개 수술까지 하는 분도 있다. 화면에는 예쁘게 메이크업과 스타일링을 해서 출연하지만, 정작 당사자는 가죽처럼 늘어나버린 몸 때문에 또 한 번 상처받고 좌절하는 것이다.

여러분도 이런 다이어트를 원하는가? 우리가 원하는 것은 탄력 있고 건강한 몸이 아닌가? 단기간에 유산소운동을 해서 체중은 빠졌지만 탄력 없는 몸을 택하겠는가, 근육 운동으로 건강하게 몸의 사이즈를 줄이는 것을 택하겠는가?

체중계의 숫자에 연연해 하지 말자!

필라테스를 하는 동안은 '다이어트는 곧 체중을 줄이는 것'이라는 생각을 잊고, 체중보다 몸의 사이즈를 줄이는 데 신경 쓰자. 이제 더 이상 체중계의 숫자에 연연해 하지 말자. 여러분이 상상하고 꿈꾸는 몸은 굶거나 유산소운동만을 해서는 만들어질 수 없다는 사실을 알아야 한다. 적절한 근육의 활성화 자극을 통해서 기초대사량을 유지 또는 증가시켜야만 요요 현상이 오지 않는다.

과체중이라면 당연히 정상 체중으로의 감량과 불필요한 지방의 감소가 필요하지만, 여기에 근육의 활성화가 따르지 않으면 우리 몸은 지방을 에너지원으로 쓰는 것이 아니라 오히려 몸 안에 축적하려는 시스템으로 바뀌게 된다. 분명히 전보다 아주 적은 양을 먹는데도 더 이상 살이 빠지지 않는다고 얘기하는 경우가 바로 이런 경우다.

체중계는 멀리하고, 줄자와 친해지자!

필라테스는 수축과 이완의 반복으로 근육을 유연하면서도 탄력 있게 만들어 주기 때문에 필라테스를 하는 동안은 체중계보다는 줄자와 친해지는 게 좋다. 체중과 탄성 저항을 이용한 동작을 통해 근육을 단련하고 자세를 바르게 교정해주는 데 탁월한 효과가 있기 때문에, 꾸준한 필라테스 운동은 유산소운동이나 식이 조절 다이어트로는 가질 수 없는 당당하고 멋진 몸을 만들어줄 것이다.

아침저녁으로 체중계에 오르내리면서 몸무게에 예민해지지 말자. 필라테스는 탄력적인 보디를 만들어주기 때문에 체중이 많이 줄지 않아도 예쁜 몸매를 가질 수 있다. 각 부위별 사이즈를 2cm 줄이는 게 체중이 2kg 빠지는 것보다 훨씬 날씬해 보인다는 사실을 잊지 말자.

"필라테스를 10번 하면 달라진 몸을 느끼고, 20번 하면 달라진 것을 알게 되고, 30번 하면 새로운 몸을 가질 수 있다."라는 조셉 필라테스의 말처럼, 운동을 하면서 자신의 몸에 집중하고 조절하며 정확하게 필라테스를 즐겨보자. 분명히 달라진 몸을 경험하게 될 것이다.

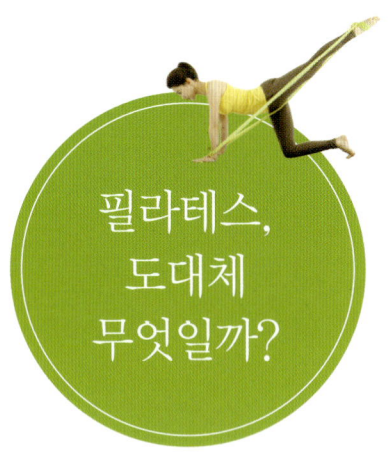

필라테스, 도대체 무엇일까?

필라테스는 1900년대, 독일에서 태어난 운동선수이자 신체 테라피 개척자인 조셉 필라테스(Joseph Pilates)가 치료를 위해 만든 운동법이다. 유년 시절 구루병, 천식, 류머티즘열에 걸려 몸이 허약했던 조셉은 결핵에 걸릴까 염려되어 당시 성행하던 온천요법과 운동요법으로 몸을 단련하기 시작했다. 현대 의학이 출현하기 전에는 질병과 싸워 살아남는 방법은 오직 건강한 몸이었기에 정기적인 운동은 질병과 싸울 수 있는 몇 안 되는 방법 중의 하나였다.

스포츠 연구가였던 조셉은 1차 세계대전 당시 영국의 랭커스타 포로 수용소 병원에서 근무 중, 전쟁으로 부상을 입거나 하루 종일 수용소에 갇혀 있는 군인들의 재활 치료를 위해 침대와 매트리스로 할 수 있는 다양한 운동을 만들었다. 그는 각 침대의 끝을 연결한 스프링의 탄성을 운동 저항으로 이용해 환자가 운동하도록 시도하였다. 저항 운동(근력 운동)이 환자 근육의 긴장 상태를 좀 더 빨리 회복시킬 수 있다는 것을 깨달아, 이후 필라테스 기구인 '캐딜락(Cadillac)'과 '리포머(Reformer)'를 고안하는 계기가 되었다. 또한 생각을 연장해 다양한 다른 기구들도 포함시키고 부가적인 매트 운동도 만들었다.

　현재 필라테스는 500가지 이상의 운동으로 구성되어 있으며, 중국의 기예와 인도의 요가, 서양의 스트레칭 등 다양한 운동 기법을 적용했다. 필라테스에 운동 역학, 해부학, 기능학, 생리학 등을 접목시켜 보다 과학적인 신체 요법으로 이론화하고 체계적인 프로그램으로 발전하고 있다.

　필라테스는 기구 없이 할 수 있는 쉬운 동작들부터 트레이너의 지도가 필요한 동작들까지 다양하게 구성되어 있다. 이 책에 나와 있는 운동법을 보면서 쉬운 동작부터 차근차근 익히면 전신 근육의 균형적인 발달과 신체의 스트레칭 능력, 그리고 혈액순환의 향상을 느낄 수 있을 것이다.

필라테스, 요가와 어떻게 다를까?

"필라테스가 요가랑 비슷한 운동 아닌가요?", "필라테스와 요가는 어떻게 다른가요?" 필라테스가 아직은 낯선 사람들이 가장 많이 하는 질문은 필라테스와 요가를 비교하는 것이다. 요가와 필라테스는 엄연히 다른 운동법이다.

　요가는 인도에서 유래한 건강법으로, 다양한 스트레칭과 호흡법, 명상을 중심으로 한다. 반면 필라테스는 요가, 웨이트 트레이닝, 발레 등의 원리를 종합한 건강법이다. 요가가 주로 매트 운동을 위주로 한다면 필라테스는 리포머, 캐딜락 등과 같은 기구와 매트, 볼, 밴드 등의 소도구를 사용한다.

　요가는 기본적으로 몸을 늘여서 멈추는 방식으로 단련을 하는 반면, 필라테스는 해부학적 운동에 맞추어서 동작을 반복하면서 단련한다. 요가는 하나의 체위에 멈춰 있음으로써 근육의 수축과 이완이 없는 등척성 운동이고, 필라테스는 저항을 가진 기구를 사용, 움직임의 반복을 통해 근육의 수축과 이완으로 근력을 발달시키는 등장성 운동이다.

요가와 필라테스는 모두 호흡을 중시하지만 기본적인 차이가 있다. 요가는 들이마시고, 내쉬는 호흡을 모두 코로 하는 복식 호흡을 한다. 이에 반해 필라테스는 코로 들이마시고 입으로 내쉬는 흉곽 호흡을 하며 척추의 안정이 우선시되는 동작을 주로 한다.

필라테스는 호흡법과 명상을 익히는 수행이 목적인 요가와는 목적부터 다른 운동이다. 필라테스는 몸의 긴장을 풀어주고, 동시에 근육을 강화시키는 운동법으로 개발되었기 때문이다. 결국 필라테스는 요가의 장점과 웨이트 트레이닝의 장점만 쏙쏙 뽑은 스마트한 운동인 셈이다.

조셉 필라테스의 필라테스 6대 법칙

"필라테스는 몸과 마음, 그리고 정신이 완벽하게 하나가 된 것을 말한다."며 몸과 정신의 관계를 강조한 조셉 필라테스의 필라테스 6대 법칙을 알아보자.

1 호흡(Breathing) 필라테스는 호흡과 함께 시작되므로 호흡을 움직임에 연결시켜야 한다. 동작을 준비할 때는 코로 숨을 크게 들이마시고, 동작을 할 때는 입으로 숨을 내뱉는다. 흉곽 뒤의 깊은 호흡은 정화된 산소의 흐름을 자유롭게 만들고 순환을 증진시키며, 긴장감을 낮춰주고 골격의 자세 정렬을 편성하는 데 도움을 준다.

2 집중(Concentration) 생각을 현재에 머무르게 한다. 몸과 마음은 하나의 팀이라는 사실에 집중할 것! 마음의 중심을 '몸이 무엇을 하는지'에 두고 운동에만 집중해야 근육과 나쁜 자세, 반복적인 움직임으로부터 만들어지는 부상과 불균형을 막을 수 있다.

3 중심(Balance) 골격 주위의 지지하는 근육들로부터 만들어진 움직임과 깊은 복부 근육을 안정되게 한다. 조셉 필라테스는 이 운동을 강한 코어(몸의 중심)에서 온 운동이라고 언급했다. 몸의 중심은 필라테스를 가장 안전하고 효과적으로 움직임을 시작할 수 있는 곳이며, 당신이 어떻게 움직일지 중점을 맞추는 부분이다.

4 조절(Control) 조절은 부주의와 위험으로부터 움직임을 보호한다. 몸을 움직이기 위해 가속도를 내지 않도록 한다. 집중하고 호흡하며 코어를 사용하고 정확성을 가지고 각각의 움직임을 완성해야 한다. 조절이 숙달되면 부상의 예방뿐만 아니라 필라테스의 효과를 가장 잘 얻게 한다.

5 정확성(Exactitude) 필라테스는 양보다 질을 강조하는 운동이다. 정확성은 필라테스를 더 효과적으로 만든다. 한 번의 정확한 필라테스 동작이 50번의 크런치보다 훨씬 더 이롭다.

6 흐름(Flowing) 움직임을 느리고 유동성 있게 만들기 위해 노력한다. 필라테스에 익숙해진 후에는 하나의 움직임이 부드럽게 다음 동작으로 이어지는 것을 발견할 것이다. 몸을 통해 나오는 긴장감은 움직임과 호흡의 흐름을 통해 유연성을 증가시키고 명상의 효과도 얻을 수 있다.

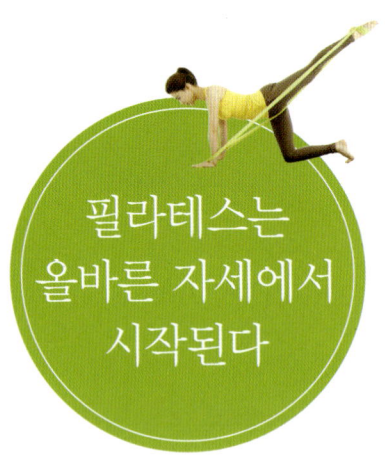

필라테스는
올바른 자세에서
시작된다

자신의 걸음걸이를 살펴본 적이 있는가? 운동화, 구두 굽 밑창을 자세히 본 적 있는가? 바른 자세만 유지해도 건강해질 수 있으니, 내 몸 구석구석을 잘 살펴보자. 필라테스의 기본 원칙을 습관처럼 몸으로 기억한다면 올바른 자세가 가능하다.

멈추지 말고 숨을 쉬어라, 건강한 호흡법

숨을 쉬고 있다는 것은 생명을 유지하고 있다는 말과 같다. 사전적인 의미의 호흡이란, 산소를 들이마시고 이산화탄소를 내보내는 가스 교환을 통해 생물들이 유기물을 분해하여 생활에 필요한 에너지를 만드는 작용을 말한다. 운동 시 호흡은 혈액 속에 산소를 공급하여 근육 이완을 돕고 긴장감도 완화시킨다. 또 집중력을 향상시켜 정확한 동작을 수행할 수 있게 한다.

우리가 몸을 움직이는 것은 근육의 수축과 이완을 통해 이루어진다. 근육의 수축과 이완이 원활하기 위해서는 혈류의 흐름이 따라와야 하며, 혈액 속의 산소가 각 기관으로 전달되면서 우리가 몸을 움직일 수 있는 것이다. 이때 산소 공급이 원활하지 않으면 혈관 내 압력이 상승하고, 이로 인해 심장과 뇌로 가야 하는 혈류량이 부족해지면 가슴 통증이나 어지럼증을 느끼게 된다.

필라테스 호흡은 유산소운동 효과가 있다

많은 사람들이 체지방을 줄이는 운동으로 걷기, 조깅과 같은 유산소운동만을 생각한다. 필라테스는 근육의 대등한 사용으로 길고 가는 근육을 만들어주며 동시에 유산소운동 효과까지 있어, 같은 시간 동안 운동했을 때보다 효과적인 결과를 기대할 수 있다. 올바른 호흡과 연결된 동작으로 필라테스를 30분간 했을 때와 걷기 운동을 1시간 했을 때 같은 유산소운동 효과를 볼 수 있다. 그렇기 때문에 필라테스를 통해 다이어트의 효과를 톡톡히 보기 위해서는 올바른 호흡법이 무엇보다도 중요하다.

필라테스는 흉곽 호흡을 한다. 우리가 일상적으로 하는 흉식 호흡은 호흡 시 늑골과 어깨의 상승으로 목과 상부 승모근의 불필요한 긴장을 야기하고, 운동할 때 안정적인 파워 하우스를 유지할 수 없다. 필라테스는 같은 운동을 하더라도 보다 효과적이고 안전한 동작을 수행할 수 있도록 흉곽 호흡을 한다.

흉곽 호흡은 필라테스의 시작이자 끝이다

흉곽 호흡법을 쉽게 설명하면 들숨 시 코로 숨을 들이마시고, 날숨 시 입으로 숨을 뱉는 것이다. 들숨 시 척추와 골반의 안정성이 유지될 수 있도록 복횡근의 긴장을 유지한 채, 늑간근(늑골 사이에 있는 근육)을 사용해 늑골(갈비뼈)이 좌우와 등 뒤로 넓어진다는 느낌으로 숨을 들이마신다. 날숨 시에는 좌우, 등 뒤로 팽창시켰던 늑골을 제자리로 가지고 오듯이 편하게 호흡을 뱉는다.

호흡을 과하게 들이마시거나 내쉬면 복근을 과도하게 사용하게 되어 척추의 정렬이 무너져 상부 승모근, 흉쇄유돌근 등의 목 근육이 불필요하게 긴장하게 되어 요추(허리)나 흉추(상부 등)가 불안정해진다. 이는 운동 중 부상을 야기할 수 있고, 같은 운동을 하더라도 효과를 제대로 얻을 수 없게 된다.

필라테스를 할 때 적은 횟수의 운동을 하더라도 최대의 효과를 볼 수 있는 비결은 단연 호흡에 있다. 필라테스는 등 하부, 복부, 엉덩이, 허벅지를 단련해 우리 몸의 중심(파워 하우스)을 강하게 잡아주고, 이 강한 파워 하우스의 힘을 이용해 고통 없이 도전적인 운동을 가능하게 한다. 따라서 필라테스 동작 수행 시 정확하고 효과적인 운동 결과를 얻기 위해서는 올바른 호흡을 통해 파워 하우스를 지키며 운동하는 것이 무엇보다 중요하다. 외국의 한 교육기관에서는 필라테스의 호흡만을 1년 넘게 수행하는 곳도 있다고 할 만큼 흉곽 호흡은 필라테스의 시작이자 끝이다.

흉곽 호흡의 효과를 극대화하자

필라테스의 흉곽 호흡의 효과를 더욱 극대화시키기 위해 호흡 시 골반 가장 아래에 있는 골반저근을 함께 사용하도록 트레이닝을 하고 있다. 골반저근은 남자는 직장과 요도를 받치고 있고, 여자는 직장과 요도, 생식기를 받치고 있는 골반의 가장 말단에 위치한 골반의 안정근이다. 케겔 운동이라는 단어를 많이 들어보았을 것이다. 이 케겔 운동법이 바로 골반저근을 이용한 호흡 운동법을 이야기하는 것이다.

흉곽 호흡의 진행은 이렇게 이루어진다. 들숨 시 횡격막이 수축하며 내려오고 동시에 골반저근이 아래 쪽으로 넓어진다고 상상하고, 날숨 시 입으로 호흡을 뱉으면서 골반저근을 동시에 수축한다. 이때 배꼽 높이를 3층이라고 가정했을 때, 마치 치골에서부터 엘리베이터가 3층까지 올라간다는 상상을 한다. 호흡 시 골반저근을 사용하면 보다 효과적으로 복횡근의 안정을 유지할 수 있게 되고, 요추와 골반의 안정화를 도와줄 것이다.

또한 올바른 호흡은 지속적으로 운동을 안전하게 마칠 수 있게 할 뿐만 아니라 최대의 운동 효과를 얻을 수 있게 한다는 점을 명심하자. 지금부터 몸에 익혀야 할 필라테스의 흉곽 호흡을 연습해보자.

흉곽호흡법 배우기

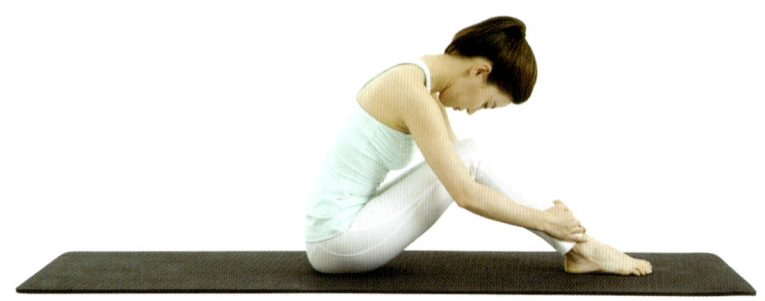

1 골반과 척추를 바르게 하고 앉아 무릎을 세우고 상체를 숙인다. 숨을 목 뒤로 넘겨 등 쪽으로 보낸다는 상상으로 코로 숨을 크게 들이마신다.

2 벌어진 갈비뼈를 천천히 닫는다는 느낌으로 입으로 숨을 자연스럽게 내쉰다.

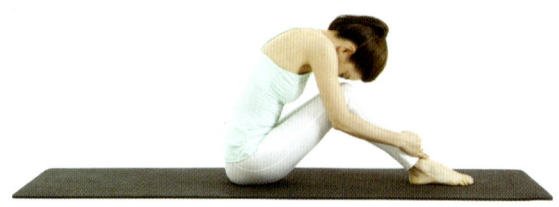

잘못된 자세

- 흉곽이 과도하게 내려가 복횡근 수축을 방해하지 않도록 하고, 척추와 목, 어깨 근육의 긴장을 풀고 진행한다.
- 척추의 변형이 없게 흉곽을 넓히고 척추가 길어진다는 상상을 해보자.

엉덩이를 보면 건강이 보인다, 골반의 중립자세

직업이 직업인지라 거리를 다닐 때면 지나가는 사람들의 체형을 살피게 된다. 특히 엉덩이를 가장 많이 본다. 직업병이니 이상하게 생각하지는 말자.

한 번은 앞모습이 너무 아름다운 여성이 지나가 뒷모습까지 보게 되었는데, 치마의 중앙선이 왼쪽 엉덩이 한가운데로 돌아가 있었다. 마음 같아선 불러 세워 명함을 주고 찾아오라고 하고 싶었지만, 오해를 살 수 있어 그냥 지나 보냈던 적이 있다.

이뿐만 아니다. 요즘은 핫팬츠를 즐겨 입는 사람들이 많아졌는데, 같은 여자가 봐도 아찔한 모습을 본 적이 한두 번이 아니다. 신경 써서 차려입고 나왔을 텐데, 뒷모습은 확인을 못한 모양이다. 바지선 밑으로 한쪽 엉덩이 선이 보이는 분들이 생각보다 많다. 또, 가늘고 긴 다리를 가졌으나 엉덩이가 평평하거나 네모난 모양을 가진 분들은 정말 안타깝다.

내가 다른 부위보다 엉덩이를 가장 먼저 체크하는 이유는 우리 몸의 중심이 엉덩이, 다시 말해 골반이기 때문이다. 골반은 위로는 척추와 연결되어 있고, 아래로는 두 다리와 연결되어 있다. 그리고 골반과 척추를 연결하는 근육들과 골반과 다리를 연결하는 근육들 역시 우리 몸의 중심(파워 하우스)이다.

골반이 바른 정렬을 지키고 있어야 그 위의 척추도 바른 정렬을 유지할 수 있고, 두 다리도 바른 정렬로 우리 몸을 지탱할 수 있게 된다. 그러나 잘못된 자세로 인해 골반이 변형되면 전체적인 체형까지 변화가 생긴다.

위에서 언급한 치마의 중앙선이 한쪽으로 돌아간 사람은 골반이 한쪽으로 돌아간 것이고, 짧은 바지 밑으로 엉덩이가 보이는 경우는 둔근이 약해 골반이 앞으로 기울어진 체형이다. 한쪽 바지 밑단만 닳는 경우는 골반이 한쪽으로 기울어져 있다는 것이고, 유난히 엉덩이가 아래 있다면 골반이 후방으로 기울어진 체형일 것이다.

이런 체형의 변형은 골반과 척추, 골반과 다리를 연결하는 근육들의 힘이 대등하지 못하고, 과사용된 근육들이 단축되고, 그로 인해 약해진 근육들이 늘어나 골반의 위치가 변형되었기 때문이다.

우리가 부러워하는 모델들의 S라인은 사실은 이미지를 위한 과도한 포즈로 골반의 변형을 일으키는 주범이다. 과도하게 허리를 꺾어 엉덩이를 돋보이게 하는 이 자세는 골반을 전방경사(골반이 앞으로 기울어져 있는 경우)로 만들어 복부를 늘어나게 하고, 엉덩이 근육을 이완시킨다. 반대로 이미 엉덩이 근육과 복근이 약한 사람들도 골반이 전방경사가 된다. 골반이 전방경사인 체형은 단축되거나 과사용된 고관절의 굴곡근(다리를 가슴 쪽으로 들게 하는 근육군)과 척추기립근이 허리(요추)에 과한 스트레스를 증가시켜 허리 통증의 원인이 되고, 체형적으로도 탄탄한 복부와 탱탱한 힙 라인을 가질 수 없다.

이와 반대로 등이 구부정한 자세로 오래 앉아서 생활하는 사람이나 많이 걷지 않는 사람들 중엔 골반이 후방경사(골반이 뒤로 기울어져 있는 경우)로 된 사람이 많다. 골반이 후방경사인 체형은 고관절 굴곡근으로 인해 약간 만곡(아치)을 이루고 있어야 하는 허리가 일자 허리로 변형되고, 약해진 허리 근육이 척추를 보호하지 못해 척추 질환이 생길 수 있다. 그리고 자세의 문제로 짧아진 복근과 엉덩이 근육은 구부정한 등을 만들고, 엉덩이와 허벅지의 단축으로 인해 다리가 짧아 보인다.

골반의 앞뒤 경사의 자세 불균형과 더불어 가장 많이 보이는 골반의 변형은 한쪽 골반이 올라가서 기울어지거나, 한 방향으로 돌아간 골반이다. 기울어지거나 돌아간 골반을 가진 사람들의 평상시 습관을 살펴보면 대개 다리를 꼬고 앉는 습관이 있거나, 짝다리를 짚거나, 한쪽으로 기울어져 앉거나, 편측성 운동이나 생활습관을 갖고 있다.

우리 몸은 상하좌우의 무게중심이 맞아야 올바르게 걷고 움직일 수 있게 만들어져 있다. 하지만 잘못된 자세와 생활습관으로 인해 우리 몸의 무게중심점이 변하게 되면, 달라진 무게중심점을 보상해 똑바로 서기 위해 골격과 근육이 변하게 된다.

다리를 꼬고 앉거나 짝다리를 짚는 습관이 있는 사람들은 무게중심이 한쪽으로 기울어지기 때문에 골반이 따라서 기울거나 회전을 하고, 그로 인해 골반이 움직이는 대로 척추가 따라 움직이는 것이다. 그 결과 척추의 변형이 생겨 옆으로 휘거나 회전되고, 어깨의 높이도 달라져 여러 가지 통증이 생긴다. 골반이 기운 쪽으로 다리가 길어져 체중 부하를 더 느끼게 되고, 그로 인해 무릎 질환이 생기기도 한다. 또한 한쪽으로 기울어진 무게중심을 버티기 위해 다리 근육의 밸런스도 바뀌어 ○ 다리나 × 다리 같은 다리의 불균형이 일어나기도 한다.

필라테스는 운동 진행 시 우리 몸의 중심인 골반의 안정화를 최우선으로 한다. 그 결과 골반 주변 근육의 올바른 밸런스를 찾을 수 있도록 도와주어 우리 몸의 중심을 바로잡는 데 아주 효과적이다.

골반의 올바른 중립 상태

골반의 올바른 중립 상태는 등을 대고 누웠을 때 천골(엉덩이 뒷면)이 바닥과 평행하고 요추(허리)의 자연스러운 곡선을 유지하고, 앞에서는 골반 앞 뼈(ASIS)와 치골선이 수평을 이루고 있는 상태이다. 바르게 서 있는 상태에서도 골반 앞 뼈와 치골선이 수평을 이루고, 골반 앞 뼈와 골반 뒤 뼈(PSIS)가 3~5도 정도 앞으로 기울어진 상태가 올바른 골반의 위치이다.

올바른 골반의 위치를 유지하며 운동하는 것은 필라테스뿐만 아니라 어떤 운동 및 스포츠를 할 때에도 지켜져야 할 만큼 중요한 부분이다. 골반의 중립을 먼저 잡아야지만 진정으로 탱탱한 엉덩이와 길게 쭉 뻗은 다리, 탄탄한 복부와 잘 빠진 등을 가질 수 있다. 바른 자세를 유지하며 운동을 했을 때, 보다 효과적이고 정확한 운동 효과를 기대할 수 있는 것이다.

골반의 중립 자세

척추의 자연스런 만곡을 유지하는 자세다.

준비 자세
골반과 척추를 바르게 하고 누워 양쪽
무릎을 세운다.

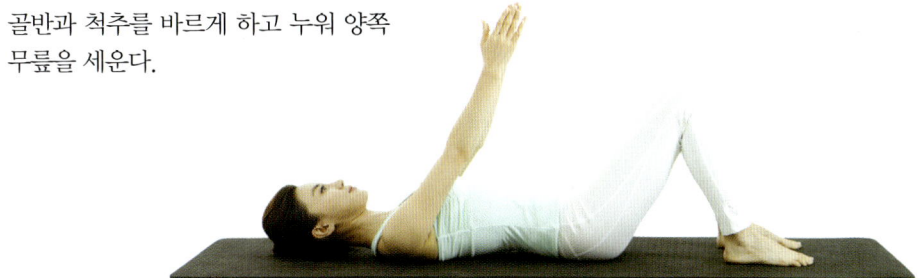

임프린트 골반 자세

허리를 바닥으로 눌러 내리는 자세다. 중립 자세가 어려울 때 사용하는 것이 좋으며, 둔부가
높은 사람, 척추전만증, 척추후만증이 있는 사람에게 좋다.

준비 자세
골반과 척추를 바르게 하고 누워 양쪽
무릎을 세운다. 허리를 바닥으로 눌러
내린다.

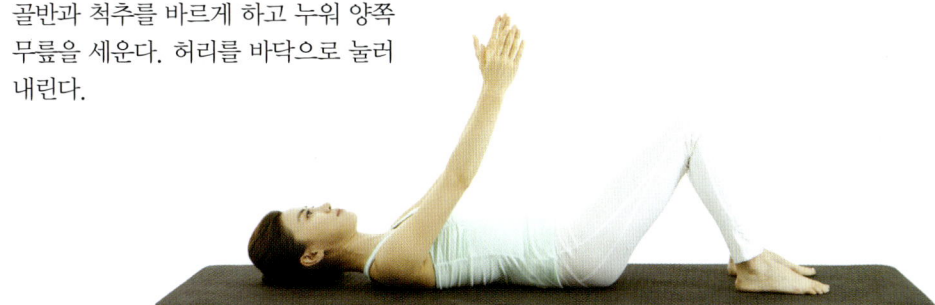

가 슴 으 로   느 껴 라 ,   흉 곽 의   자 세

척추는 경추(목뼈), 흉추(가슴뼈), 요추(허리뼈), 천골(엉덩이뼈), 미골(꼬리뼈)로 나눌 수 있다. 척추 중 가장 많은 개수를 가지고 있고 가장 큰 움직임을 만들어 낼 수 있는 것이 흉추다. 흉추는 12개의 척추뼈로 이루어져 있으며, 정상적인 흉추는 뒤쪽으로 약간 만곡된 모양을 가지고 있다. 그래서 흉추는 상체를 구부리거나 펴는 동작, 옆으로 기울이거나 회전하는 동작을 하게 한다. 그리고 흉추의 좌우 횡돌기에 12쌍의 늑골(갈비뼈)이 연결되어 있어 늑골과 함께 우리의 생명과 연관 있는 중요한 장기를 보호하고, 호흡을 보조한다.

따라서 흉추의 올바른 정렬이 무너지면, 늑골의 위치와 좌우 모양이 서로 다르게 한쪽만 앞으로 돌출된다든지, 늑골이 심하게 앞으로 열려서 들리거나 넓어진 체형을 갖게 된다. 이런 늑골의 변형은 그 안의 장기를 압박하거나, 원활한 호흡을 방해해 심각하게는 생명에 큰 지장을 초래하기도 한다.

과도하게 등을 펴서 가슴을 내밀고 있는 체형은 척추의 정상 만곡을 유지할 수 없어 목이나 허리에 통증을 느끼게 되고, 과도하게 들린 늑골로 인해 복부가 힘을 쓰지 못하게 되어 몸통이 불안정하게 된다. 반대로 정상 만곡보다 더 많이 등이 굽은 체형 또한 척추가 무게중심을 잡기 위해 머리를 더 앞으로 보내게 되어 거북목이나 일자목의 원인이 되고, 어깨와 목 사이의 상부 승모근의 과도한 긴장으로 목과 어깨에 만성 통증이 생긴다. 또 여성들에게는 가슴이 처져 보이는 체형을 만든다.

그래서 흉추와 늑골을 정렬하고 올바른 흉곽의 자세를 유지하며 운동하는 것이 매우 중요하다. 특히 필라테스에서 흉곽은 운동의 시작이면서 안전하고 정확한 동작을 위해 중요한 호흡을 만들어내는 부위이기 때문에 모든 동작 시 올바른 흉곽의 자세를 유지하며 운동하도록 한다. 흉곽의 바른 자세는 보다 효과적이고 안정적으로 파워 하우스를 발달시키고, 건강한 상체라인의 기준이 된다. 때문에 운동하는 동안 올바른 흉곽의 자세를 유지하는 것에 집중해보자.

올바른 흉곽의 자세는 골반과 허리의 중립 자세를 먼저 유지한 후 그 위에 탑을 쌓아 올리듯 흉추를 바르게 정렬하는 것이다. 또 올바른 필라테스의 흉곽 호흡법을 통해 들숨 시 흉곽이 어깨 쪽으로 과도하게 올라가지 않게 하고, 날숨 시 지나치게 흉곽이 내려가지 않게 해야 한다.

흉곽의 자세를 익히기 위한 동작, 암 레이즈

준비 자세

척추와 골반을 중립으로 하고 등을 대고 눕는다. 이때 양 무릎을 세우고 발을 골반 너비로 벌린다. 양팔을 길게 뻗어 올린다.

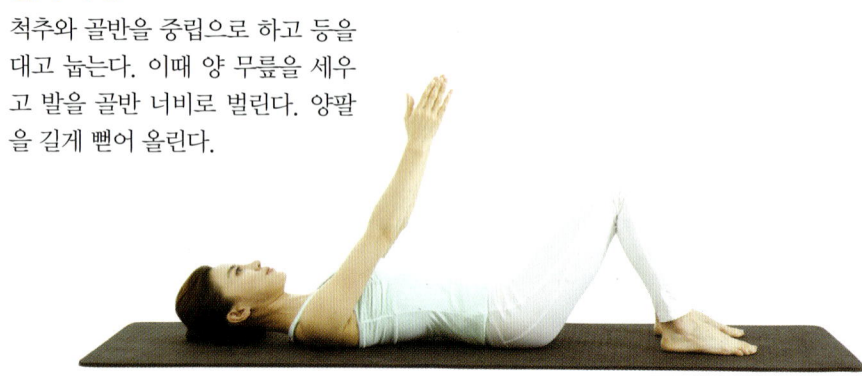

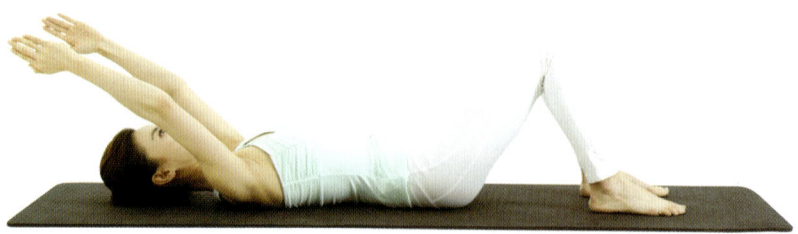

숨을 들이마신다 ➜ 양팔을 길게 뻗어 머리 위를 향해 든다. 팔을 드는 동안 등이 바닥에서 떨어지지 않도록 흉곽의 안정을 유지한다. **숨을 내쉰다** ➜ 양팔을 제자리로 가지고 온다.

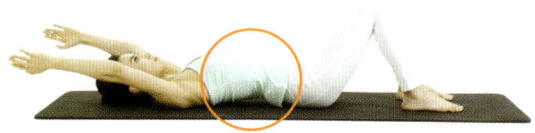

잘못된 자세

- 팔을 들거나 돌릴 때 흉곽(갈비뼈)의 위치가 과도하게 꺾기면 허리에 무리를 줄 수 있다.
- 흉곽의 안정감을 느끼면서 천천히 팔을 돌린다.

날 개 를 펼 쳐 라 , 견 갑 의 자 세

센터를 찾아오는 회원 10명 중 7~8명은 어깨에 문제가 있다. 요즘 사람들이 가장 많이 가지고 있는 자세 불균형은 단연 라운드 숄더(Round Shoulder), 즉 둥글게 말린 어깨일 것이다. 라운드 숄더는 견갑골(날개뼈)이 정상 범위보다 바깥쪽으로 외전(벌어짐)되어 있는 체형을 이야기한다.

라운드 숄더의 원인은 여러 가지가 있겠지만, 컴퓨터 사용자가 늘어나면서부터 라운드 숄더 체형이 많아진 것으로 보인다. 라운드 숄더는 견갑의 과도한 외전으로 인해 가슴 근육을 짧게 단축시키고, 상완(윗 팔뼈)을 내회전시키며, 등의 신전근(등을 펴주는 근육)을 약화시켜 상부 어깨와 등의 피로도를 증가시킨다.

라운드 숄더를 만드는 범인은 바로 견갑(날개뼈)이다. 견갑골은 등쪽 늑골 위에 위치하여 팔과 쇄골뼈와 만나 견관절이라는 관절을 구성하는 상당히 불안정한 뼈이다. 불안정하게 위치한 뼈이기 때문에 다양한 움직임을 할 수 있지만, 떠 있는 뼈라 안정성이 떨어져 움직일 때 견갑의 안정을 유지하는 것이 중요하다.

견갑은 상체 윗부분의 바른 자세를 유지하는 기준이 되는 뼈이다. 견갑에는 목의 움직임을 관여하는 근육(견갑거근, 승모근)이 연결되어 있고, 또 척추의 바른 정렬을 지탱하는 근육(하부 승모근, 광배근), 팔의 움직임에 관여하는 근육(극하근, 소원근, 극상근, 삼각근)이 있다.

견갑이 올라가면(거상) 상부 어깨 근육의 긴장으로 목이 짧아 보이거나, 목에 통증이 생긴다. 반대로 견갑이 과도하게 내려가거나(하강) 좁아지면(내전) 원래 자연스럽게 구부러져 있어야 하는 등이 반대로 펴져(신전) 등쪽에 통증이 생기고 어깨가 좁아 보이며, 팔의 움직임에 제한이 생긴다. 또 라운드 숄더와 같이 견갑 사이가 멀어지면(외전) 가슴 부위가 단축되어 가슴 통증을 느끼거나, 뒷주머니에 손을 넣지 못하거나, 열중 쉬어 자세를 하지 못하는 문제가 발생한다.

아름다운 체형을 만들기 위한 견갑의 바른 정렬

견갑의 바른 정렬과 위치는 아름다운 체형을 만들기 위해서도 굉장히 중요하다. 여름철이 다가오면 많은 여성들이 팔뚝살을 빼기 위해 기를 쓴다. 덤벨을 들고, 물병을 잡고 흔들고, 지방분해 제품으로 마사지를 하고, 지방흡입술을 하고, 그 방법들도 다양하다.

하지만 정작 어깨에서 팔로 이어지는 라인을 결정짓는 견갑의 중요성에 대해서 고민하는 사람은 없다. 견갑의 위치가 올바른 자리에 있지 않으면 아무리 운동을 해도 날개살은 없어지지 않고, 두껍고 답답해 보이는 어깨의 고민이 해결되지 않는다.

견갑의 안정과 올바른 위치를 유지하며 운동하면 팔과 등, 가슴라인이 더욱 돋보이게 된다. 뿐만 아니라 불필요한 근육의 잘못된 사용을 막아 목의 통증이나 어깨 통증을 해소할 수 있다. 또한, 다이내믹하고 다양한 운동을 할 수 있게 된다. 견갑의 안정은 모든 동작을 시작하기 전에 행해지고 유지되어야 한다. 팔을 움직일 때는 물론이고, 몸통을 구부려 복부 운동을 할 때에도 견갑의 안정을 유지하면 목의 과도한 긴장을 없앨 수 있다. 반대로 등을 신전시킬 때도 견갑이 올라가지 않아야 목의 꺾임을 줄여 운동되는 등 근육에 집중할 수 있다.

견갑의 안정은 평상시에도 기억하고 있자. 특히 목과 어깨의 만성 통증이 있거나, 컴퓨터 사용이 많은 사람, 구부정한 자세를 오래 취하는 사람의 경우 견갑의 안정에 더욱 집중해 생활하면 통증 완화와 자세 교정에 많은 도움이 될 것이다.

견갑의 안정화 운동

양팔을 앞으로 길게 뻗는다.

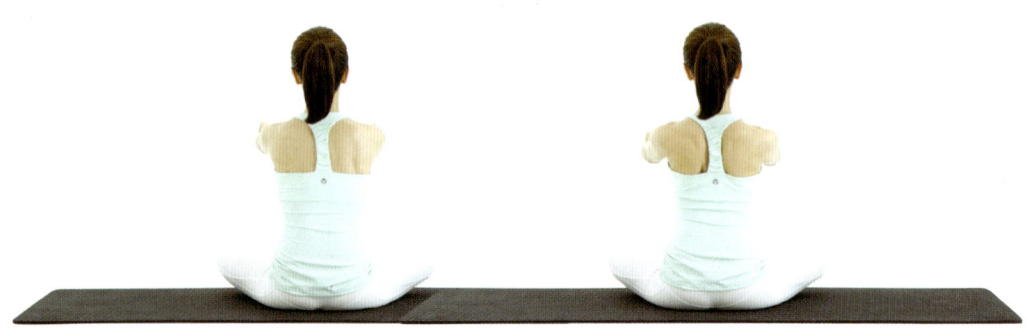

전인 숨을 들이마시고 내쉰다 ➜ 양팔
을 앞으로 길게 뻗어 견갑을 멀어
지게 한 자세

후인 숨을 들이마시고 내쉰다 ➜ 뻗은
양팔을 유지하고 겹갑을 모아주는
자세

양팔을 천장 방향으로 넓게 뻗는다.

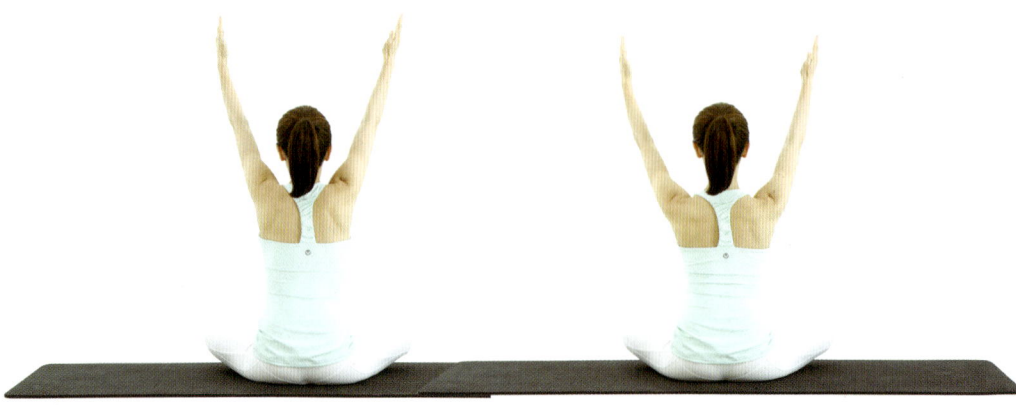

거상 숨을 들이마시고 내쉰다 ➜ 어깨
와 귀 끝이 가까워지게 견갑을 끌
어 올린 자세

하강 숨을 들이마시고 내쉰다 ➜ 어깨
가 귀에서 멀어지게 견갑을 내린
자세

고개를 들어라, 목과 머리의 자세

지하철, 카페, 심지어 가족들이 모여 있는 식당에서도 고개 숙이고 스마트폰을 사용하는 사람들을 쉽게 볼 수 있다. 미국 모바일 시장 조사업체 플러리 애널리틱스가 최근 발표한 스마트폰 사용 패턴 보고서에 의하면, 미국인들은 스마트폰을 하루 평균 2시간 38분 가량 사용하고 있다고 한다.

머리를 숙이고 있는 자세는 우리 목(경추)에 가장 큰 스트레스를 주는 자세다. 목뼈는 원래 허리(요추)처럼 옆에서 봤을 때 C자형으로 만곡을 유지해야 머리의 무게를 안전하게 받치고 충격을 잘 흡수할 수 있다. 그러나 머리를 앞으로 숙이는 자세는 경추를 반대로 펴지게 하며, 이는 정상 만곡을 유지해야 하는 근육들이 과도하게 스트레스를 받게 되어, 주변 근육 통증이나 심하게는 경추 질환 디스크가 발생하기도 한다.

주변에서 흔히 볼 수 있는 일자목은 심각한 상황을 초래하기도 한다. 목뼈는 척추 중에서 가장 작지만, 뇌에서 온몸으로 전달되는 중추신경이 지나가는 첫 관절이기도 하다. 그래서 목뼈의 변형된 자세는 전신의 마비까지 나타날 수 있는 심각한 질환으로 발전할 수 있다.

경추는 머리를 받치는 일이 가장 큰 역할이기 때문에 경추를 건강하게 하려면 머리의 위치를 올바르게 유지하는 것이 중요하다. 누운 자세에서 목이 자연스러운 굴곡을 유지하도록 해야 하며, 서 있을 때도 마찬가지로 옆에서 볼 때 귀와 어깨의 중앙이 일직선에 놓이도록 해야 한다.

목과 머리의 자세는 모든 동작에서 시작 전에 행해져야 한다. 특히 바닥에서 머리를 들어 올릴 때 목이 과도하게 굴곡되거되지 않도록, 귀에서 어깨가 멀어진다는 느낌으로 목과 머리의 위치를 신경 쓰며 운동하는 것이 좋다.

보통 복근 운동을 할 때 흉추의 굴곡에 집중하며 운동해야 하는데, 복근이 약한 경우 머리만 끌고 올라와 복근 운동이 아닌 목만 피곤해지는 운동이 된다. 몸통을 구부리는 동작 시 턱이 가슴에 닿도록 과하게 당기지 말고, 가슴을 접어준다는 느낌으로 목을 자연스럽게 흉추의 연장선으로 유지하며 운동해보자. 복근에 훨씬 많은 자극을 느낄 것이고, 목의 불편함도 줄어들 것이다. 필라테스를 하는 동안 어깨에서부터 멀어진 귀를 상상하며 반복 연습을 한다면, 숨어 있는 목의 2cm를 찾을 수 있을 것이다.

목과 머리의 자세

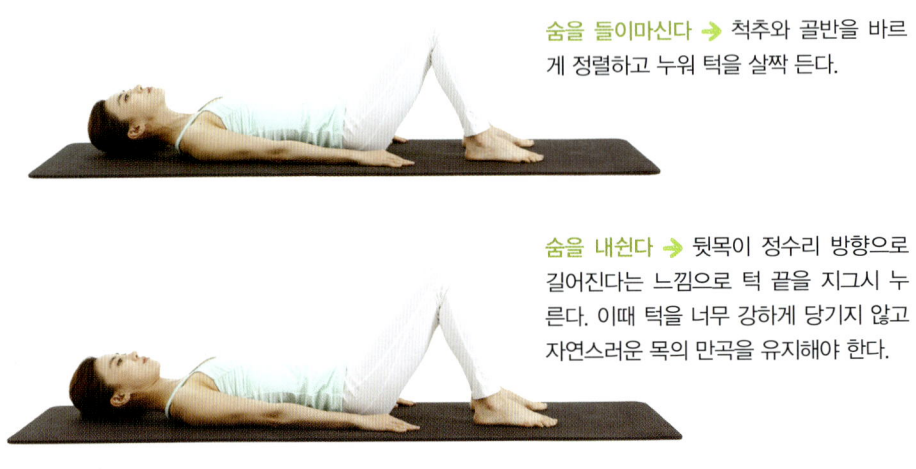

숨을 들이마신다 ➜ 척추와 골반을 바르게 정렬하고 누워 턱을 살짝 든다.

숨을 내쉰다 ➜ 뒷목이 정수리 방향으로 길어진다는 느낌으로 턱 끝을 지그시 누른다. 이때 턱을 너무 강하게 당기지 않고 자연스러운 목의 만곡을 유지해야 한다.

• 엎드려 누운 자세에서도 목과 머리의 자세를 바르게 유지한다.

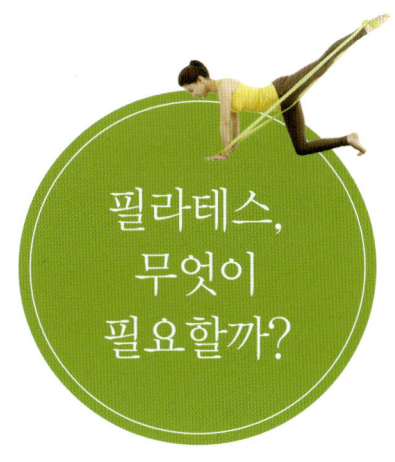

필라테스,
무엇이
필요할까?

주변 환경

팔다리를 쭉 뻗고 누울 수 있는 장소면 어디든 상관없다.

복장

신축성이 좋고 땀 흡수가 잘 되는 옷을 선택한다. 움직일 때 자세를 볼 수 있게 헐렁한 옷보다는 몸에 붙는 옷이 좋다. 단, 벨트가 달려 있는 바지는 등뼈를 자극할 수 있으니 피하도록 한다. 맨발과 양말 모두 괜찮다. 단, 양말을 신고 운동할 때에는 미끄럼 방지를 위해 미끄럼 패드를 같이 사용하는 게 좋다.

매트

매트는 피부와 뼈, 관절을 보호하기 위해 사용한다. 매트는 척추를 보호하고 지탱할 수 있는 조밀하고 두꺼운 것으로 선택한다. 두꺼운 카펫이나 담요도 무방하다. 단, 너무 딱딱하면 척추를 다치게 할 수 있고, 너무 부드러우면 몸의 균형을 유지하는 데 방해가 될 수 있으니 피하도록 한다.

필라테스 소도구

짐볼(Gym ball)

고무 재질의 공으로 주로 엉덩이 아래에 놓거나 발목 또는 다리 사이에 끼우고 하는 동작들에 사용된다. 다른 도구들에 비해 다이내믹한 동작을 할 수 있으며, 유산소운동으로 이어질 수 있는 좋은 도구이다. 스트레칭, 자세 교정, 근력 조절, 균형감 향상에 도움을 주며 신체를 고루 발달시켜주는 전신 운동을 할 수 있다. 손에 잡히는 작은 사이즈의 짐볼은 스트레칭이나 복부 강화, 밸런스 강화 운동을 할 수 있다.

짐볼은 자신의 키에 맞는 사이즈를 선택한다. 앉았을 때 무릎이 직각이 되는 것이 좋다. 성장기 아이들은 45사이즈, 키가 150~165cm는 55사이즈, 그 이상은 65사이즈가 적합하다.

밴드(Band)

탄력 밴드는 환자를 위한 재활 또는 운동 치료 도구로 사용되어 왔다. 필라테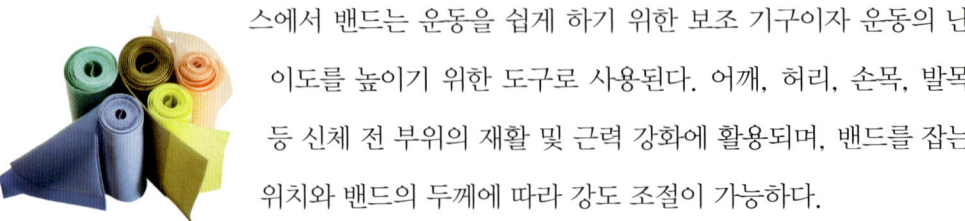스에서 밴드는 운동을 쉽게 하기 위한 보조 기구이자 운동의 난이도를 높이기 위한 도구로 사용된다. 어깨, 허리, 손목, 발목 등 신체 전 부위의 재활 및 근력 강화에 활용되며, 밴드를 잡는 위치와 밴드의 두께에 따라 강도 조절이 가능하다.

링(Ring)

양쪽에 손잡이가 달린 동그랗게 생긴 필라테스 소도구. 탄력 있
는 소재로 주로 손잡이를 잡고 링을 조이면서 근력을 강화시킬
수 있으며, 엉덩이와 가슴을 업시키는 운동에 효과적이다.

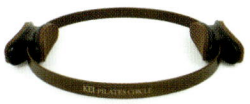

폼 롤러(Form roller)

척추의 바른 정렬과 우리 몸의 밸런스를 향상시켜주고, 신체 각 관절의
가동 범위를 증가시킨다. 둥근 면을 이용하면 척추나 근육 마
사지 도구로 이용할 수도 있다.

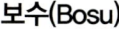

보수(Bosu)

짐볼을 반으로 잘라놓은 듯한 도구로 균형 감각과 민첩성을 키
워준다. 우리 몸의 중심부인 코어 근육 발달에 도움을 주며 유
산소운동과 근력 운동에 큰 효과를 준다.

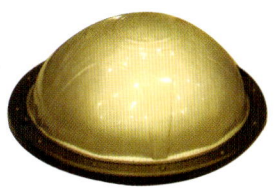

기타 소도구

아크 배럴(Arc barrel), 스파인 서포터(Spine supporter), 디스크 보드(Disk
board), 엣지(Edge), 미니 플렉스 볼(Mini flex ball), 토닝 볼(Toning ball) 등이
있다.

필라테스 대표 기구

필라테스 기구 운동은 정확한 자세로 동작을 하는 것이 무엇보다 중요하기 때문에 반드시 전문 트레이너의 지도 하에 운동을 하는 것이 효과적이다.

리포머(Reformer)

리포머는 필라테스 기구 중 가장 보편적으로 사용되는 기구로, 움직이는 캐리지와 스트랩, 풋바, 점프보드로 구성되어 있다. 리포머에서는 다양한 자세로 운동이 가능하다. 스프링의 탄성을 조절해 운동의 강도를 다양하게 조절할 수 있다.

캐딜락(Cadilac)

다양한 스프링의 탄성을 이용해 약 300가지의 변형 동작이 가능하다. 침상 형태의 외관을 갖추고 있지만 앉기, 서기, 매달리기와 같은 다양한 동작으로 척추와 골반, 견갑골과 관련된 신체 중심부를 효과적으로 강화시킬 수 있다. 특히 가늘고 슬림한 근육을 원하거나 밸런스 및 유연성 향상을 원하는 사람에게 유용하다.

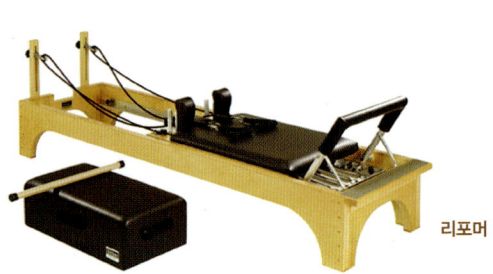
리포머

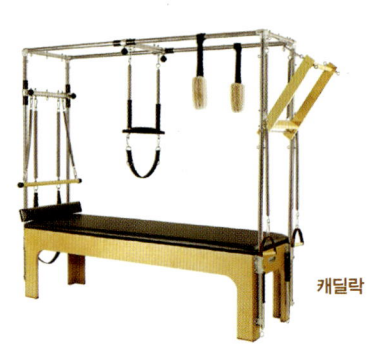
캐딜락

배럴(Barrel)

배럴은 필라테스 운동에서 척추를 늘이는 운동에 많이 사용된다. 둥근 곡선형 형태와 사다리가 결합되어 있는 기구로 다양한 운동을 할 수 있다.

체어(Chair)

체어는 페달과 저항 스프링으로 구성되어 있다. 상체, 허리, 엉덩이, 어깨, 복부, 골반 주변부의 근육을 강화할 수 있다.

스프링 보드(Spring Board)

기구 필라테스 중에서 가장 쉬운 동작들을 할 수 있는 기구로, 캐딜락을 간편하게 변형시킨 것이라고 볼 수 있다. 캐딜락의 한 면의 스프링 도구들을 따로 떼어내 매트 운동만으로는 얻을 수 없는 다양한 각도와 동작을 할 수 있게 해준다. 벽과 스프링의 저항력을 이용해 근력을 키우고 신체 밸런스를 찾아주는 기구다.

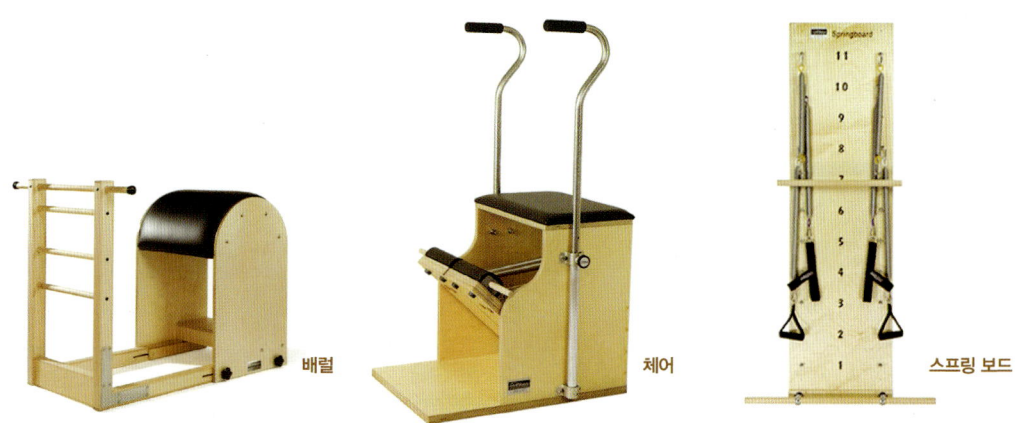

배럴   체어   스프링 보드

샤 샤 정 의
명품 몸매 만드는
알 파 벳
필 라 테 스

하루 20분 투자로 연예인 부럽지 않은 명품 몸매를 만들어주는 샤샤정의 실전 노하우로 프로그래밍된 알파벳 필라테스. 몸매의 장점을 더 매력 있게 만들어 나를 더욱 돋보이게 하는 6가지 프로그램으로 구성되어 있다.

잘록한 허리와 납작한 복부를 만들어주는 H라인 운동법, 탱탱하고 볼륨감 있는 힙라인을 만들어주는 W라인 운동법, 옷태 살리는 볼륨 있는 가슴라인을 만들어주는 U라인 운동법, 뒤태가 아름다운 섹시한 보디라인을 만들어주는 S 라인 운동법, 걸그룹 부럽지 않은 쭉 뻗은 다리라인을 만들어주는 I라인 운동 법, 매끈한 팔과 어깨라인을 만들어주는 T라인 운동법. 이렇게 6가지 라인별 운동법은 여성들의 부위별 라인을 살려주고 궁극적으로 전신의 밸런스를 잡아 줄 수 있도록 하였다.

각 프로그램은 9가지 동작으로 구성되어 있다. 단기간에 효과를 얻을 수 있도록 매트 운동뿐만 아니라, 리포머라는 필라테스 기구를 이용했을 때와 같은 효과를 볼 수 있는 밴드를 활용한 운동법과 코어, 속근육에 자극을 주는 데 효과적인 짐볼을 이용해 집에서도 필라테스 기구를 이용하여 운동하는 효과를 볼 수 있도록 프로그래밍하였다. 또한 한 라인의 운동만 해도 전신 운동의 효과를 볼 수 있게 구성하였다. 짐볼과 밴드를 준비하고 하루 20분만 투자해보자.

잘록한 허리와 납작한 복부를 만들어주는 H라인

남녀노소를 불문하고 다이어트의 최대 고민은 뱃살. 흔히들 뱃살을 빼기 위해 가장 먼저 유산소운동을 시작한다. 유산소운동은 체지방 연소 효과가 있어 체중 감소에 도움이 되지만, 탄력 있는 몸을 만들어주지는 않는다. 살은 빠졌어도 탄력이 없어 처진 배와 허리를 기대하며 다이어트를 하지는 않을 것이다.

우리는 흔히 '식스팩'이라고 부르는 완벽한 복근이 일반적으로 겉에 보이는 복직근, 복사근의 운동으로 만들어진다고 생각한다. 그러나 납작한 복부와 잘록한 허리라인의 근본엔 복횡근이라는 근육이 있다. 복횡근은 우리가 알고 있는 복근의 안쪽에 자리하고 있는 근육으로 요추 부위를 보호하고, 중심을 잡고 서 있을 수 있게 하는 중요한 기능을 한다. 이 복횡근이 느슨해지면 복부라인이 튜브처럼 처지고, 뒤쪽 허리라인도 힘을 잃고 처지게 된다. 납작한 복부

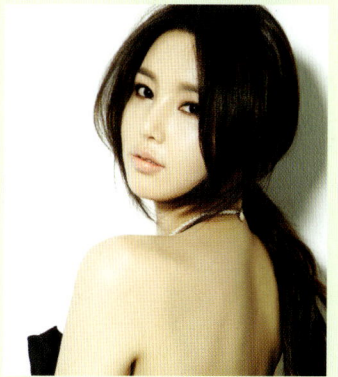

와 잘록한 허리라인을 만들기 위해서는 우리 몸의 코르셋 역할을 하는 복횡근을 강화하여야 한다. H라인의 모든 동작들은 복횡근을 사용하여 보다 효과적으로 탄력 있는 허리와 복부를 만들 수 있도록 구성했다.

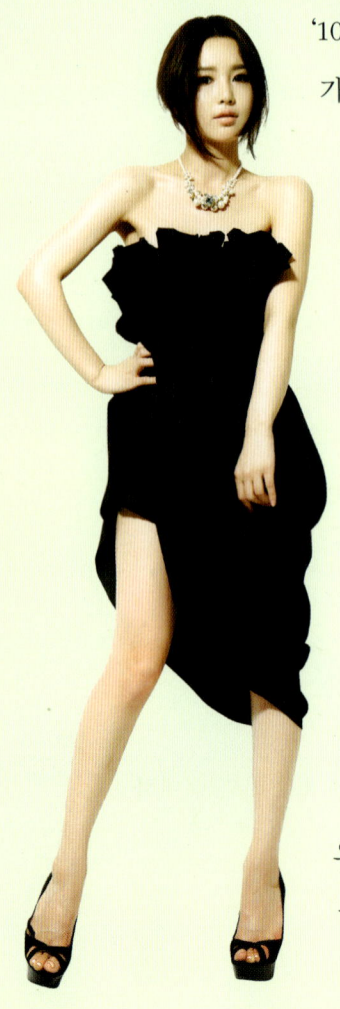

필라테스에서는 몸의 중심인 파워 하우스의 단련이 중요한데, '100번 숨쉬기(Hundred)'는 파워 하우스를 강화하는 데 효과가 좋다. 피겨의 여왕 김연아 선수가 '100번 숨쉬기' 운동을 즐겨 하는 모습을 TV를 통해 볼 수 있었다. 이미 많은 종목의 스포츠 선수들도 필라테스를 통해 강한 파워 하우스를 만들고 그것을 기능적으로 활용하여 보다 나은 경기력을 보여주고 있다.

내가 트레이닝하는 스타 중에 나도 탐날 만큼 잘록하고 아름다운 허리라인을 갖은 사람을 꼽으라면 바로 배우 남규리 씨다. 규리 씨는 나와 트레이닝한 지 벌써 3년째다. 처음 만났을 때 그녀는 인형같이 여린 체형에 근력도 약했고, 바쁜 스케줄로 많이 지쳐 있어, 과연 잘 따라 올 수 있을까 걱정이 되었다. 하지만 곧 필라테스의 매력에 빠지게 되었고, 바쁜 스케줄 속에서도 필라테스를 통해 컨디션 조절을 했다. 뛰어난 집중력과 열정으로 트레이닝을 잘 따라와 이제는 놀랄 만큼 근력도 생기고 몸매 또한 섹시해졌다.

복횡근과 파워 하우스를 강화시키기 위해서는 호흡을 정

확히 해야 하는데, 걸그룹 보컬 출신답게 규리 씨는 필라테스 흉곽 호흡을 다른 사람들에 비해 빨리 이해했다. 호흡이 자연스러워지다 보니 파워 하우스의 컨트롤도 좋아지고 복횡근에 탄력도 생겨 선이 아름다운 허리라인을 갖게 된 것 같다. 지난해 잘록한 허리라인을 강조한 드레스를 입고 시상식장에 나온 규리 씨는 같은 여자인 내가 봐도 여신처럼 아름다웠다.

여성에게 있어 허리라인은 여성미의 중심이며, 상하체의 비율을 결정해주는 중요한 라인이다. 남규리 씨처럼 아름답고 잘록한 허리라인과 탄탄한 복부를 만드는 방법을 H라인 프로그램에 담았다.

탱탱하고 볼륨감 있는 힙라인을 만들어주는 W라인

이미 골반의 불안정으로 다리를 꼬는 습관이 생겼다면 당장 자신의 엉덩이를 살펴보자. 아마도 크기와 모양이 제멋대로일 것이다. 다리는 본인 마음에 들지 모르겠지만, 엉덩이가 쿠션 빠진 방석처럼 네모반듯하다면 뒷모습이 예쁘지 않을 것이다.

모든 여성이 원하는 길고 쭉 뻗은 다리의 비밀은 바로 엉덩이와 골반의 바른 모양에 있다는 사실! 그 해결책은 바로 엉덩이를 '올리고! 조이고! 탱탱하게!' 하는 3방향 운동이다. 볼륨 있는 엉덩이를 만들기 위해서는 허벅지와 엉덩이의 경계선을 올리고, 엉덩이를 중앙으로 조여주고, 마지막에 탐스럽고 탱탱한 탄력을 만드는 3방향 운동이 필요하다.

뮤지컬 배우로 활약 중인 옥주현 씨와의 인연은 참 오래 되었다. 그녀는 이미 요가를 통해 좋은 몸을 가지고 있었고, 워낙 운동력이 좋았다. 처음 만났을 때 내 눈에 들어온 건 끝도 없이 긴 다리였다. 주현 씨의 장점인 긴 다리가 더 예쁘게 보일 수 있게 허리와 엉덩이 비율을 신경 써서 트레이닝했다. 보통 하체가 긴 체형은 상대적으로 허리가 짧아 자칫 밋밋해 보일 수 있어 엉덩이의 볼륨감을 업시키고 허리와 골반으로 이어지는 경계선의 라인을 탄력 있게 만들면, 상하체의 아름다운 곡선이 생기면서 바비인형 같은 보디라인이 된다.

2012년 뮤지컬 〈엘리자벳〉 공연을 할 때에 연기도 무척 좋았지만 화려한 중세시대의 의상을 잘 소화해내어 정말 엘리자벳처럼 우아하고 아름다웠다. 계속되는 뮤지컬 공연 중에도 잠시라도 시간이 되면 필라테스로 컨디션을 조절

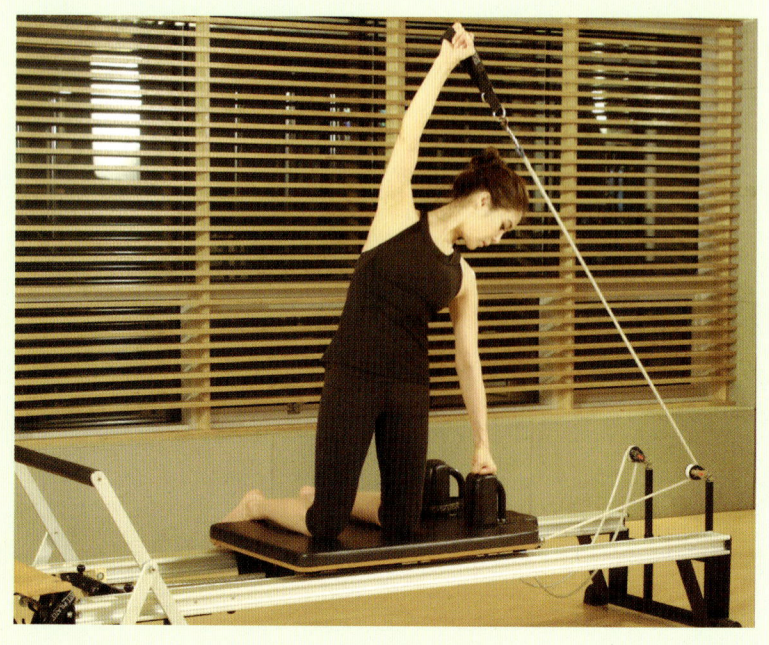

하며 자기 관리를 하는 주현 씨를 보면서 노력에 대한 좋은 결과가 있기를 바랐다. 그해 〈더 뮤지컬 어워즈〉 여우주연상 수상 소식에 당연히 받아야 할 사람이 받았다고 기뻐하고 있을 때 주현 씨는 '선생님 덕분이라는' 문자를 보내왔다. 내가 아는 주현 씨는 너무나 멋진 가수이자 배우이고, 겸손하고 따뜻한 사람이다.

W라인에서는 옥주현 씨처럼 긴 다리는 아니지만, 다리가 길지 않은 사람도 길어 보이는 다리가 될 수 있는 시크릿 비법인 '3방향 운동'으로 탱탱한 힙라인 만들기를 준비했다. 엉덩이 근육의 자극에 집중하면서 따라 해보자.

옷태 살리는 볼륨 있는 가슴라인을 만들어주는 U라인

여성이라면 누구나 가슴 사이즈에 예민하기 쉽다. 볼 때마다 신경 쓰이는 가슴선 높이와 모양에 불만이 쌓이기도 한다. 가슴에 대한 불만은 그만두고 기본적인 자세부터 살펴보자. 속옷이 자꾸 한쪽만 내려간다든지, 유난히 가슴의 위치 변화가 크다든지 하는 이유는 견갑의 위치가 불균형하기 때문이다. 가슴을 더 돋보이게 하려면 가슴 근육 운동도 중요하지만 쇄골라인과 어깨라인도 같이 잡아주는 운동을 해야 한다.

나와 트레이닝하는 배우 송선미 씨는 목선에서부터 자연스럽게 연결된 어깨와 볼륨 있는 가슴 그리고 뒤태까지 너무나 우아하다. 필라테스 마니아로 알려진 선미 씨는 모델 출신답게 팔다리가 길고 늘씬한 체형을 가졌다. 선미 씨는 어깨와 목, 가슴라인이 강조되는 의상이 잘 어울리는데, 그런 의상들이 잘 어울릴 수 있는 것은 가슴이 돋보일 수 있게 잘 자리잡힌 쇄골라인과 어깨라인 때문이다. 가슴이 부각되는 의상을 입었는데 어깨가 말렸다거나 올라가서 목이 짧은 체형이라면 아마도 당당하고 멋진 여성스러움을 보여주지 못할 것이다.

작품을 앞두고 트레이닝 강도를 조금 높일 때가 있다. 쉼 없이 세트를 진행할 때면 그녀는 한 걸음 물러서서 말없이 웃는다. 나름의 힘들다는 표현이다. 한 번은 "계속 시키니까 제가 밉죠?"라고 질문을 던졌더니 "아직까진 선생님이 밉지는 않아요. 근데 얄미울 때가 있어요."라고 말해서 한참을 같이 웃었다. 필라테스를 마치고 나서도 유산소운동까지 꼭 챙기라는 내 말을 기억해 마무리 운동까지 꼼꼼히 챙기는 야무진 배우다.

완벽한 몸매를 만들기 위해서는 가끔 지독하게 높은 강도의 운동이 필요하다. 하지만 필라테스는 격한 동작으로 힘듦이 아닌 우아한 동작 속에 이루어진다. 아마 이 책에 나와 있는 운동법을 제대로 할 수 있는 능력을 가질 때 우아함에 깃든 속 깊은 짜릿함을

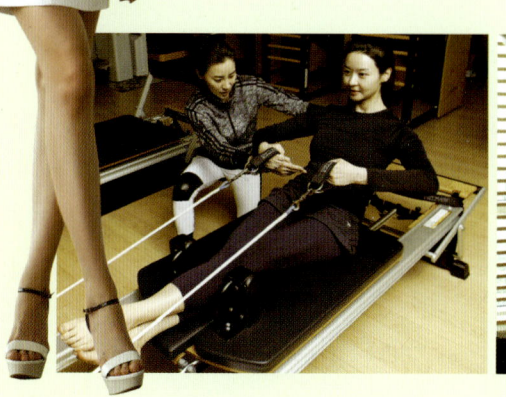
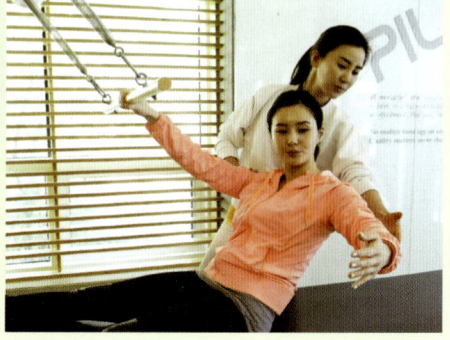

맛볼 수 있을 것이다. 배우 송선미 씨처럼 아름다운 가슴라인뿐만 아니라 목라인까지 만드는 U라인 운동을 하다 보면 얼굴라인까지 살아날 것이다.

뒤태가 아름다운 섹시한 보디라인을 만들어주는 S라인

"등 좀 펴라.", "자세가 구부정하다."라는 말을 자주 듣는가? 한쪽 속옷 끈만 자꾸 내려가는가? 샤워할 때 보니 가슴 포인트 위치가 다른가? 윗몸 일으키기를 할 때 한쪽 등으로만 몸을 일으키는가? 등에 유난히 살이 많고 울퉁불퉁한 그 살을 정리하기 쉽지 않은가?

신체 활동량이 적은 현대인들은 장시간 잘못된 자세로 앉아 있다 보면 등, 허리, 척추 주변이 결리고, 척추의 정렬이 바르지 못해 신진대사가 원활하지 않아 등 부위에 지방이 쌓이게 된다. 군살 없이 쭉 흐르는 등을 만들기 위해서는 먼저 부드럽고 강한 척추를 들어야 한다.

최강 동안의 미모와 피부를 자랑하는 배우 최정윤 씨의 몸매 관리 비결은 바로 필라테스다. 2012년 KBS〈연기대상〉시상식에 반전 뒤태 드레스를 멋지게 소화한 최정윤 씨. 등이 파인 옷을 소화하기 위해서는 군살 없이 떨어지는 등라인과 곧게 뻗어 있는 척추라인이 필수다. 이날 정윤 씨의 모습에서는 당당함까지 뿜어져 나왔다. 필라테스를 시작한 지 얼마 되지 않았지만 계속되는 드라마 스케줄에도 열심히 나와 강도 있는 프로그램을 진행해도 신나게 잘 따라와주었고, 집중을 잘하는 편이라 필라테스 효과도 빨리 볼 수 있었다.

등라인이 아름다운 배우를 꼽자면 조여정 씨를 뺄 수 없다. 우리의 필라테스

인연의 시작은 벌써 10년 전인데, 처음의 그 환상적인 느낌을 고맙게도 지금까지 기억하고 있었다. 단 한 번 인연을 소중히 여기는 그녀는 최근 나와 다시 만나 필라테스의 매력에 푹 빠져 있다. 워낙 요가와 웨이트 트레이닝을 즐겨 했던 터라 난이도 있는 동작도 제법 잘 따라오는 편인데도 그동안 사용하지 않았던 근육의 움직임에 놀라고 또 신기해 한다. 사실 그녀는 등라인뿐만 아니라 전신 탄력이 환상적이며, 그래서 큰 체형이 아니어도 과감한 드레스를 너무 멋지게 소화할 수 있는 것 같다. 많이들 조여정 씨의 볼륨감 있는 가슴라인을 부러워하는데, 사실 아찔한 뒤태가 완벽히 받쳐주고 있기 때문이라는 사실에 주목해야 한다.

S라인 운동을 할 때는 어릴 적 가지고 놀던 블록 쌓기를 상상해보며 척추를 차곡차곡 쌓아보자. 바르게 앉아 엉치뼈를 시작으로 척추 하나하나를 차곡차곡 쌓아 올려 마지막에는 정수리를 살짝 얹어놓는다. 그리고 척추를 천천히 길게 늘여 보자. 이것이 바로 올바른 척추의 정렬이다.

S라인 운동을 하는 동안 자연스럽게 척추의 바른 자세를 잡을 수 있을 것이다. 서두에서 다뤘던 필라테스의 원칙을 기억하면 척추를 정렬하는 시간은 그리 오래 걸리지 않을 것이다.

걸그룹 부럽지 않은 쭉 뻗은 다리라인을 만들어주는 I라인

남자친구와 길을 걷는데 미니스커트를 입고 지나가는 여성이 있다. 내가 옆에 있다는 사실을 잊었는지, 그는 여성이 지나가는 방향으로 이미 머리가 돌아가 있다. 늘씬한 그녀의 다리는 같은 여자인 내 시선도 잡아끌었다.

걸그룹 이상으로 쭉 뻗은 다리를 생각하면 바로 떠오르는 백만불 짜리 미소와 각선미를 가진 유인영 씨. 유인영 씨는 유난히 길고 탄력 있는 하체라인을 가지고 있는데, 꾸준한 자기 관리를 위해 시간이 날때면 주말에도 필라테스 레슨을 받으러 나오는 필라테스 마니아 중 한 명이다. '옆으로 다리 들기(Side lying open leg)'는 그녀가 즐겨 하는 운동법 중 하나로, 유연성이 좋은 장점을 더 부각시킨 운동법이다. 다리라인이 아주 예뻐지는 것은 물론이고 골반을 바로 잡는 데 매우 효과적인 운동이다.

무조건 가늘다고 멋진 각선미는 절대 아니다. 뼈만 앙상하게 남은 마른 다리가 아니라 건강하게 쭉 뻗은 다리야말로 멋진 각선미가 아닐까. 요즘 유행하는 핫팬츠, 레깅스, 스키니진과 같은 의상을 소화하기 위해서라도 길게 쭉 뻗은 다리는 필수가 되었다.

I라인 운동은 다리 근육의 신장성 수축을 활용하여 근육을 길고 탄력 있게 만들 수 있는 운동법으로 구성했다. 고관절의 움직임을 이용해서 그동안 사용하지 않았던 작은 근육들을 운동해보자. 걸그룹 못지 않은 탄력 있고 쭉 뻗은 다리 라인을 가질 수 있을 것이다.

탱크톱이 자신 있어지는 매끈한 팔과 어깨를 만들어주는 T라인
무거운 것을 많이 들어서 굵어졌다, 팔 운동을 해도 겨드랑이 주변 정리가 어렵다 등 매해 여름마다 다양한 핑곗거리를 이야기하고 있지는 않은가? 왜 원인을 파악 못하고 축 처지고 늘어진 살만 보고 있는가?

가늘고 매끈한 팔뚝을 만들기 위해서는 견갑대의 안정화가 대단히 중요하다. 날개뼈가 불안정하여 그 자리에 고정되어 있지 못하고 뒤로 돌출되면 팔의 움직임에 있어 불편함과 통증이 나타난다. 운동 시 남들보다 더 많은 힘이 들어갈 것이고 무게 또한 배로 느낄 것이다.

또한 체형의 변화로 견갑대의 역할을 충분히 발휘하지 못할 때가 있다. 어깨 관절이 앞으로 말리면서 올라가면 견갑대 사이가 벌어지고 들려, 이는 곧 날개뼈의 불안정으로 이어진다. 결국 매끈한 팔을 기대할 수 없을 뿐만 아니라, 이미 어깨와 목 통증을 호소하고 있을 것이다. 바르지 못한 자세는 지방 축적뿐만 아니라 혈액순환의 장애를 야기해 저림 현상과 비대칭한 팔의 원인이 된다.

내가 트레이닝하는 연예인 중 예쁜 팔라인을 가진 스타를 꼽으라면 다양한 연기 변신으로 중년 여성들의 부러움을 한 몸에 받고 있는 배우 김혜옥 선생님이다. 작품 촬영으로 빡빡한 스케줄을 소화하면서 이른 새벽에도 필라테스를 하러 나올 정도로 연기 열정만큼이나 자기 관리도 철저하시다. 피로에 쌓인 날에도 필라테스를 하고 나면 원기 회복을 한 것 같아 기분 좋아진다며 신나 하신다. 얼마 전 종영한 KBS 드라마 〈내 딸 서영이〉에서도 멋진 블라우스뿐만 아니라 드레스까지 멋지게 소화하여, 극중에 입고 나온 의상이 중년 여성들에게 완판될 만큼 중년의 패셔니스타로 극부상했다. 옷도 옷이지만 극중 역할에 맞게 우아하고 곧은 체형과 자세가 여성들에게 멋지게 보인 게 아닐까 생각한다.

필라테스는 나이와 성별에 상관없이 누구나 매력을 느끼고 효과를 얻을 수 있는 운동이다. 누구든 올바른 체형을 찾을 수 있고 올바른 체형이 잡히면 같은 동작을 해도 몸에 큰 무리 없이 움직일 수 있으며, 긴장된 부위가 줄어들어 보다 빠른 운동 효과를 얻을 수 있다. 매끈한 팔라인을 만들어주는 T라인 운동을 따라 하는 동안 척추의 바른 정렬과 견갑골(날개뼈)의 안정을 항상 우선시하는 것을 잊지 말자.

필라테스도 운동도 초보인 당신을 위한 제안

운동이 처음이거나 아직 습관이 되지 않았다면, 먼저 완성하고 싶은 한 가지 라인의 운동부터 시작하자. 샤샤정의 알파벳 필라테스 프로그램은 복부, 엉덩이, 다리, 가슴, 등, 팔 각각의 라인별로 집중적인 효과를 볼 수 있지만, 한 라인의 프로그램 안에서도 전신 운동 효과를 얻을 수 있도록 구성했다. 본인이 잘할 수 있거나 관심 있는 부위의 프로그램을 선택해 먼저 하루 20분 운동하는 습관을 들이고, 반복 동작을 통해 운동에 자신감을 얻도록 하자.

운동을 꾸준히 하고 있는 당신을 위한 제안

운동을 꾸준히 해왔고, 하루 40분 이상 운동하는 시간을 가질 수 있다면, 두 가지 라인의 운동 프로그램을 연결하여 운동하자. 예를 들어 서로 상호 보완이 될 수 있는 부위의 운동인 복부 H라인과 등 S라인, 엉덩이 W라인과 다리 I라인, 가슴 U라인과 팔 T라인을 연결하여 운동하면 한 라인만 운동했을 때보다 훨씬 빠른 시간 안에 변화가 나타날 것이다.

　탄력 있고 강한 복부를 갖기 위해서는 날렵한 등이 반드시 따라줘야 하고,

가늘고 긴 다리라인을 갖기 위해서는 탱탱하게 올라붙은 엉덩이가 있어야 하고, 아름답고 당당한 가슴과 어울리는 팔을 함께 만들면 완벽한 몸매를 갖게 되는 것 아니겠는가? 꼭 위와 같지 않아도 일주일에 3일, 6가지 라인을 골고루 운동해도 보디라인이 달라지는 효과를 충분히 느낄 수 있을 것이다.

나만의 운동 스케줄을 만들자!

샤샤정의 알파벳 필라테스 프로그램은 20분이라는 짧은 시간에 내게 필요한 부위별, 목적별 운동을 부담 없이 즐기고, 궁극적으로는 많은 분들이 꾸준히 필라테스를 통해 건강한 삶을 만들어가길 바라면서 만들었다.

　위에서 제시하는 방법 그대로 여러분이 따라 하길 바라지 않는다. 각자의 체형과 니즈, 라이프스타일에 맞춰 꾸준히 실천할 수 있는 나만의 운동 스케줄을 만들자. 다만, 최소 하루 20분은 나의 몸과 대화할 수 있는 운동 시간을 꼭 정해두라고 부탁하고 싶다. 그리고 긍정적인 마음으로 즐겨라. 생각이 즐거우면 몸이 가볍고, 즐거운 상상과 움직임은 더 좋은 에너지를 선물할 것이다. 주위에 운동을 즐기는 사람들 대부분이 운동을 안 하면 몸이 더 찌뿌둥하고, 운동을 하고 나면 개운하다고 한다. 즐거운 상상, 호흡과 함께하는 적당한 움직임은 우리 몸에 활성산소의 생성을 억제시켜 젖산을 줄인다. 이것들이 줄어들면 피로감도 줄어들고 운동 후 상쾌함을 느낄 수 있을 것이다. 작지만 꾸준히 지속할 수 있는 계획을 통해 여러분 모두 자신의 몸을 멋지게 지휘하는 보디 컨덕터가 되길 바란다.

근육 이해하기

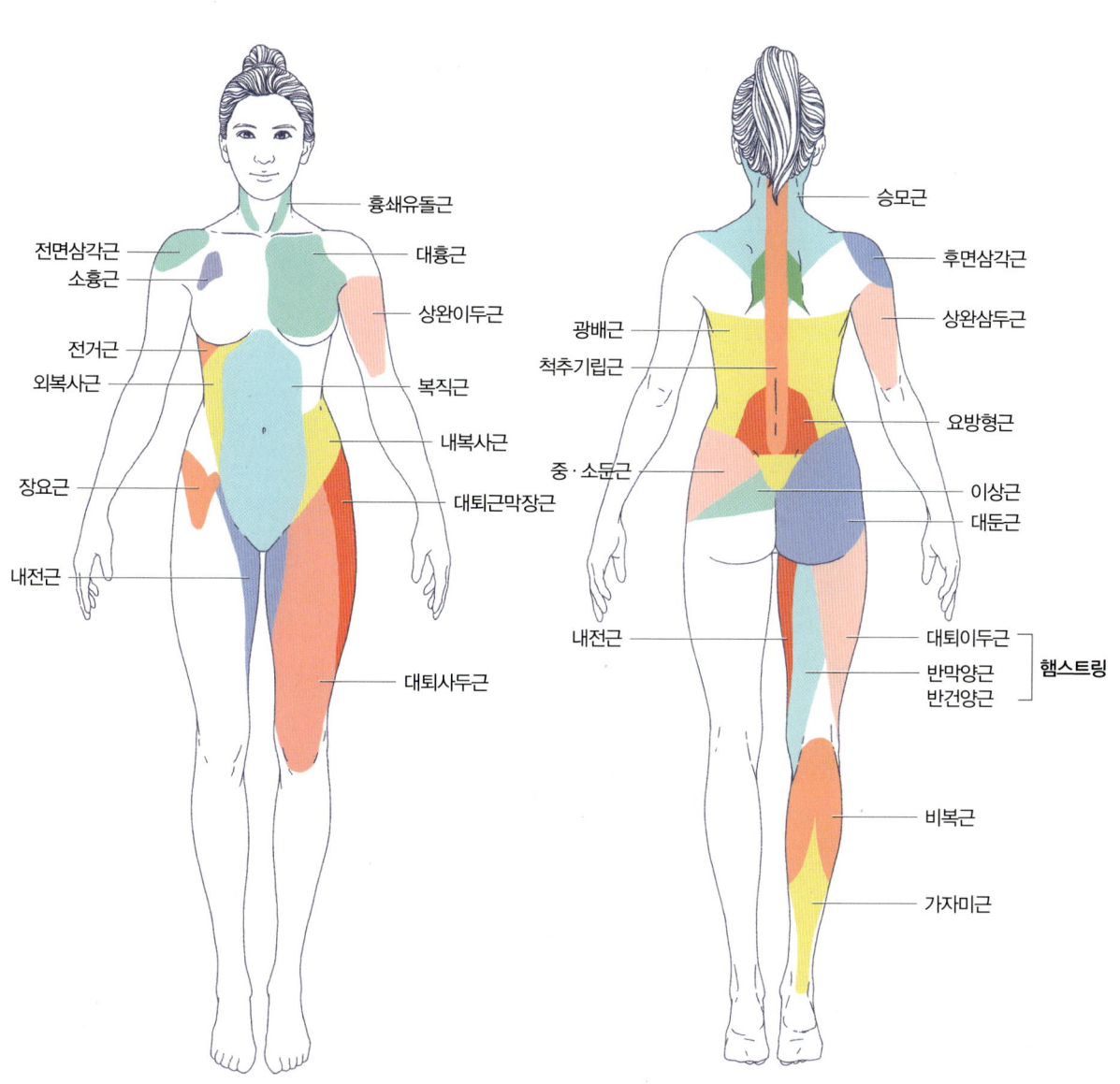

흉쇄유돌근

전면삼각근
소흉근

대흉근

상완이두근

전거근
외복사근

복직근

내복사근

장요근

대퇴근막장근

내전근

대퇴사두근

승모근

후면삼각근

광배근
척추기립근

상완삼두근

요방형근

중·소둔근

이상근
대둔근

내전근

대퇴이두근
반막양근
반건양근

햄스트링

비복근

가자미근

필라테스와 함께하면 효과 2배!
샤샤정의
몸매 관리를 위한 식사법

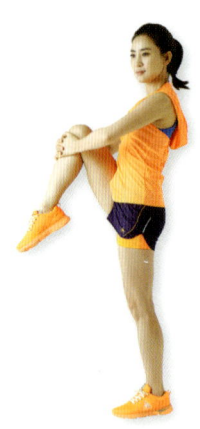

태권도 선수 출신이라 지겹게 해왔던 체중 조절. 체급별 경기다 보니 식사를 굶는 경우가 다반사였고, 훈련 시간에 흘린 땀도 모자라 일명 '땀복'을 입고 사우나에서 버티는 등 어린 시절에는 잘못된 방법으로 체중 조절을 하기도 했다. 굶어서 뺀 체중은 당연히 그 시즌을 넘기지 못했고, 시합을 뛰기 위한 체급별 체중 체크를 통과하고 나면 바로 몸무게가 원상태로 돌아오는 나쁜 예의 체중 조절이었다. 물론 참 오래된 얘기다.

아직도 다이어트를 시작한다면 '굶기'부터 생각하고 있지는 않은가? 평생 굶어서 다이어트할 자신이 있다면 다이어트를 시작하라. 하지만 자신이 없으면 절대 시작도 하지 말자. 단기간에 다이어트를 하려면 가장 필요한 것이 바로 제대로 된 식단 구성인데, 인터넷에 있는 식단표나 다른 사람의 성공 사례의 식단표를 보고 무작정 시작한 다이어트는 번번이 실패하고 아쉬움만 남는다.

다이어트를 한다고 방울토마토만 먹는 경우가 많다. 그 양을 체크해보았는가? 하루 종일 먹은 방울토마토 양은 무려 냉면 그릇을 한가득 채웠을 것이다. 밥만 먹지 않는다고 체중 조절이 될까? 원푸드 다이어트는 작심삼일로 빠지는 지름길이다. 영양의 불균형이 생기면 본능적으로 채우려는 심리 때문에 더 많은 양을 먹게 된다.

전문가가 정해준 식단은 매우 꼼꼼하게 짜여 있지만 매일 실천하기가 쉽지 않다. 내 체질과 취향에 맞는 식사법은 없는지 항상 찾게 되는데, 사실 개인에게 맞는 식사법이란 애매한 부분이 많다. 동물성 단백질을 과다 섭취하면 콜레스테롤과 칼로리가 높아지므로 피하는 게 좋다고 말하는 사람이 있고, 다른 쪽에서는 식물성 단백질 섭취는 근육을 형성하는 데 부족하므로 특정 부위 고기만 챙겨 먹으라고 말한다. 한국인은 주식이 탄수화물인데, 무조건 탄수화물을 먹지 말아야 체중 조절이 된다고 밥 자체를 피하라고 하는 경우도 있다. 또한 지방은 최대의 적이므로 절대 입도 못 대게 하는 예도 있다.

뭐 그리 복잡하게 음식에 제한을 두어야 하는가? 아무리 몸에 좋은 식품이라 해도 정해진 양보다 과하게 섭취하면 지방으로 전환된다. 또 한 가지 영양소에만 의존하면 원활한 대사가 어려울뿐더러 소화기 계통의 기능을 저해할 수밖에 없다. 지금부터 나만의 식사법을 공개하니 참고하길 바란다.

:: 컬러푸드를 즐겨 먹는다

체중 조절 실패와 성공을 두루 경험하며 알게 된 식사법은 여러 가지 색이 들어간 컬러푸드를 골고루 챙겨 먹는 것이다. 채소와 과일, 육식을 포함한 식품 5~6가지를 각기 다른 컬러의 푸드로 고르게 밸런스를 맞춰 먹는다. 컬러푸드의 종류와 해당 식품을 소개한다.

레드 푸드(Red food)

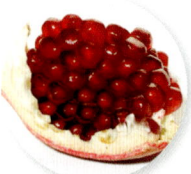

해당 식품 : 사과, 딸기, 수박, 자두, 석류, 토마토, 붉은 고추, 대추, 오미자 등

주요 영양소 : 폴리페놀, 라이코펜

효능 : 노화 방지, 심장병 예방, 기억력 증진, 항암 효과

퍼플 푸드(Purple food)

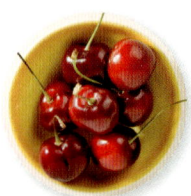

해당 식품 : 포도, 블루베리, 블랙베리, 라즈베리, 가지, 적채, 자색 고구마, 자색 양배추, 자색 양파, 무화과, 오디 등

주요 영양소 : 안토시아닌, 플라보노이드

효능 : 우울증 개선, 노화 방지, 혈관 질환 예방, 기억력 증진, 항암 효과

그린 푸드(Green food)

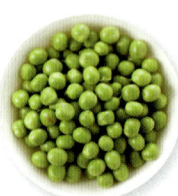

해당 식품 : 아보카도, 키위, 시금치, 브로콜리, 양배추, 아스파라거스, 상추, 피망, 셀러리, 오이, 완두콩, 매실 등

주요 영양소 : 설포라페인, 인돌

효능 : 디톡스 효과, 장 건강

블랙 푸드(Black food)

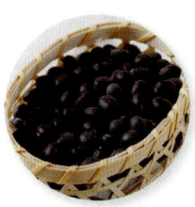

해당 식품 : 김, 미역, 다시마, 검은쌀, 검은깨, 검은콩, 오징어 먹물 등

주요 영양소 : 플라보노이드, 셀레늄, 레시틴

효능 : 노화 방지, 항암 작용, 갱년기 장애 극복

화이트 푸드(White food)

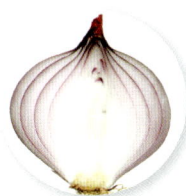

해당 식품 : 바나나, 배, 백도, 마늘, 양파, 무, 감자, 버섯, 도라지, 콜리플라워, 콩나물, 생강, 대두, 두부 등

주요 영양소 : 안토크산틴

효능 : 골다공증 예방, 호흡기 및 폐 기능 강화

옐로 푸드(Yellow food)

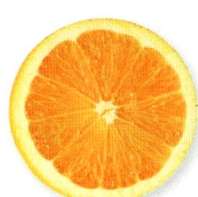

해당 식품 : 귤, 레몬, 오렌지, 감, 살구, 황도, 파인애플, 망고, 당근, 호박, 옥수수, 노랑 파프리카, 유자 등

주요 영양소 : 베타카로틴

효능 : 노화와 암세포 생성 억제, 면역력 강화, 세포 · 피부 · 눈 건강

:: 식사 주간계획표를 짠다

보통 한 달을 기준으로 해서 일주일 단위로 업무와 생활 패턴에 맞춰 식사 계획을 세워 실천하는데, 음식을 크게 제한하는 것이 아니다 보니 식사 계획을 어렵지 않게 지킬 수 있다.

1주차는 한 달의 시작이라 업무량이 많고 외식이 잦은 주간이다. 일반식을 하지만 짜고 매운 음식은 피한다. 예를 들면, 김치찌개보다는 버섯들깨탕을 선택한다.

2주차는 당분을 줄이고 채소와 과일을 신경 써서 먹는 주간이다. 군것질과 간식을 최소화한다. 후식으로 달콤한 케이크보다는 제철 과일과 채소 스틱을 권장한다.

3주차는 저염식 도시락을 싸가지고 출근하는 주간이다. 외부 미팅과 일반식을 피하고 최대한 간을 하지 않고 식재료의 본연의 맛을 즐기는 시기다. 조미료를 사용하지 않고 데치거나 삶아 먹거나, 샐러드는 드레싱 없이 재료 본연의 맛을 그대로 즐긴다.

4주차는 마감이 있어 회식이 많은 주간이다. 기름진 음식을 최소화하며 수분 섭취에 신경 쓴다. 알코올을 섭취할 경우 물을 같이 마시고, 다음 날은 평소보다 2.5배의 물을 마신다.

여러분도 나처럼 한 달 기준으로 기간을 정해서 생활 패턴에 맞게 식사 주간계획표를 작성해보자. 음식 조절 실패율을 30%는 줄일 수 있을 것이다. 단순 식사일지보다 훨씬 효율적이고 실천하기 쉽다. 장기 계획은 실패할 확률이 높기 때문에 주간 계획부터 시작해본다. 실행률 70%가 되면 주간 계획을 월별 계획으로 실천한다. 단, 정확한 주제를 둔다. 주차별 주제를 월별로 설정하면 된다. 예를 들어, 1주차에 했던 짜고 매운 음식 피하기를 한 달 동안에 실행하는 것이다. 이를 실천하다 보면 건강은 물론 조절 능력이 생겨 스트레스 없이 자연스럽게 식습관이 바뀔 것이다. 20년이 넘게 길들여진 식습관이 한순간에 변하기를 기대하지 말고 순차적으로 실행하고 생활화하면 음식 조절 성공률을 높일 수 있다.

:: 여배우에겐 특별한 방법이 있다?

트레이너로서 나는 함께 운동하는 연예인들의 식단에도 관여하게 된다. 그들이 작품이 없을 때는 내가 하는 주간계획표를 권하지만, 워낙 연예인들의 생활이 불규칙해 단기간 계획을 정할 때가 많다. 그들은 화보 촬영이나 맡은 역할에 따라 체중 조절과 체형 관리는 필수이기 때문에 컬러푸드 식사를 적극 권해주고 있다. 한 번에 섭취하는 적정량은 자신의 손바닥에 찰 정도의 양으로 정해준다. 또한 비타민과 견과류도 잊지 않도록 한다. 바쁜 촬영 일정을 먼저 확인하고 최소 2주 전부터는 맡은 역할에 맞는 운동법과 저염식 식단으로 조절에 들어간다. 저염식은 자극적이지 않아 체중 조절 효과도 좋지만 피부 미용에도 도움을 준다.

여배우가 다이어트를 한다고 하면 왠지 닭가슴살만 먹거나 우리가 모르는 다른 음식이나 방법으로 체중 감량을 했을 것이라고 오해하는 경우가 많다. 여배우들도 우리와 똑같은 사람이고, 그들만의 특별한 방법이 있는 게 아니다. 다만 바쁜 스케줄 중에도 식사 조절과 운동을 습관처럼 하고 있다는 것이 다를 뿐이다. 그들의 화려함 뒤에는 언제나 노력하는 철저한 자기 관리가 숨어 있다는 사실을 잊지 말자. 자, 이제 여러분도 연예인을 부러워만 하지 말고, 연예인 부럽지 않은 몸 만들기에 도전해보자!

가상으로 목표를 설정해도 좋다. 화보 촬영이 있는 날을 상상하며 날짜와 기간을 정한다. 맘에 두었던 섹시한 청바지를 입기 위해서 정해진 시간에 이 책에 나와 있는 운동 프로그램을 충분히 활용해서 몸매 만들기를 시작해보자. 생각하는 것보다 막상 실천해보면 신나고 재미있을 것이다. 왜? 달라져 가는 자신의 보디라인을 느낄 수 있기 때문에!

만약 혼자서는 흥미가 생기지 않는다면 직장 동료, 친구, 가족들과 그룹을 만들어보자. 명품 몸매를 만들어 기념 촬영도 좋고 비키니 여행을 떠나도 좋다. 그 흥분을 감추지 말고 맘껏 누려라. 여배우 못지않은 패셔니스타가 될 수 있다는 자신감을 가지고 운동하면, 탄탄하게 다듬어진 아름다운 자신의 몸을 결국 사랑할 수밖에 없을 것이다.

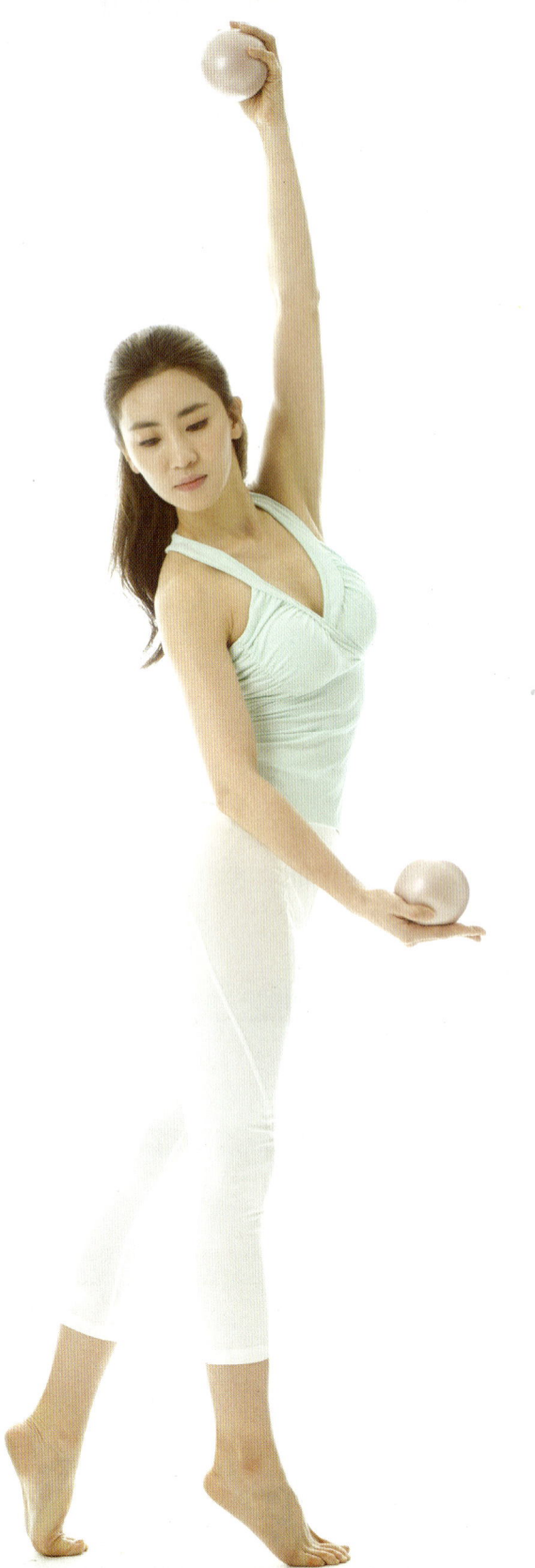

2 PART

잘록한 허리와 납작한
복부 만들기

H 라인

납작한 복부와 잘록한 허리라인을 만들기 위해서는 우리 몸의
코르셋 역할을 하는 복횡근을 강화해야 한다. H라인의 모든 동
작들은 복횡근을 사용하여 보다 효과적으로 탄력 있는 허리와
복부를 만들 수 있도록 구성했다.

H라인 프로그램

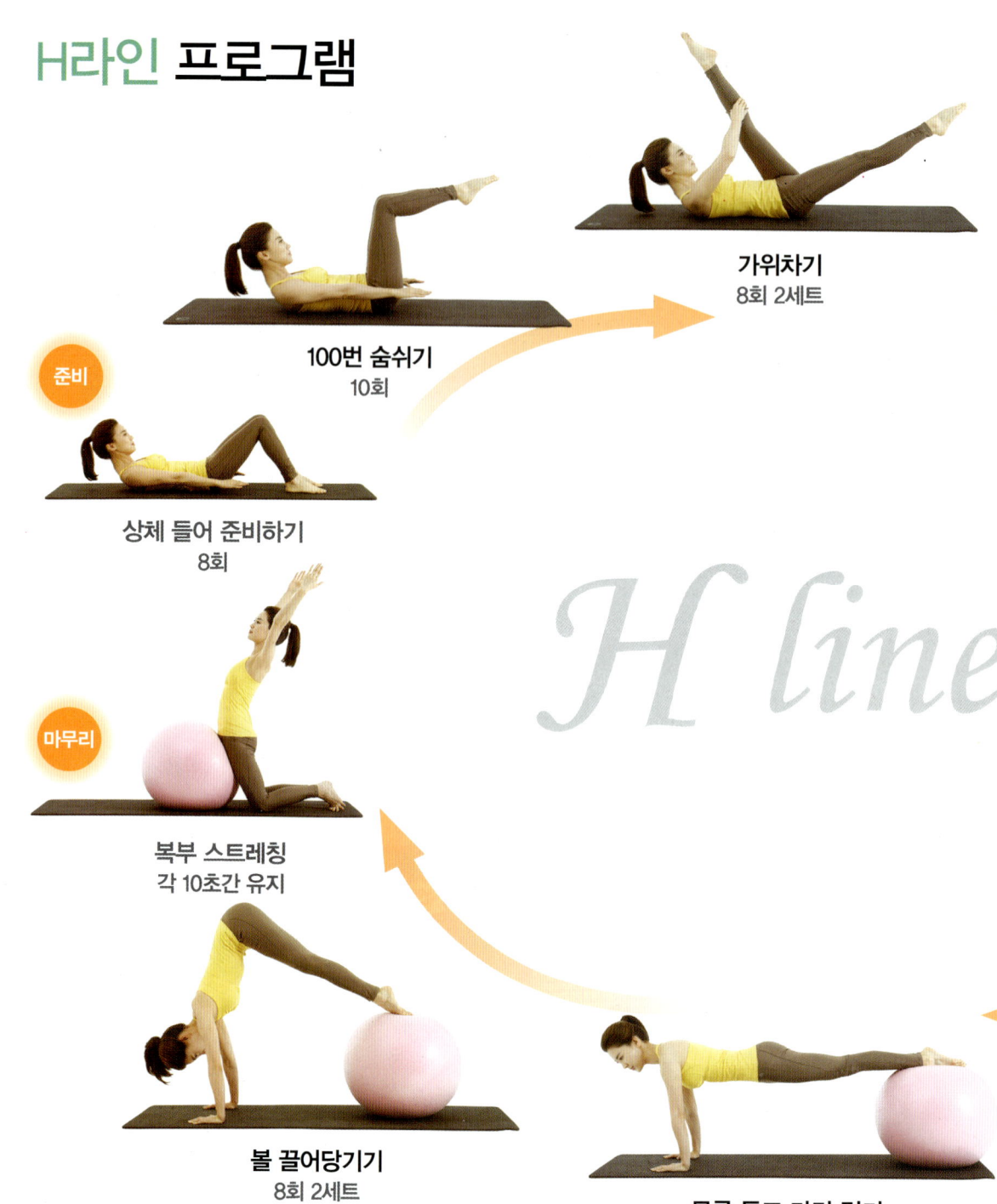

가위차기
8회 2세트

100번 숨쉬기
10회

준비

상체 들어 준비하기
8회

H line

마무리

복부 스트레칭
각 10초간 유지

볼 끌어당기기
8회 2세트

무릎 들고 다리 밀기
8회 2세트

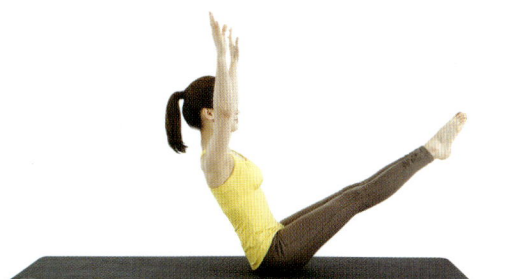

티저
8회 2세트

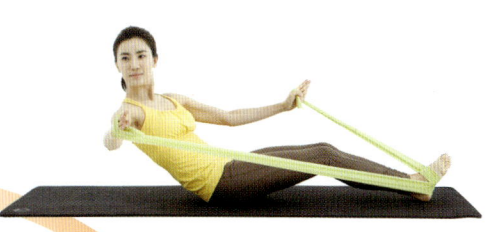

옆으로 노젓기
8회 2세트

program

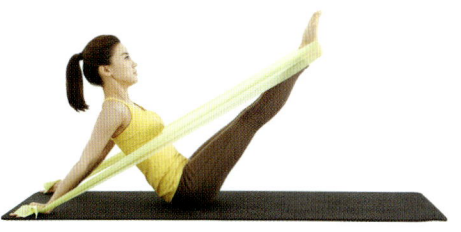

양다리 들고 골반 돌리기
6회 2세트

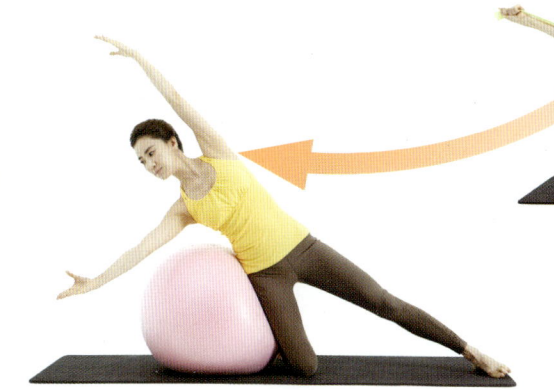

옆으로 상체 들기
8회 2세트

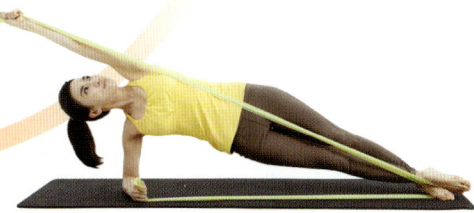

옆으로 골반 들기
8회 2세트

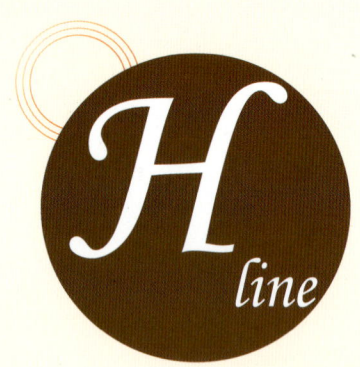

잘록한 허리와
납작한 복부 만들기

단순히 허리 사이즈만 줄인다고 잘록한 허리와 탄력 있는 복부를 상징하는 H라인이 나올 수는 없다. H라인 프로그램에서는 우리 몸의 코르셋 역할을 하는 복횡근을 단련하여 보다 효과적으로 탄력 있는 허리와 복부를 만들 수 있도록 구성했다. 허리가 짧아 보이는 체형이나, 엉덩이와 허리의 경계선이 불분명한 통나무 몸매가 고민인 사람은 H라인 운동을 먼저 시작해보자. 보이지 않던 허리와 엉덩이의 경계 라인이 만들어지며, 다리까지 길어 보이는 효과를 얻을 수 있을 것이다. 자, 이제 복부 강화 운동과 골반 교정 운동을 통해 건강하면서 날씬한 복부와 허리를 만드는 비법을 공개한다.

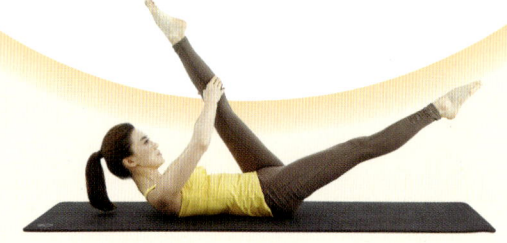

상체 들어 준비하기 Ab prep

준비

8회

정수리에서 큰 포물선을 그린다고 상상하며 척추를 길게 늘여 상체를 들어 올리는 복부 준비 운동이다. 비교적 단순한 이 동작은 더 강도 높은 복근 운동을 하기 위한 근력을 키워준다.

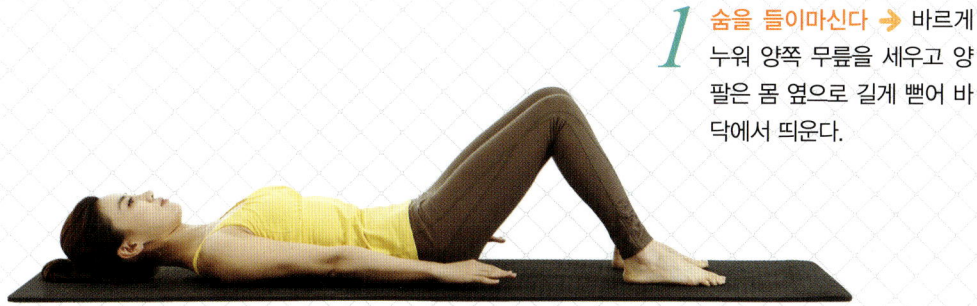

1 숨을 들이마신다 ➜ 바르게 누워 양쪽 무릎을 세우고 양 팔은 몸 옆으로 길게 뻗어 바닥에서 띄운다.

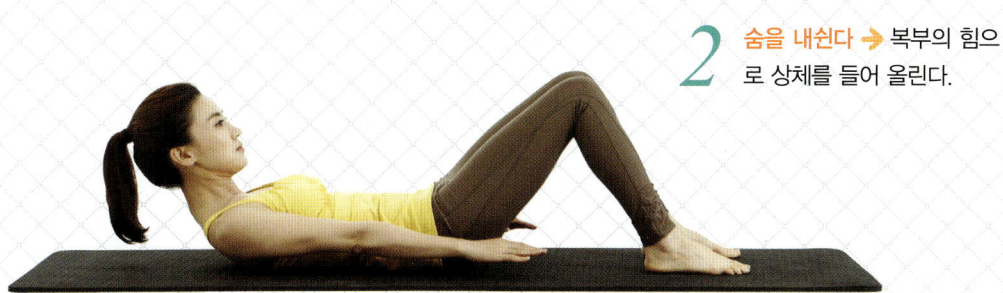

2 숨을 내쉰다 ➜ 복부의 힘으로 상체를 들어 올린다.

• 동작 진행 시 복부가 납작하게 유지되도록 복횡근의 긴장감을 잊지 말자.

100번 숨쉬기

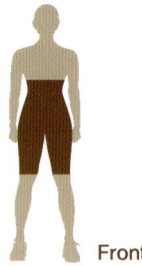

필라테스의 꽃이라 불리는 기본 동작이다. 당당하게 비키니를 입고 싶다면 복부 근지구력을 키워 탄탄한 복부를 완성하는 헌드레드 동작에 집중해보자.

운동 부위

Front 복횡근, 복직근, 복사근, 대퇴사두근

Front

준비 자세

척추를 바르게 하고 누워 무릎을 구부려 양다리가 직각이 되게 들어 올린다. 상체를 들어 올리고 양팔을 바닥에서 띄워 뻗는다.

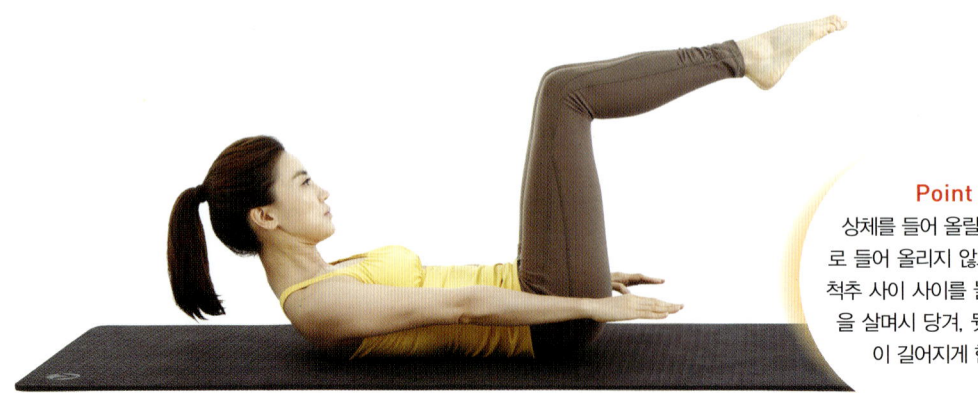

Point
상체를 들어 올릴 때 머리로 들어 올리지 않도록 한다. 척추 사이 사이를 늘인 후 턱을 살며시 당겨, 뒷목도 같이 길어지게 한다.

- 이 운동의 준비 자세는 필라테스의 복부 운동의 기초 자세이므로 반드시 반복 연습해서 몸에 익혀두자.
- 상체를 들어 올렸을 때 정수리에서 큰 포물선을 그리는 것을 상상하면 척추 사이를 충분히 이완시킬 수 있다.
- 스타카토 호흡을 먼저 실시할 것을 권장한다. 숨을 5초간 들이마시고 5초간 내쉬는 기본 호흡을 5번에 나눠서 코로 들이마시고, 5번에 나눠서 입으로 내쉬는 것을 스타카토 호흡이라고 말한다. 스타카토 호흡은 보다 강한 파워 하우스를 유지할 수 있게 하며, 혈액순환과 심폐지구력 향상에도 도움이 된다.

10회
100번 숨쉬기

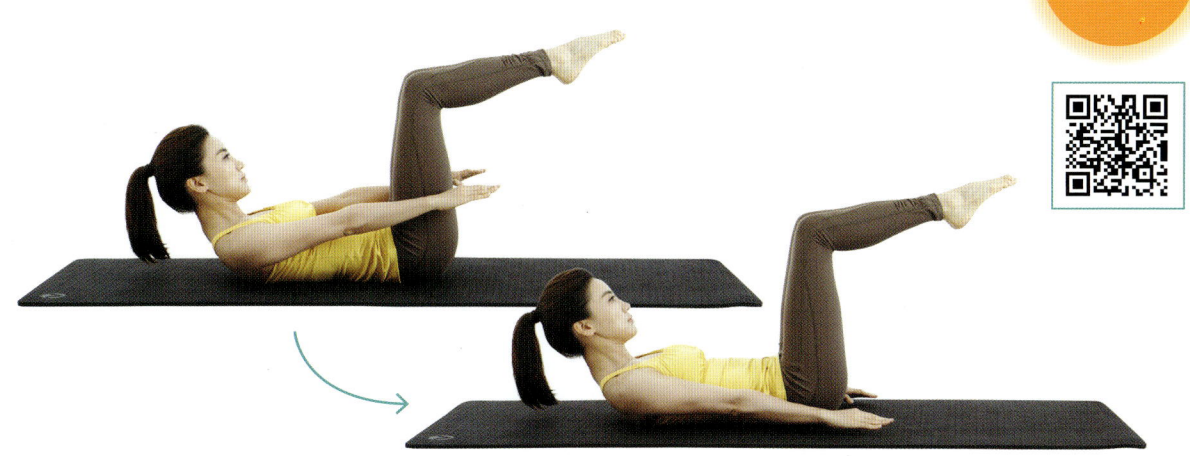

1 숨을 들이마신다 ➔ 상체를 고정시키
고 양팔을 물장구치듯 위아래로 5번
쳐준다.

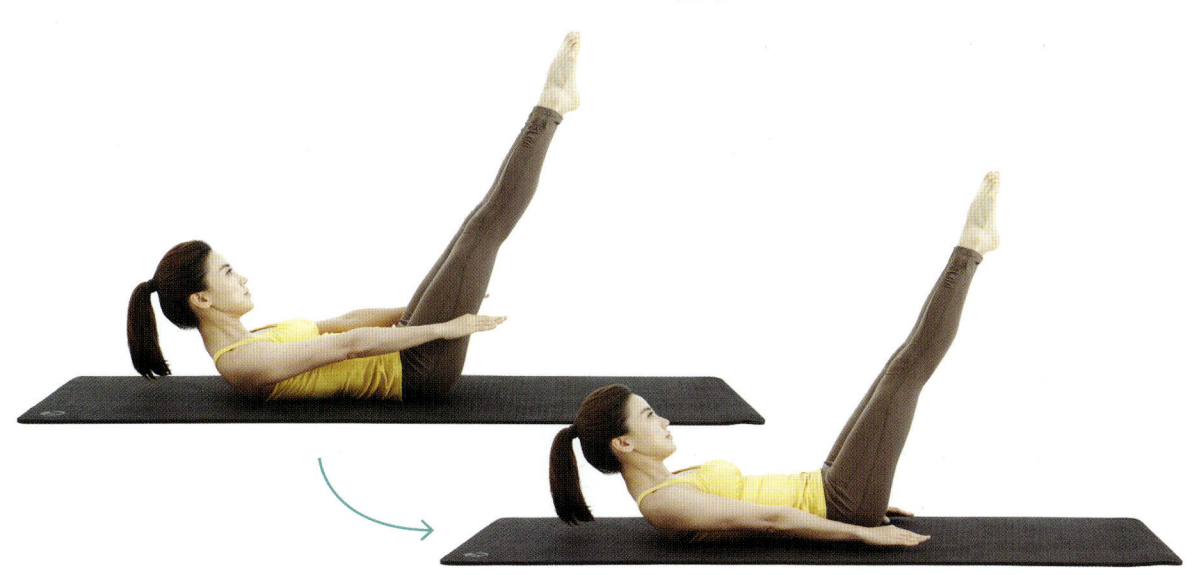

2 숨을 내쉰다 ➔ 양다리를 45도 각도
로 길게 뻗고 양팔을 물장구치듯 위
아래로 5번 쳐준다.

가위차기

누운 상태에서 마치 가위질하듯 곧게 뻗은 두 다리를 교차하는 운동으로, 골반의 균형을 유지하면 납작한 복부를 만드는 데 효과적이다.

운동 부위

Front 복직근, 복사근, 복횡근, 장요근, 대퇴사두근
Back 대둔근

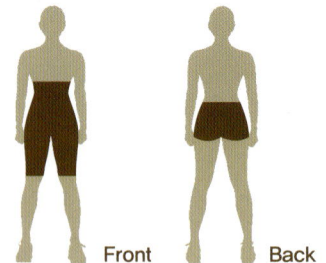

Front   Back

준비 자세 ————————•

척추를 바르게 하고 누워 양다리를 천장 방향으로 길게 뻗는다. 상체를 들어 올리고 양손으로 다리를 잡는다.

• 어깨가 긴장되어 올라가지 않도록 하고, 동작 시 다리가 상하로 길어진다고 상상하며 운동한다.

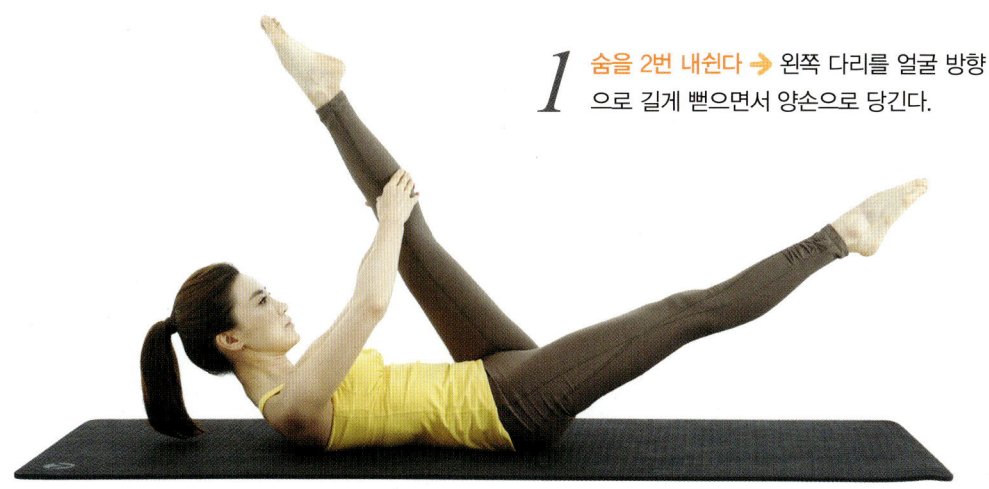

1 **숨을 2번 내쉰다** ➡ 왼쪽 다리를 얼굴 방향
으로 길게 뻗으면서 양손으로 당긴다.

Point
다리 교차 시 유연성이 허락
하는 범위에서 무릎을 펴고 골반
이 흔들리지 않도록 복부에 집중한
다. 다리를 곧게 펴지 않으면 파워
하우스에 힘이 들어가지 않아 운
동 효과가 떨어진다.

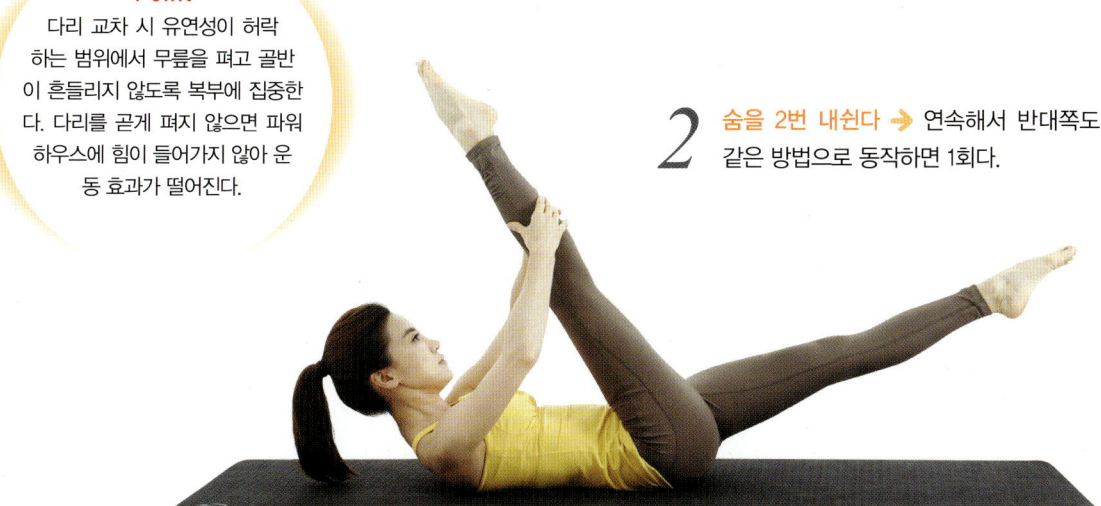

2 **숨을 2번 내쉰다** ➡ 연속해서 반대쪽도
같은 방법으로 동작하면 1회다.

티저

파워 하우스를 이용해 상체를 들어 올리는 동작으로, 복부 운동을 하는 데 꼭 필요한 장요근(허벅지, 골반, 허리를 잇는 중심부 근육) 발달에 도움이 된다. 하복부와 복횡근을 발달시킬 수 있는 필라테스의 대표적인 운동으로 납작하고 탄력 있는 복부를 만들어준다.

운동 부위

Front 복직근, 복사근, 복횡근, 장요근, 대퇴사두근

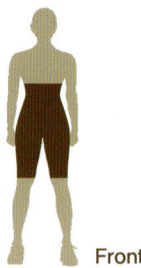

Front

준비 자세

척추를 바르게 하고 누워 다리는 45도 각도로 뻗어 올리고, 골반은 바닥 쪽으로 눌러 허리가 뜨지 않게 하고, 양팔은 머리 위로 올린다.

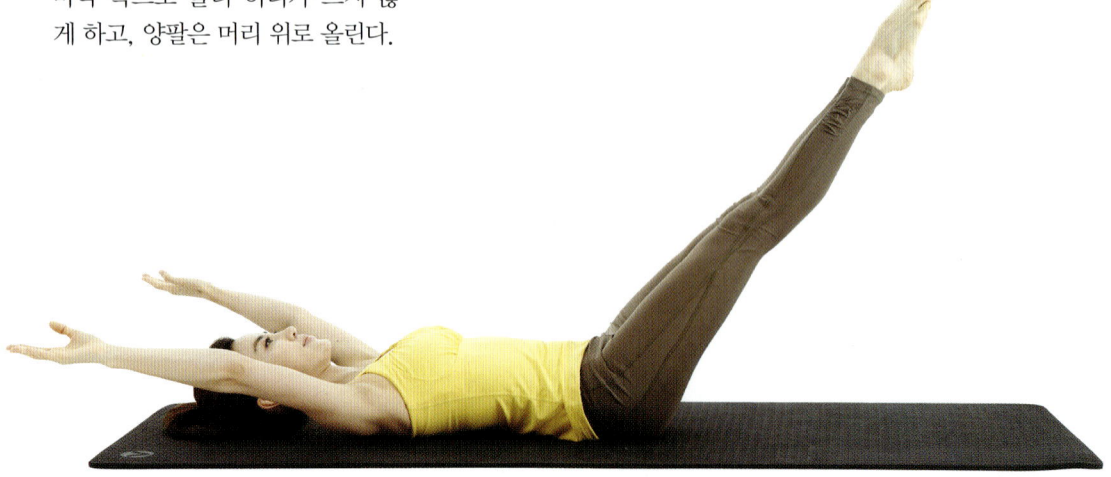

• 동작 시 복부가 펌핑(근육이 부풀어 올라온 상태. 배가 볼록하게 올라온 상태)되지 않도록 복횡근의 수축을 잊지 말자.

Teaser

8회
2세트

1 **숨을 들이마신다** → 머리부터 순
서대로 척추를 말아 올리듯 상체
를 일으킨다. 천골에 무게중심이
오도록 상체와 하체를 V자 자세
로 유지한다. 이때 양팔은 머리
위로 길게 뻗는다.

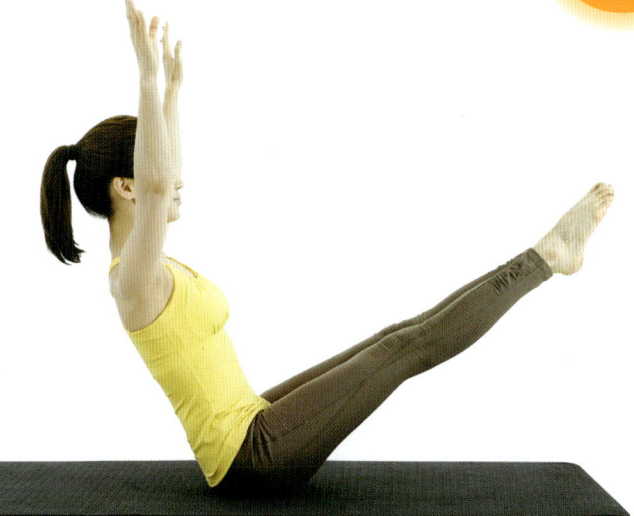

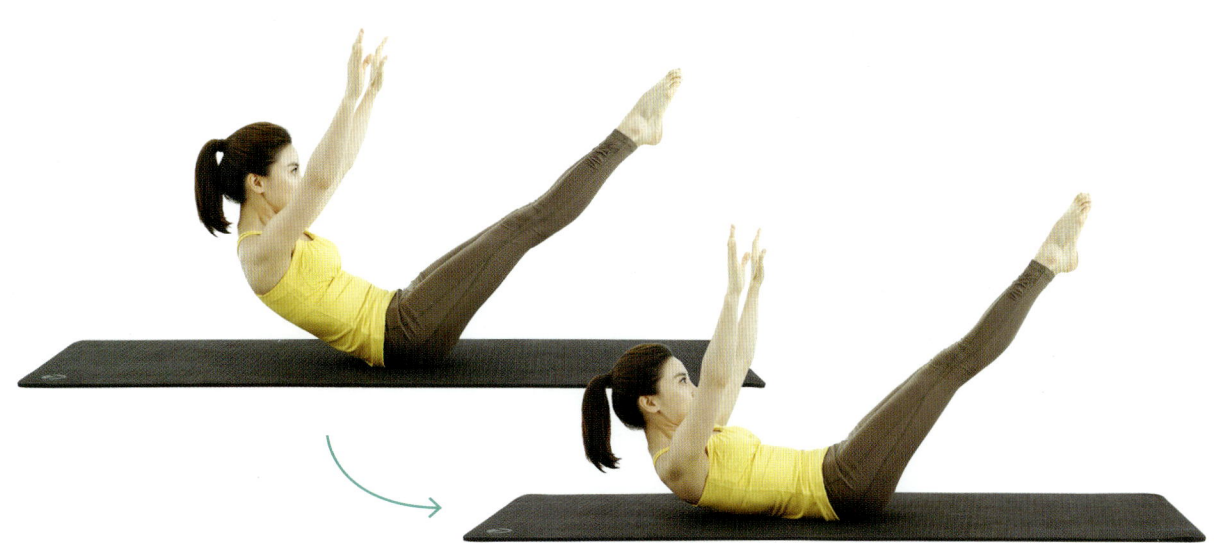

2 **숨을 내쉰다** → 꼬리뼈부터 머리까지
순서대로 천천히 내려간다.

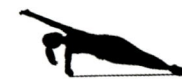 # 옆으로 노젓기

몸통의 사이드 라인을 탄력 있게 잡아주는 운동으로, 매끈한 허리 근육을 만들어준다. 옆구리 주변 체지방 감소에 효과적이고, 허리 근력도 좋아진다.

운동 부위

Front 복횡근, 복직근, 복사근

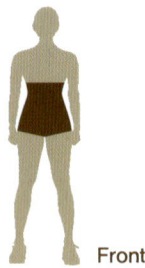

Front

준비 자세

골반과 척추를 바르게 하고 앉아 무릎을 세운다. 밴드를 양발에 감아 고정한 후 양손에 잡고 양팔을 앞으로 뻗는다.

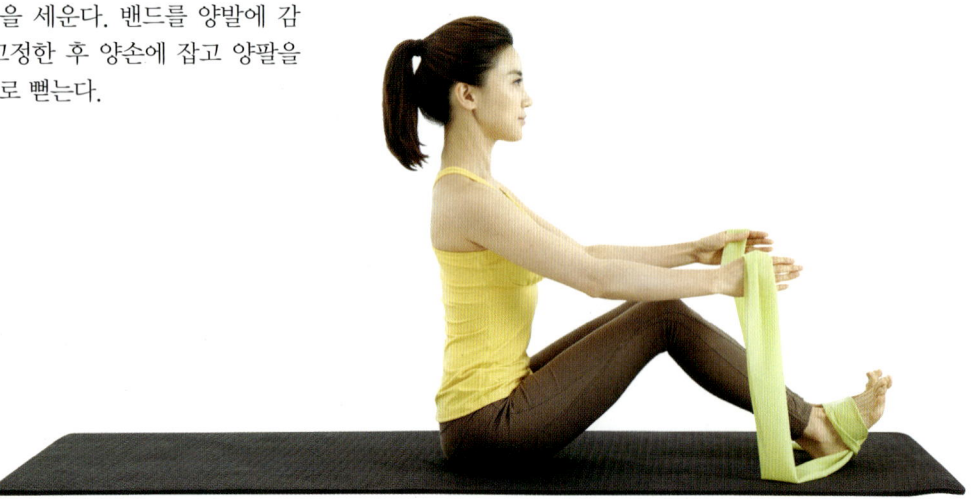

- 머리가 거북이처럼 앞으로 나오지 않게 한다.
- 무릎이 벌어지거나 어깨가 올라가지 않게 신경 쓴다.

Obliques roll back

Point
몸통을 돌릴 때 골반이
따라가지 않도록 허벅지
안쪽 내전근의 긴장감
을 유지한다.

1 **숨을 내쉰다** ➜ 골반이 허벅지
와 멀어지도록 오른팔을 등 뒤
로 뻗으면서 몸통도 오른쪽 뒤
로 기울인다.

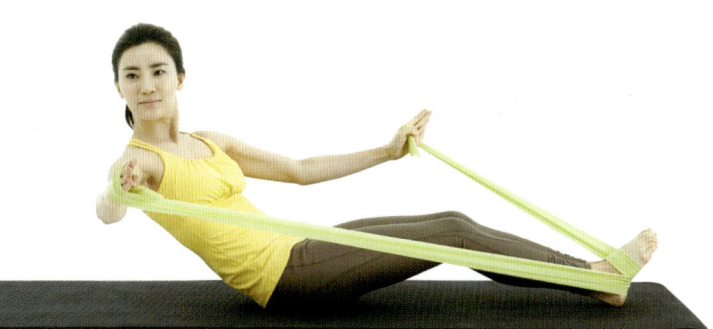

2 **숨을 들이마신다** ➜ 척추의 C 커브를
유지하며 준비 자세로 돌아간다.

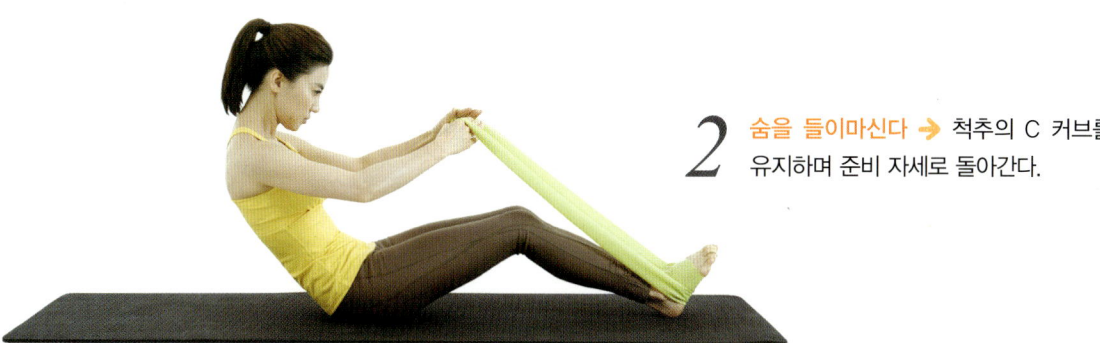

Point
상체를 뒤로 기울일 때 뒤
꿈치가 바닥에서 떨어지지 않
을 정도까지만 기울인다. 숨을
깊이 내쉬며 납작한 복부 상
태를 계속 유지한다.

3 **숨을 내쉰다** ➜ 반대쪽도 같
은 방법으로 동작하고 준비
자세로 돌아가면 1회다.

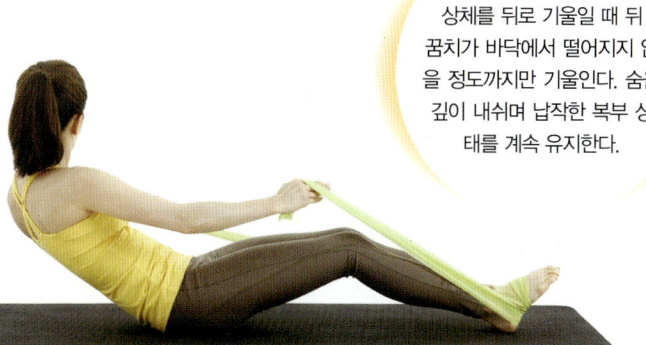

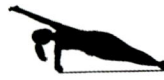 # 양다리 들고 골반 돌리기

복부의 측면 근육을 자극하기 때문에 허리, 특히 골반과 가까운 허리라인을 탄력 있고 아름답게 만들어주는 운동이다.

운동 부위

Front 복직근, 복사근, 복횡근, 장요근, 내전근

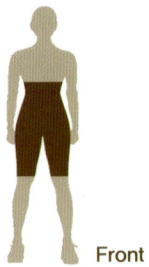

Front

준비 자세

골반과 척추를 바르게 하고 앉는다. 양발을 밴드로 고정하고 양다리는 45도 각도로 뻗어 올리고, 양손은 어깨 뒤쪽 바닥을 짚는다.

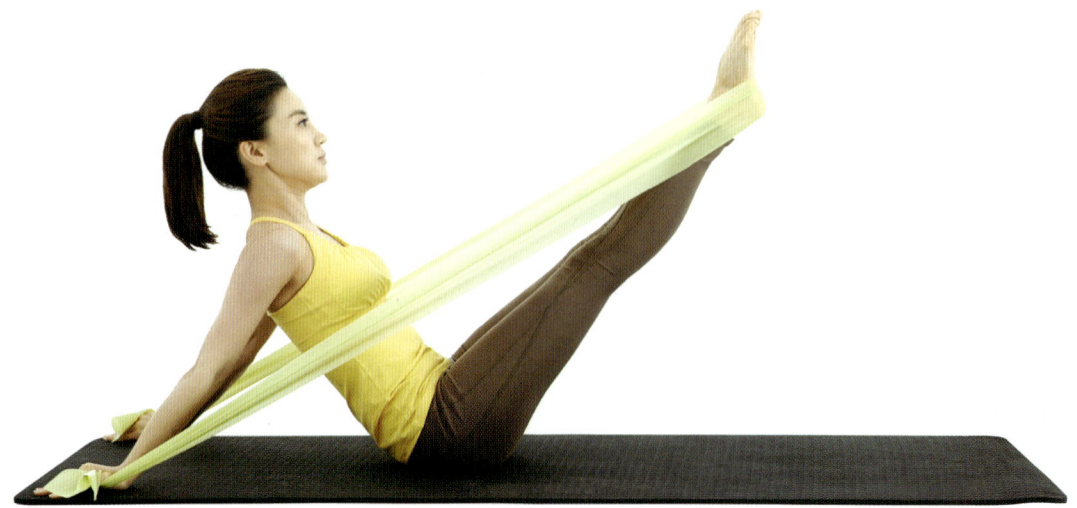

- 다리를 곧게 펴고 동작해야 효과적이지만, 허리에 통증이 있다면 무릎을 살짝 구부려서 운동한다.
- 밴드 운동을 할 때 밴드를 발에 감아 고정해도 되고, 발바닥에 밴드를 걸고 운동해도 괜찮다. 단, 필라테스 초보자의 경우 밴드를 발에 감아 고정하고 동작하는 것이 더 안정적이다.

Hip twist

6회
2세트

Point
원을 그릴 때 상체의
움직임 없이 골반의
균형을 유지한다.

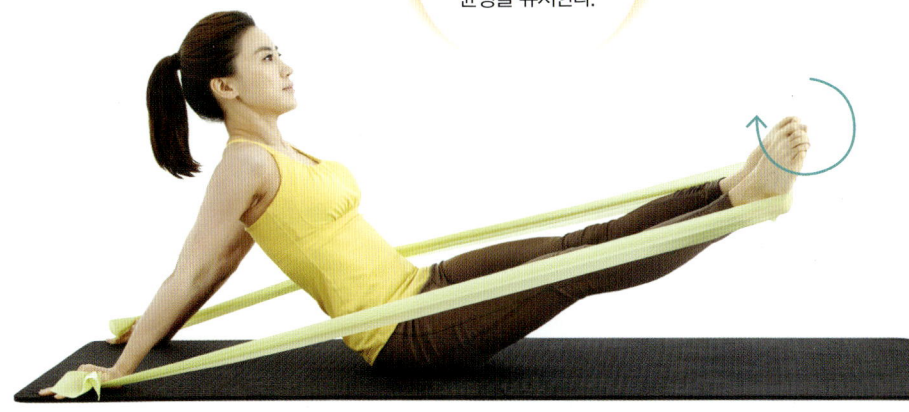

1 **숨을 내쉰다** ➜ 발끝으로 큰 원을
그리듯 시계 방향으로 양다리를
돌린다.

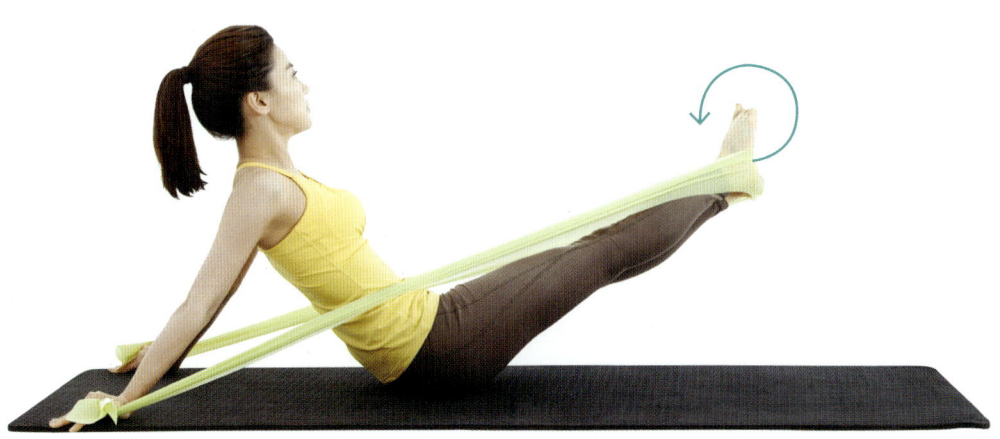

2 같은 방법으로 시계 반대 방향으로 양
다리를 돌린다.

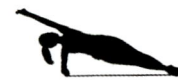 # 옆으로 골반 들기

복부 운동의 신. 잘록한 허리라인을 만들어주고 척추와 골반의
바른 위치를 찾아주며, 측면 근육(복사근, 허벅지에 위치한 외
전근, 내전근)을 탄력 있게 만들어준다. 허리라인이 제대로 잡
히면 엉덩이와 다리까지 돋보인다는 사실을 잊지 말자.

운동 부위

Front 복직근, 복횡근, 복사근, 외전근, 내전근
Back 요방형근, 중둔근, 소둔근

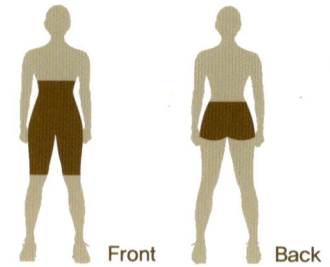

Front　　Back

준비 자세

다리를 교차하고 아래쪽 발에 밴드를 걸고 양
손에 밴드를 잡는다. 오른팔을 구부려 몸을
지지하고, 왼팔을 구부려 팔꿈치가 옆구리에
오도록 한다.

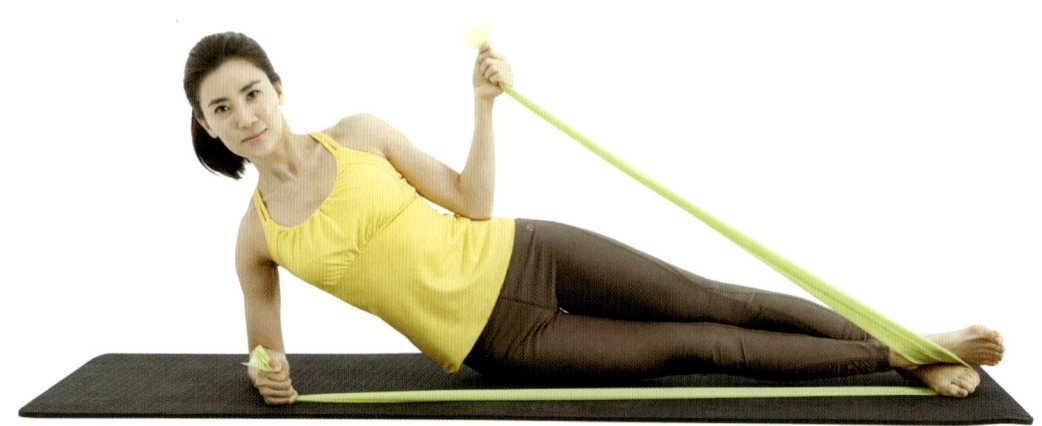

- 골반이 앞뒤로 기울지 않도록 둔근과 허벅지 안쪽 근육의 긴장감을 유지하는 것이 중요하다.
- 발끝에서 척추를 지나 머리까지 대각선이 되도록 몸통과 다리의 양쪽 측면 근육의 길이를 같게 유지한다.

**8회
2세트**

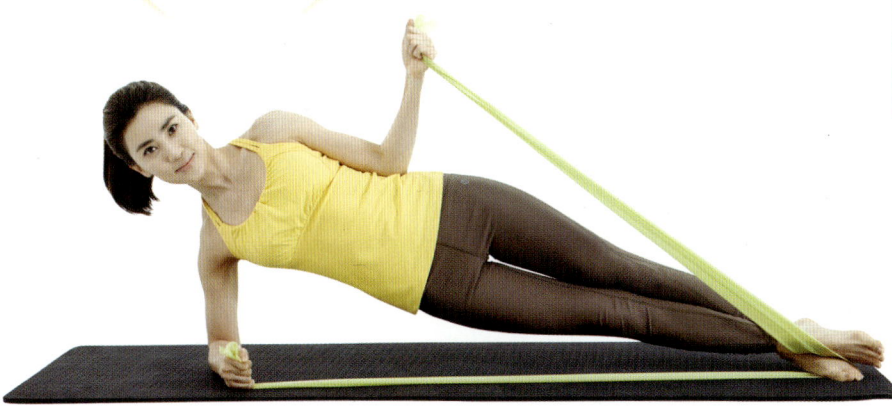

1 숨을 들이마신다 ➜ 어깨의 안정을 유지하
고 바닥 쪽의 엉덩이와 허벅지를 들어 올려
발끝에서 정수리까지 대각선이 되도록 한다.

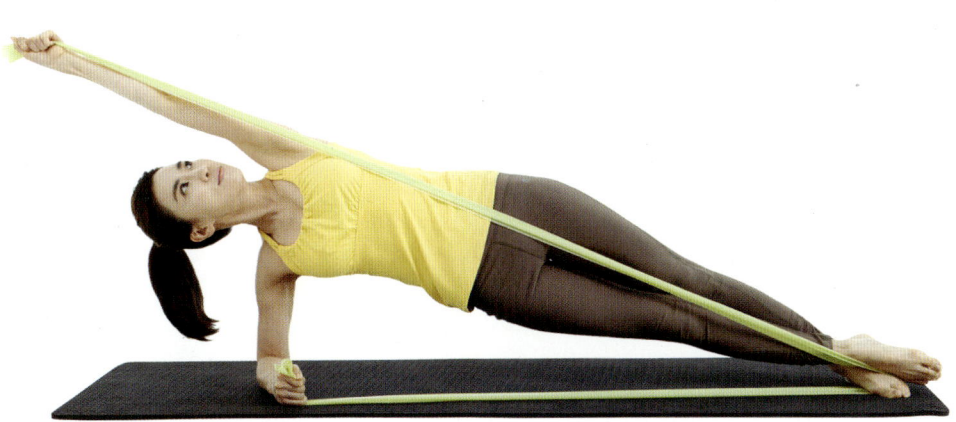

2 숨을 내쉰다 ➜ 견갑의 안정을 확인한 후 왼
팔을 머리 쪽으로 길게 뻗으면서 균형을 잡
는다. 8회 반복하고 반대쪽도 같은 방법으로
동작한다.

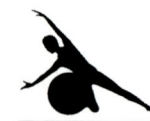 # 옆으로 상체 들기

짐볼의 쿠션감을 이용하여 골반과 척추를 바로잡아주고, 골반과 허리라인의 측면 근육을 강화하는 동시에 유연성을 향상시켜주는 동작이다. 짐볼을 이용한 운동은 균형을 잡기 위해 속근육을 더 많이 자극하게 되어 허리라인이 더욱 탄탄해지는 효과가 있다.

운동 부위

Front 복사근, 복직근, 복횡근
Back 중둔근, 소둔근, 요방형근

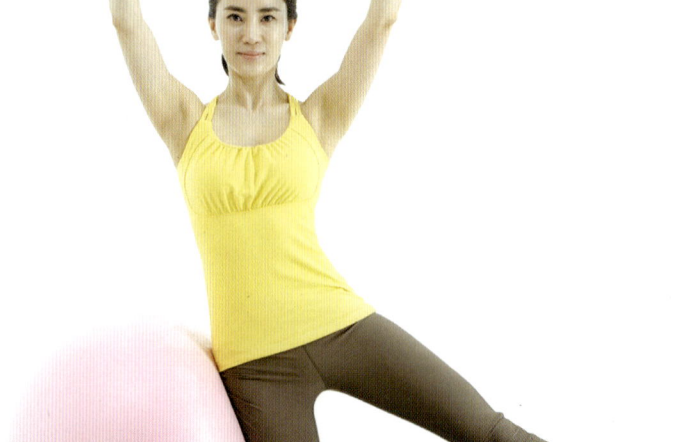

Front   Back

준비 자세 ──────•

골반과 척추를 바르게 하고 무릎으로 서서 볼을 오른쪽 엉덩이 옆에 댄 후 왼쪽 다리를 옆으로 뻗어 바닥을 지지한다. 양팔은 머리 위로 길게 뻗는다.

• 볼에 기댄 쪽으로 체중이 많이 실리지 않도록 아래쪽 복사근의 긴장감을 유지한다.
• 동작 시 골반과 가슴이 앞뒤로 기울지 않도록 복횡근과 둔근을 수축하고, 골반과 척추의 바른 자세를 유지한다.
• 초보자라면 길게 뻗은 다리 쪽의 발을 벽에 대고 하면 좀 더 쉽게 따라 할 수 있다.

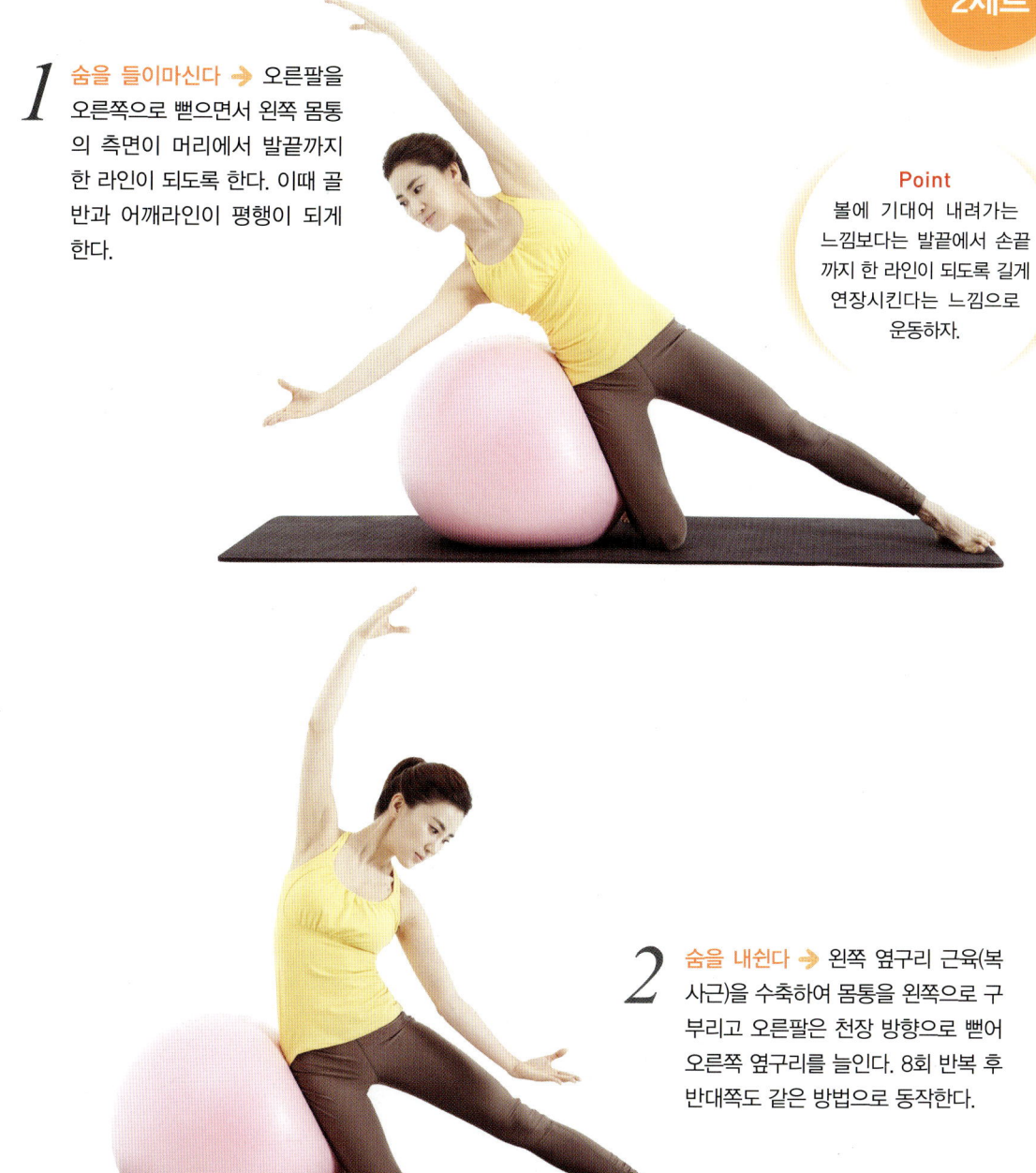

Side bend

1 **숨을 들이마신다** → 오른팔을 오른쪽으로 뻗으면서 왼쪽 몸통의 측면이 머리에서 발끝까지 한 라인이 되도록 한다. 이때 골반과 어깨라인이 평행이 되게 한다.

Point
볼에 기대어 내려가는 느낌보다는 발끝에서 손끝까지 한 라인이 되도록 길게 연장시킨다는 느낌으로 운동하자.

2 **숨을 내쉰다** → 왼쪽 옆구리 근육(복사근)을 수축하여 몸통을 왼쪽으로 구부리고 오른팔은 천장 방향으로 뻗어 오른쪽 옆구리를 늘인다. 8회 반복 후 반대쪽도 같은 방법으로 동작한다.

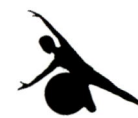

무릎 들고 다리 밀기

파워 하우스를 강화하는 동작으로, 탄탄한 복부는 물론이고 허리 근육 강화에도 매우 효과적인 운동이다.

운동 부위

Front 복사근, 복직근, 복횡근
Back 척추기립근, 요방형근, 둔근

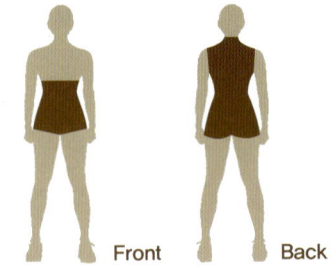

Front   Back

준비 자세 ————

척추를 바닥과 평행하게 하고 골반과 허벅지가 직각이 되도록 무릎을 꿇어 발등을 볼에 대고 양손은 어깨 아래쪽 바닥을 짚는다.

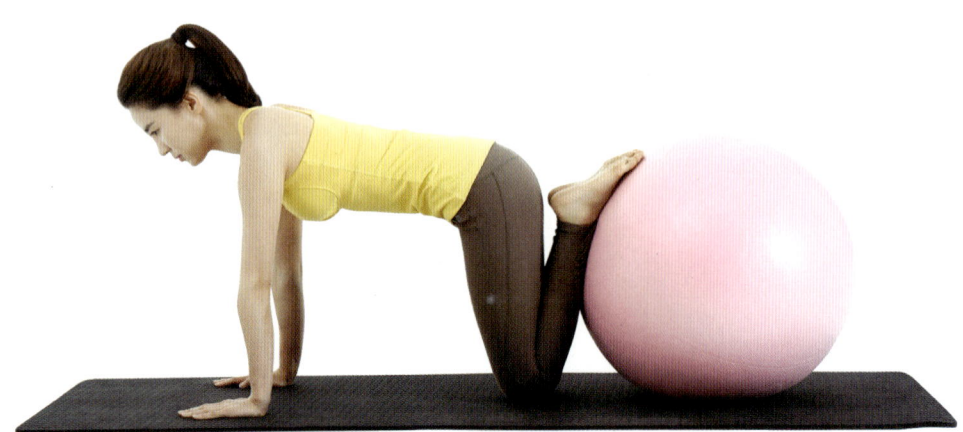

- 운동 반복 시 허리가 아래로 꺾이지 않도록 복부를 등쪽으로 당겨 납작한 복부 상태를 유지한다.
- 척추의 변형 없이 몸 전체가 박스 모양이 된다고 생각하면서 연습하자.
- 체중이 어깨 쪽으로 쏠려 어깨가 올라가지 않도록 하고, 머리는 등의 연장선에 있도록 한다.
- 전체 동작을 따라 하기 어렵다면 준비 자세에서 1번 동작까지만 반복 연습한다.

**8회
2세트**

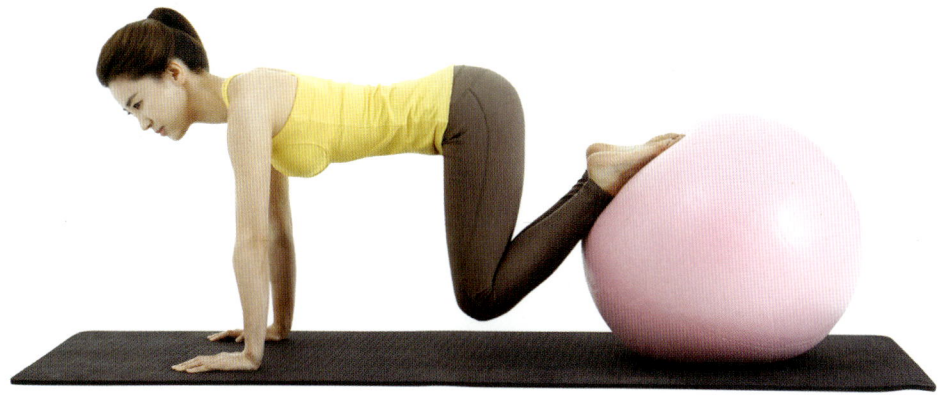

1 **숨을 들이마신다** ➔ 골반과 척추를 유지한
채 바닥에서 무릎을 10cm 정도 들어 올린다.

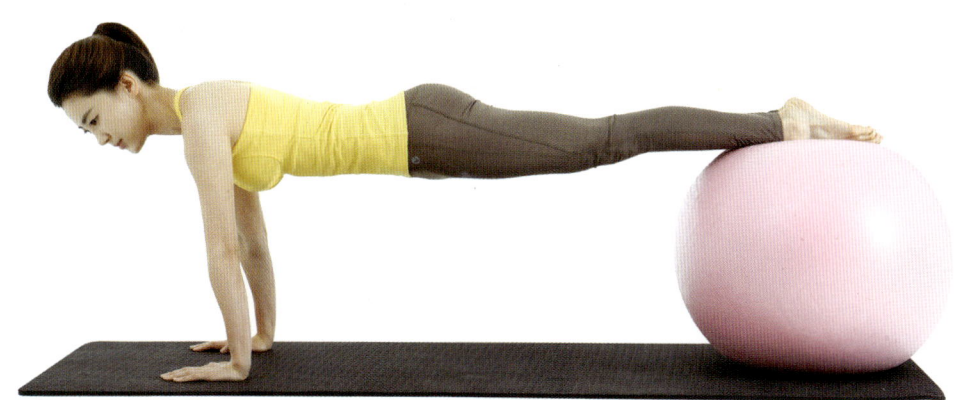

2 **숨을 내쉰다** ➔ 발등으로 볼을 뒤로 밀면서
다리를 곧게 편다. 이때 어깨−엉덩이−발끝
의 높이가 한 라인이 되도록 한다. 1번 자세
로 돌아간다.

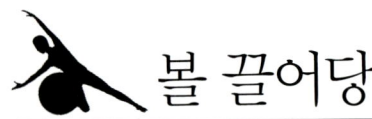

볼 끌어당기기

전신 근력 향상은 물론이고 복부 근력 향상에도 효과적인 동작으로, 복부의 체지방 감소에 도움이 된다. 흔들리는 볼 위에서 중심을 잡아야 하는 동작은 겉의 큰 근육과 몸 안쪽의 작은 근육들까지 자극시키기 때문에 적은 횟수로도 큰 효과를 볼 수 있다.

운동 부위

Front 복사근, 복직근, 복횡근, 장요근, 대퇴사두근, 대흉근
Back 척추기립근, 대둔근, 햄스트링

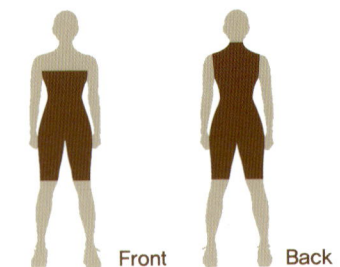

Front   Back

준비 자세

무릎을 구부려 바닥에 대고, 배는 볼 위에 대고 양손은 바닥을 짚는다. 이때 골반과 척추는 바닥과 평행하게 한다.

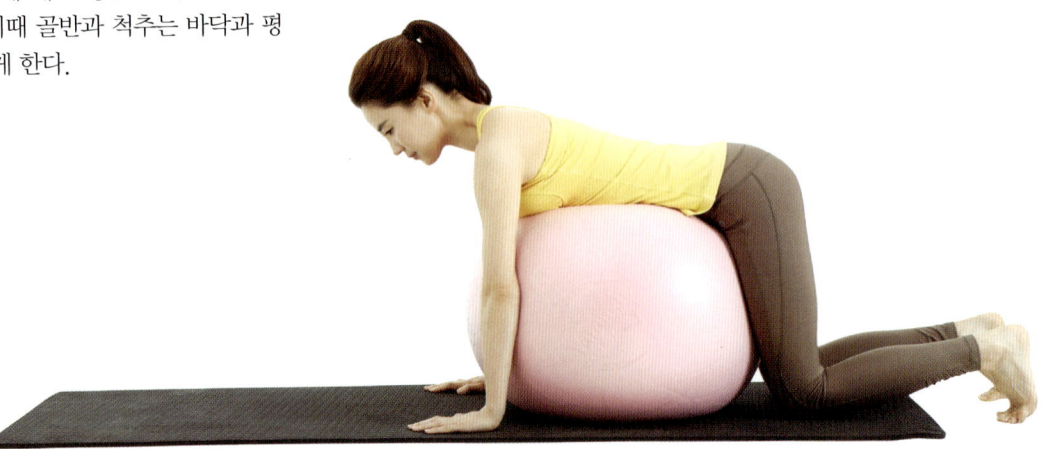

- 어깨로 체중을 버티는 느낌보다 어깨를 고정한 채 허벅지를 몸쪽으로 가져온다는 느낌으로 운동해야 복부 운동에 더 효과적이다.
- 어깨가 긴장되어 올라가지 않도록 하고, 견갑골이 서로 너무 가까워지거나 멀어지지 않도록 한다.
- 복부 근력이 약해 동작이 어렵다면 2번 동작 시 무릎을 약간 구부려서 먼저 연습해보자.
- 초보자라면 볼의 위치를 발등에서 정강이로 옮겨 운동해보자.

8회 2세트

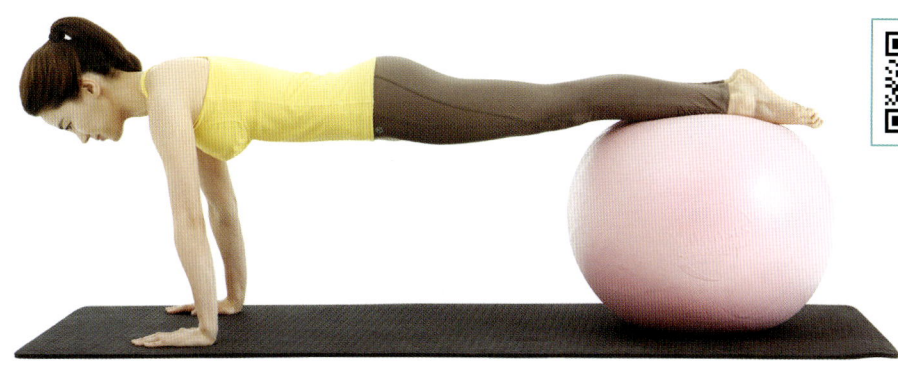

1 **숨을 들이마신다** ➜ 볼에 체중을 싣고 손바닥으로 걸어가듯 앞으로 전진한다. 볼의 위치가 무릎을 지나 정강이일 때 정지한다.

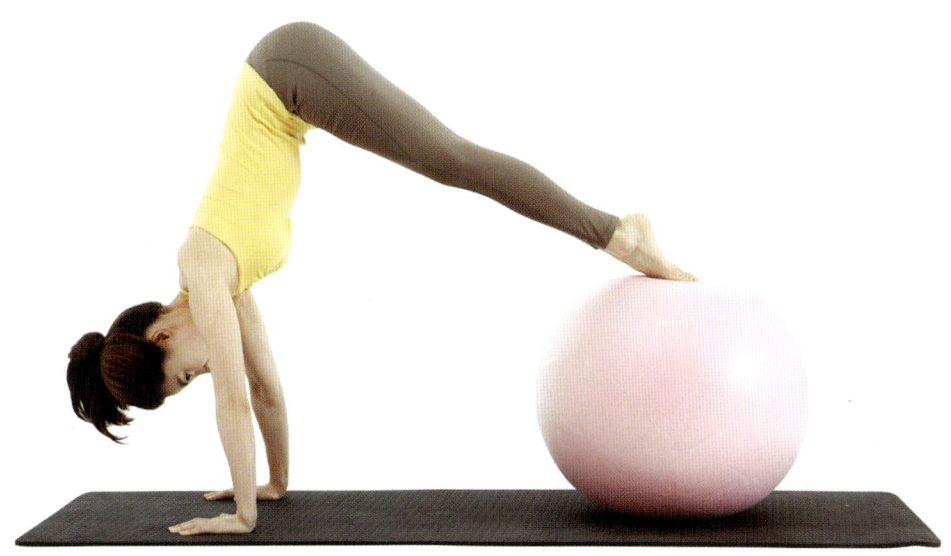

2 **숨을 내쉰다** ➜ 발등으로 볼을 눌러 몸쪽으로 끌어당기면서 엉덩이를 높이 올려 복부를 수축시킨다. 1번 자세로 돌아간다.

복부 스트레칭 Stomach stretch

자극된 복부 근육을 이완시켜주는 스트레칭이다. 어깨의 긴장을 풀고 천천히 복부 주변을 늘여보자.

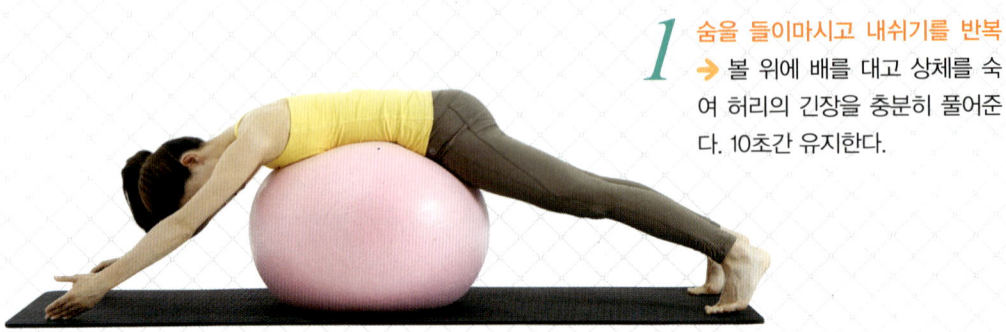

1 숨을 들이마시고 내쉬기를 반복
➡ 볼 위에 배를 대고 상체를 숙여 허리의 긴장을 충분히 풀어준다. 10초간 유지한다.

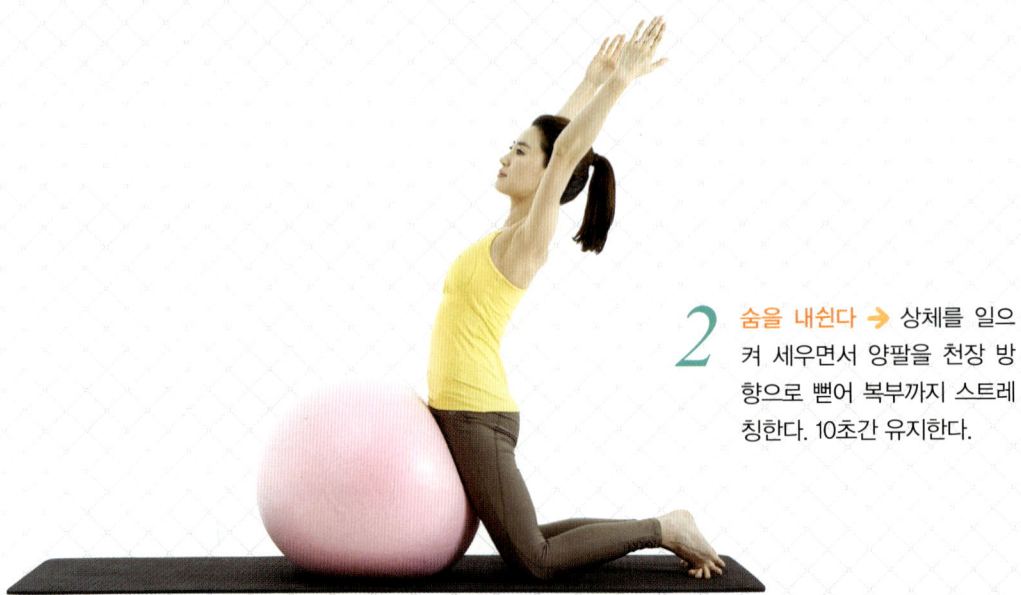

2 숨을 내쉰다 ➡ 상체를 일으켜 세우면서 양팔을 천장 방향으로 뻗어 복부까지 스트레칭한다. 10초간 유지한다.

• 긴장된 복부를 풀기 위한 스트레칭인 만큼 배를 내밀어 가슴까지 길게 늘인다.
• 허리가 과하게 꺾이지 않는 범위에서 가능한 만큼 복부를 늘인다.

QR코드로
동영상 보고
필라테스 쉽게 배우기!

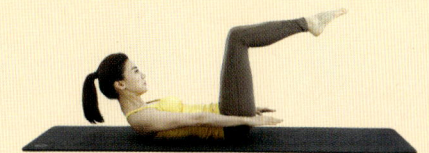

100번 숨쉬기
10회

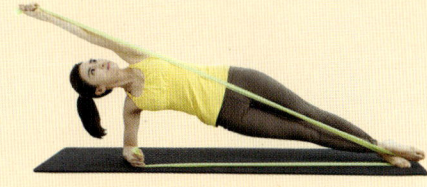

옆으로 골반 들기
8회 2세트

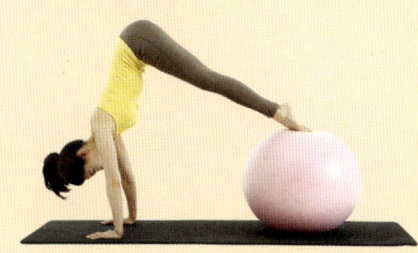

볼 끌어 당기기
8회 2세트

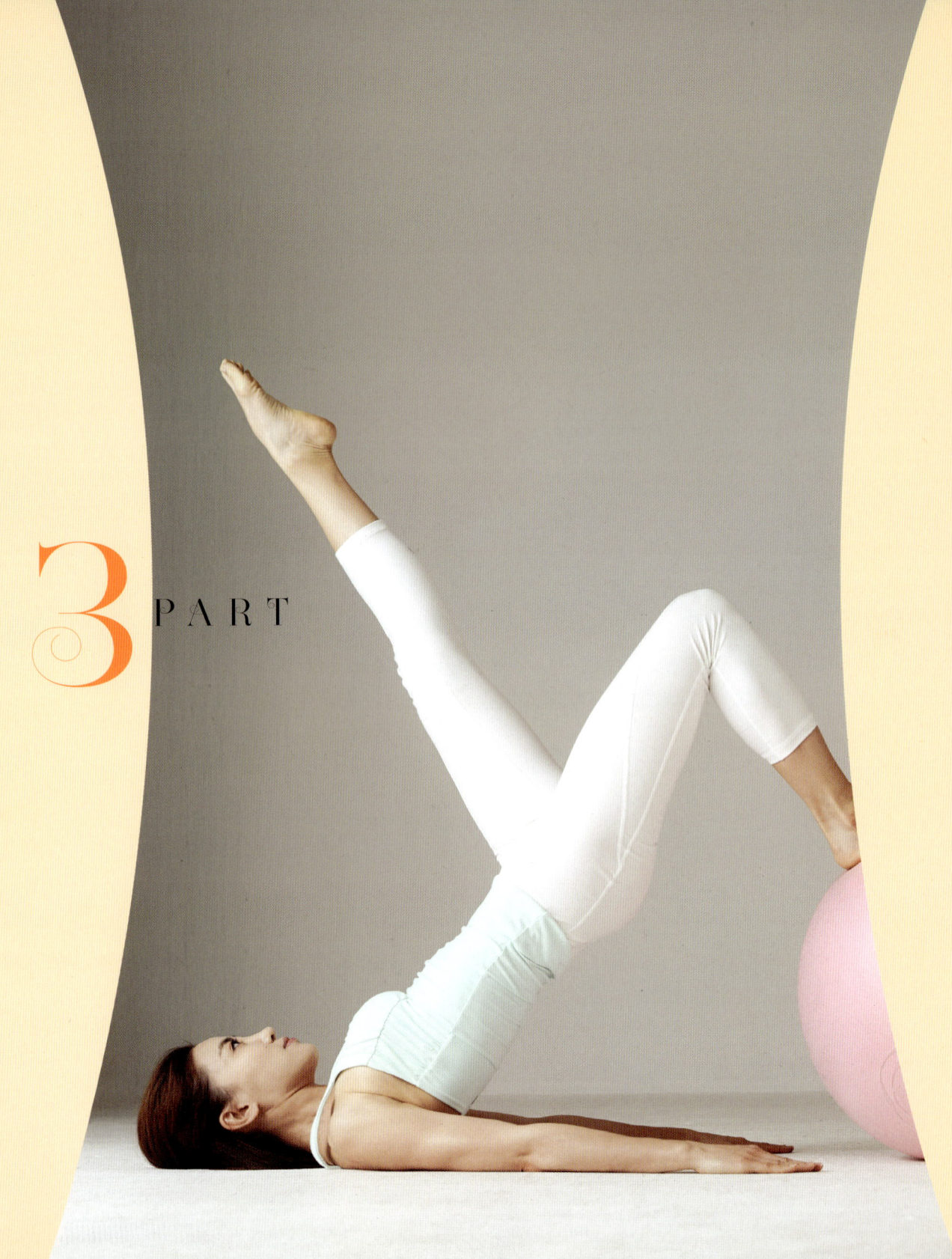

3 PART

탱탱하고 볼륨감 있는
힙라인 만들기

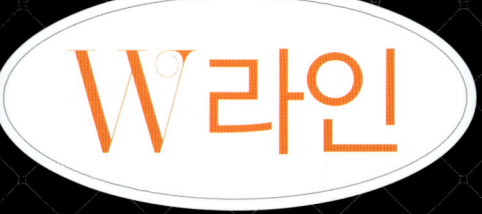

다리를 꼬는 습관이 있다면 당장 자신의 엉덩이를 살펴보자. 엉덩이와 골반을 바로 잡아주면 다리까지 길어지는 효과가 있다. 엉덩이를 '올리고! 모으고! 탱탱하게!' 하는 3방향 운동으로 아름다운 뒤태를 완성하자.

W라인 프로그램

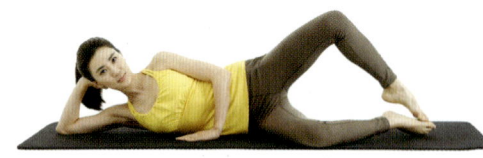

무릎 열어 엉덩이 조이기
8회 2세트

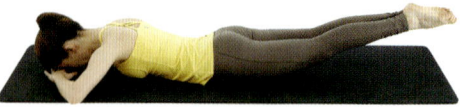

빠르게 다리 모으기
8회 2세트

준비

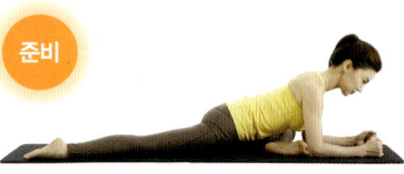

고관절 스트레칭
각 10초간 유지

W line

마무리

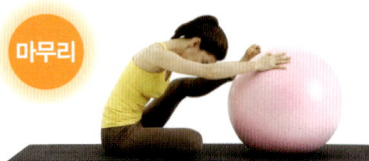

엉덩이 스트레칭
각 10초간 유지

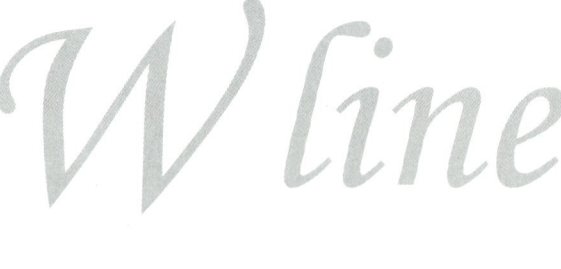

어깨로 다리 만들기
8회 2세트

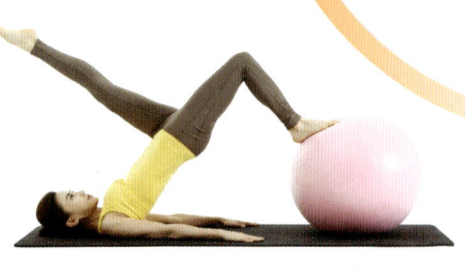

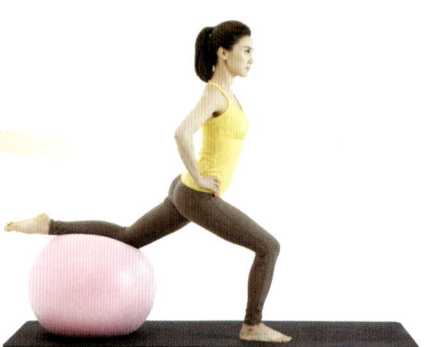

한 다리로 런지하기
8회 2세트

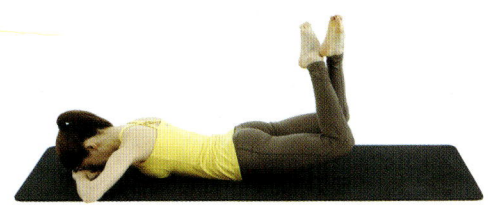

메뚜기 다리
8회 2세트

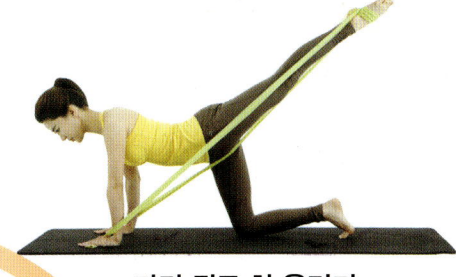

다리 뒤로 차 올리기
8회 2세트

program

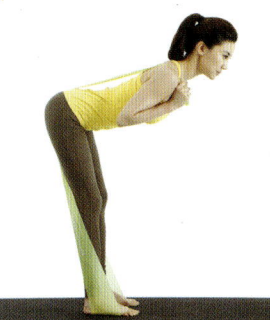

서서 엉덩이 모으기
8회 2세트

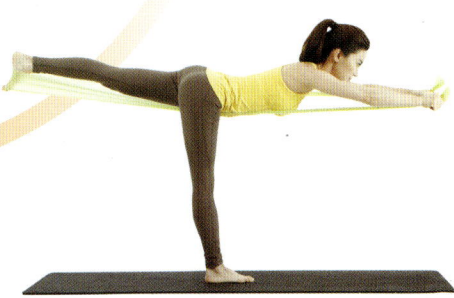

T 밸런스
8회 2세트

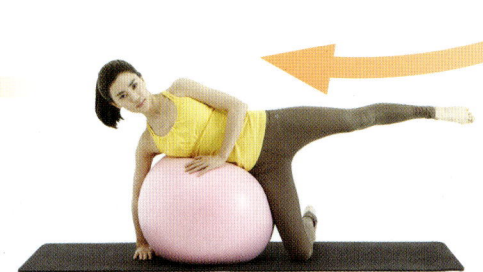

다리 들어 앞뒤로 차기
8회 2세트

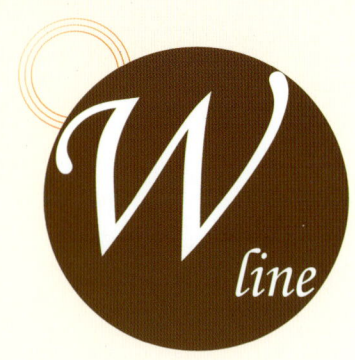

아름다운 뒤태를 위한
탱탱한 힙라인 만들기

우리 몸에 척추가 기둥이라면 골반은 지지대라고 할 수 있다. W라인 프로그램에서는 골반의 안전근을 사용하여 엉덩이를 '올리고! 조이고! 탱탱하게!' 하는 3방향 운동법을 공개하겠다. 다리가 짧아 불만이라면 다리 운동이 아닌 W라인 운동을 먼저 시작해보자. 짧고 굵은 허벅지는 다리 때문만이 아니라 처지고 탄력을 잃은 엉덩이 때문이라는 사실. '올리고! 조이고! 탱탱하게!' 하는 3방향의 힙라인 운동을 통해 탱탱하고 볼륨감 있는 애플힙을 만들어보자. 하체의 종결은 엉덩이에 있다는 사실을 잊지 말고 W라인 운동을 시작해보자.

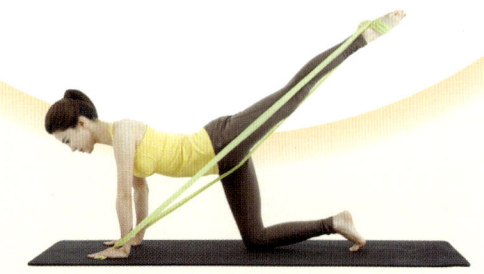

고관절 스트레칭 Hip joint stretch

고관절의 유연성을 길러주는 동작으로, 엉덩이 부위의 이상근, 허벅지 앞쪽, 장요근이 스트레칭되며 뭉친 다리를 푸는 데 효과적이다.

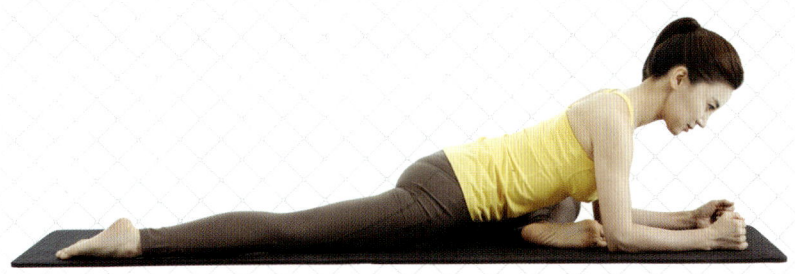

1 **숨을 들이마시고 내쉬기를 반복** → 팔꿈치를 바닥에 대고 엎드린 후 왼쪽 다리를 구부려 배 아래 부분에 위치하게 하고 발바닥은 몸통과 평행하게 한다. 오른쪽 다리는 매트 위에 길게 뻗는다.

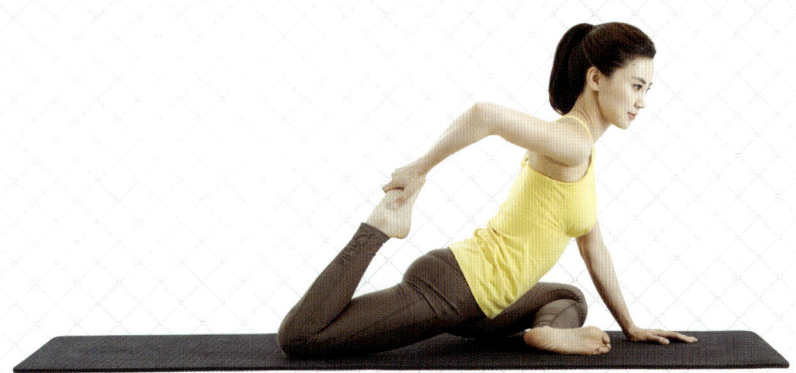

2 **숨을 내쉰다** → 상체를 일으켜 세운다. 왼손은 바닥을 짚고 오른쪽 다리는 무릎을 구부리고 오른손으로 발목을 잡아 엉덩이 쪽으로 당겨 10초간 유지한다. 반대쪽도 같은 방법으로 동작한다.

• 동작 시 반동 없이 천천히 근육 이완을 느끼며 스트레칭하자.

무릎 열어 엉덩이 조이기

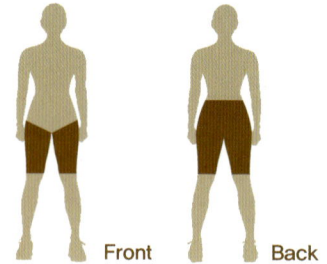

엉덩이 측면 근육을 발달시켜 엉덩이를 모아주는 효과가 있다.
뿐만 아니라 골반의 불균형을 교정하는 데도 좋은 운동이다.

운동 부위

Front 대퇴근막장근
Back 둔근, 이상근

Front   Back

준비 자세

골반과 척추를 바르게 하고 오른쪽 옆
으로 누워 무릎을 구부린다.

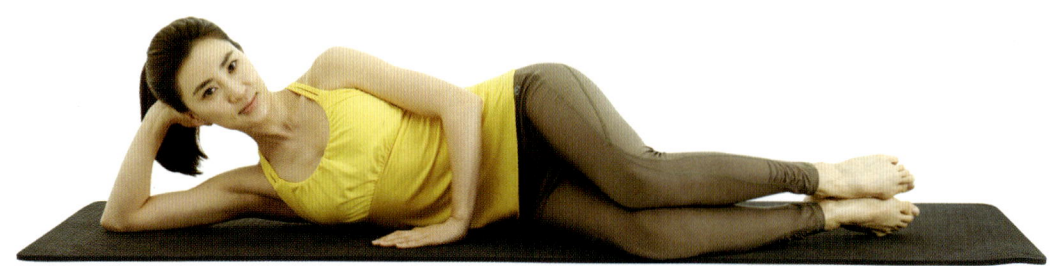

- 측면 자세에서 하는 운동은 평소에 잘 쓰지 않는 측면의 작은 근육을 사용하기 때문에 생각보다 쉽지 않으니 반복해서 연습해보자.
- 흉곽이 바닥으로 처져 척추가 휘지 않도록 옆구리 부위를 살짝 당겨 척추의 바른 자세를 유지하자.
- 무릎을 열 때 둔근의 수축으로 동작하도록 하고, 골반이 같이 돌아가지 않도록 한다.

8회 2세트

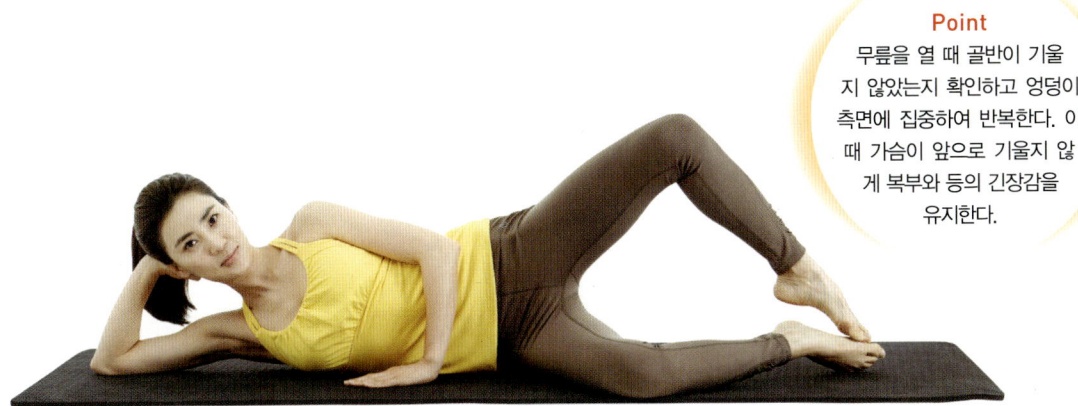

Point
무릎을 열 때 골반이 기울지 않았는지 확인하고 엉덩이 측면에 집중하여 반복한다. 이 때 가슴이 앞으로 기울지 않게 복부와 등의 긴장감을 유지한다.

1 숨을 내쉰다 ➜ 발을 고정시킨 후 마치 조개가 열리듯 왼쪽 무릎을 열어준다.

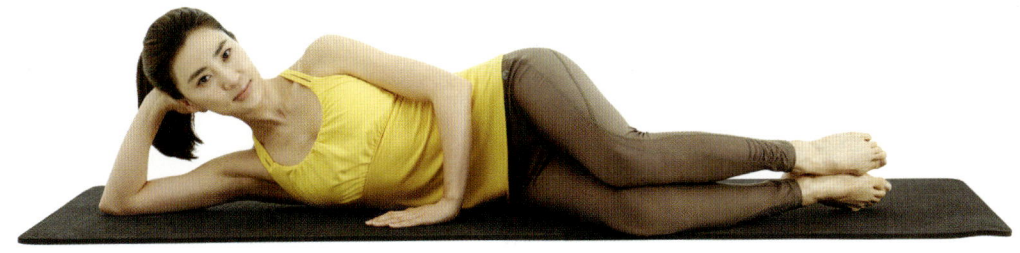

2 숨을 들이마신다 ➜ 준비 자세로 돌아간다. 8회 반복 후 반대쪽도 같은 방법으로 동작한다.

빠르게 다리 모으기

매끈한 다리라인을 만들기 위해서는 반드시 골반을 바로잡고 힙라인을 먼저 만들어야 한다. 이 운동은 허벅지 안쪽 내전근과 엉덩이와 허벅지가 만나는 힙라인을 탄력 있게 올려주는 효과가 있고 다리의 피로를 푸는 데도 도움이 된다.

운동 부위

Front 내전근
Back 척추기립근, 둔근, 햄스트링

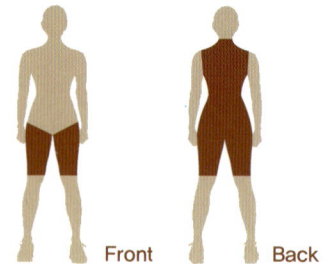

준비 자세

척추를 바로 하고 엎드려 눕는다. 양 손등은 이마 아래 놓고, 다리는 어깨너비로 벌려 양쪽 뒤꿈치가 서로 마주 보게 한다.

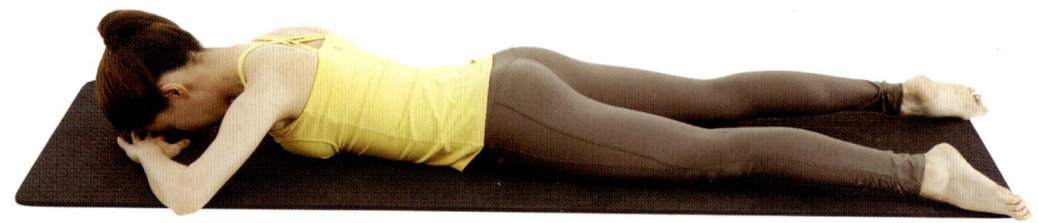

- 발을 부딪히는 게 목적이 아니라, 둔근과 내전근(허벅지 안쪽)의 힘을 사용해서 다리를 모아주는 것이 이 운동의 포인트다.
- 엎드려서 하는 운동을 할 때는 허리에 무리가 가지 않게 복부와 몸통이 바닥에서 떨어져 있다는 느낌으로 복횡근을 사용하여 복부를 등쪽으로 밀착시키는 것이 중요하다.

1 **숨을 들이마신다** ➜ 엉덩이를 수축하여 양다리를 길게 뻗은 채로 바닥에서 들어 올린다.

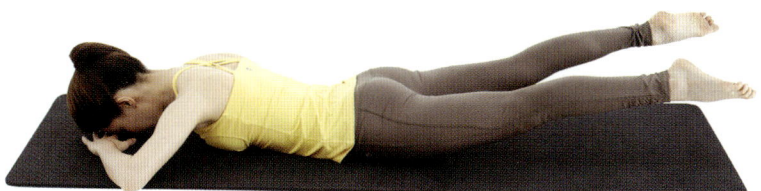

2 **숨을 내쉰다** ➜ 발등은 길게 펴고 엉덩이와 허벅지 안쪽 근육을 조이듯이 뒤꿈치를 빠른 속도로 3번 모아준다.

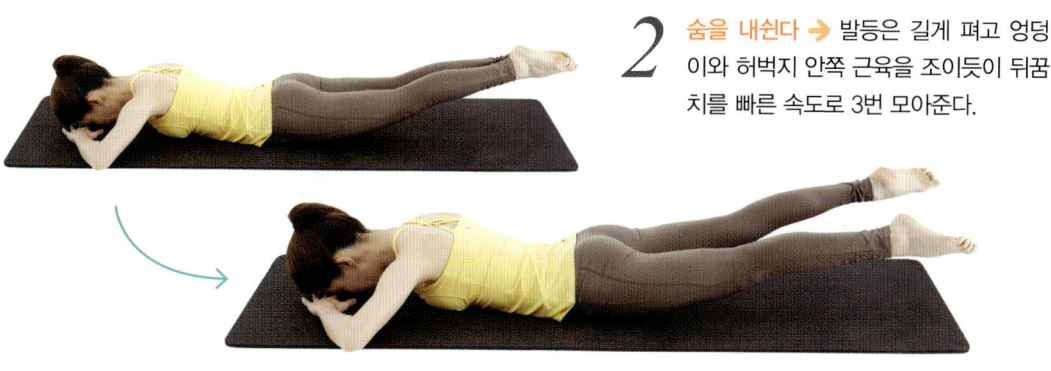

3 **숨을 들이마신다** ➜ 발등을 몸쪽으로 당기고 뒤꿈치를 빠른 속도로 3번 모아준다. 2~3번 동작을 8회 반복하고 준비 자세로 돌아간다.

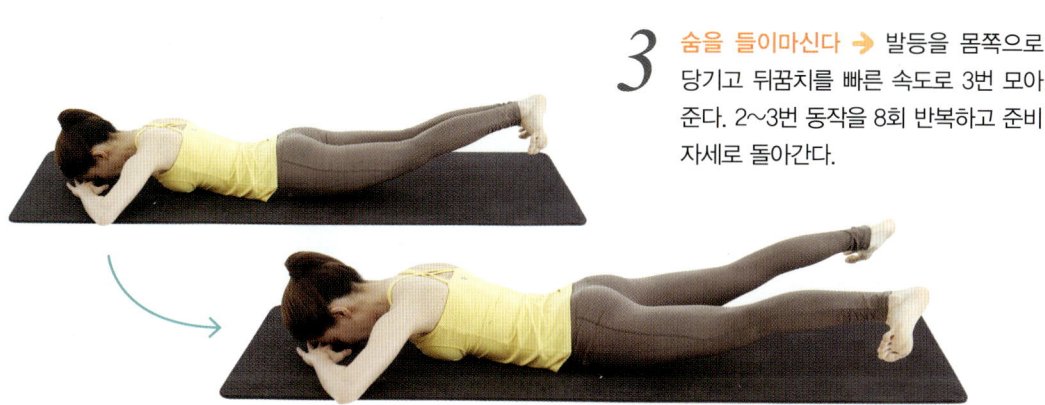

메뚜기 다리

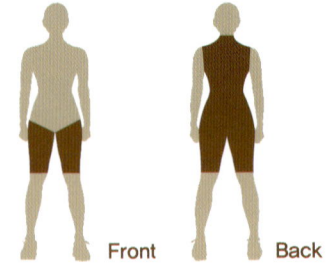

엉덩이 근육을 올리고 조이고 탱탱하게 만들어주는 운동. 괄약
근과 골반 하부에 위치한 골반저근 강화에 효과가 크다.

운동 부위

Front 내전근
Back 둔근, 햄스트링, 척추기립근

Front　　　　Back

준비 자세

척추를 바로 하고 엎드려 눕는다.
양 손등은 이마 아래 놓고, 다리를
골반 너비로 벌리고 뒤꿈치는 서로
마주 보게 하여 길게 뻗는다.

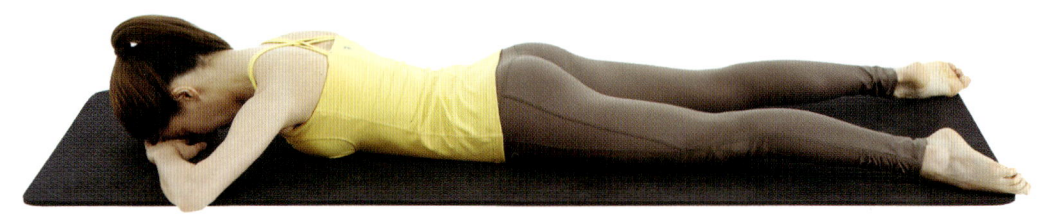

**8회
2세트**

1 숨을 내쉰다 ➜ 양다리를 천장
방향으로 길게 뻗어 올린다.

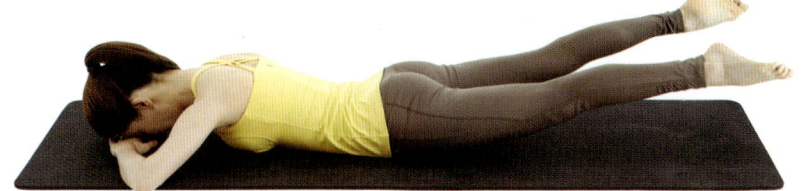

2 숨을 들이마신다 ➜ 양쪽 무릎을
직각으로 구부린다.

3 숨을 3번 내쉰다 ➜ 왼쪽 다리가 안쪽으로 오
게 다리를 교차하여 조인다. 이어 오른쪽 다리
가 안쪽에, 왼쪽 다리가 안쪽에 오게 연속으로
교차한다.

Point
다리를 교차할 때 무릎 사
이가 벌어지지 않도록 내전근
(허벅지 안쪽)에 집중하고, 바
닥에서 뜬 무릎의 높이도
변화 없이 진행한다.

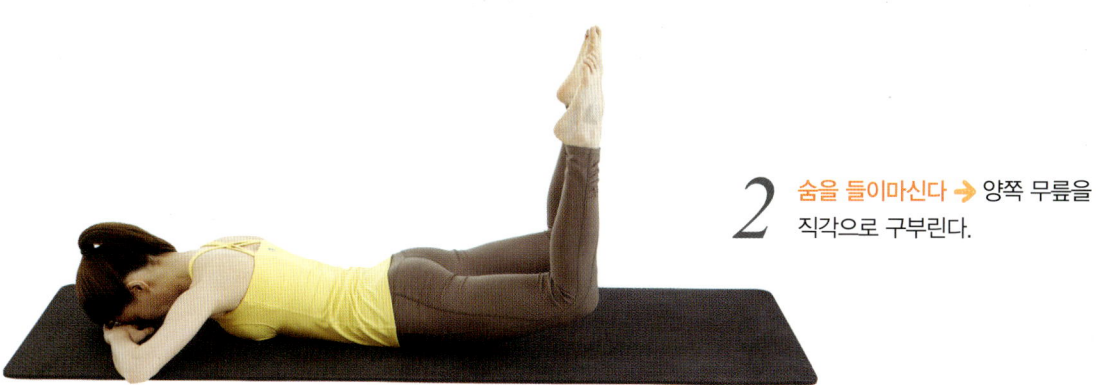

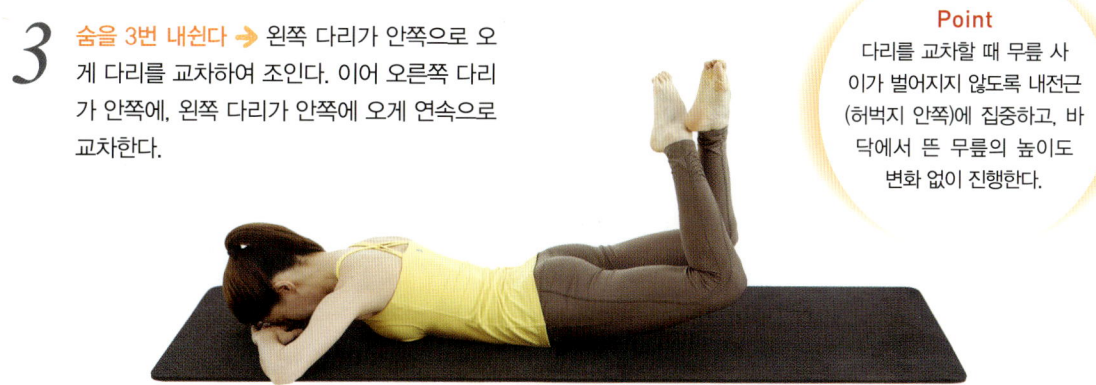

4 2~3번 동작을 8회 반복한다. 숨을 내쉰다 ➜
준비 자세로 돌아간다.

다리 뒤로 차 올리기

엉덩이 근육의 이완과 수축을 반복하는 운동으로 볼륨 있는 엉덩이를 만드는 데 매우 효과적이다. 특히 엉덩이와 허벅지의 경계선에 탄력을 주고 싶다면 허리를 꺾지 말고, 정확히 엉덩이 근육의 수축만으로 동작하자.

운동 부위

Back 대둔근, 햄스트링, 척추기립근

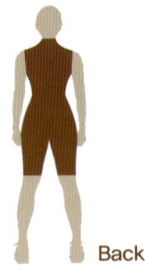

Back

준비 자세

왼발에 밴드를 고정하고 양손으로 밴드를 잡은 후 무릎과 손바닥을 매트에 대고 준비한다. 골반과 척추를 바닥과 평행하게 하고 견갑의 안정을 확인한다.

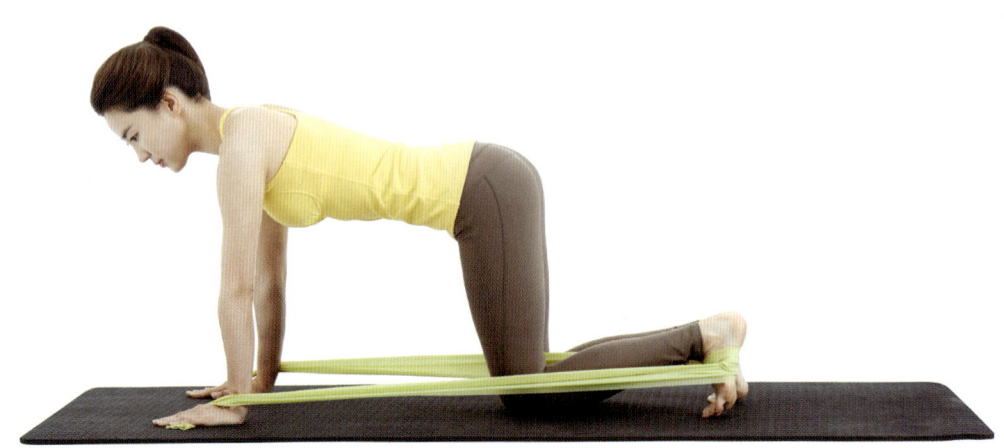

• 다리를 뻗어 올릴 때 무릎을 바깥쪽으로 돌려주면 엉덩이 근육의 최대 수축 효과를 얻을 수 있다. 또 허리가 과도하게 꺾이면 둔근의 자극이 덜하니 복횡근의 긴장감을 잊지 말자.

8회
2세트

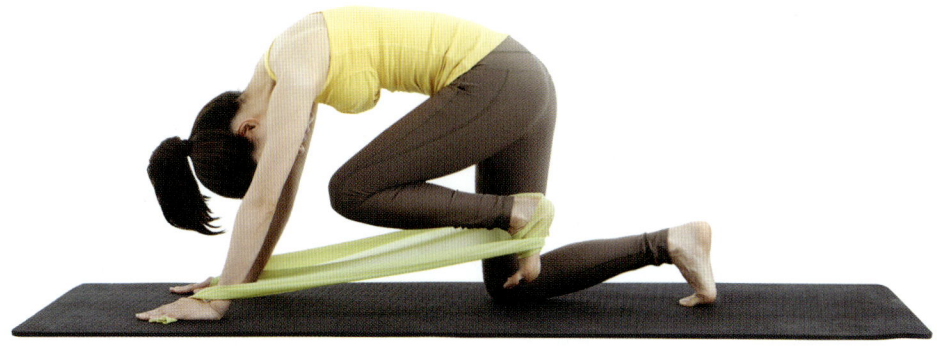

1 숨을 들이마신다 ➜ 상체를 둥글게 말면서
왼쪽 무릎을 가슴 쪽으로 당긴다.

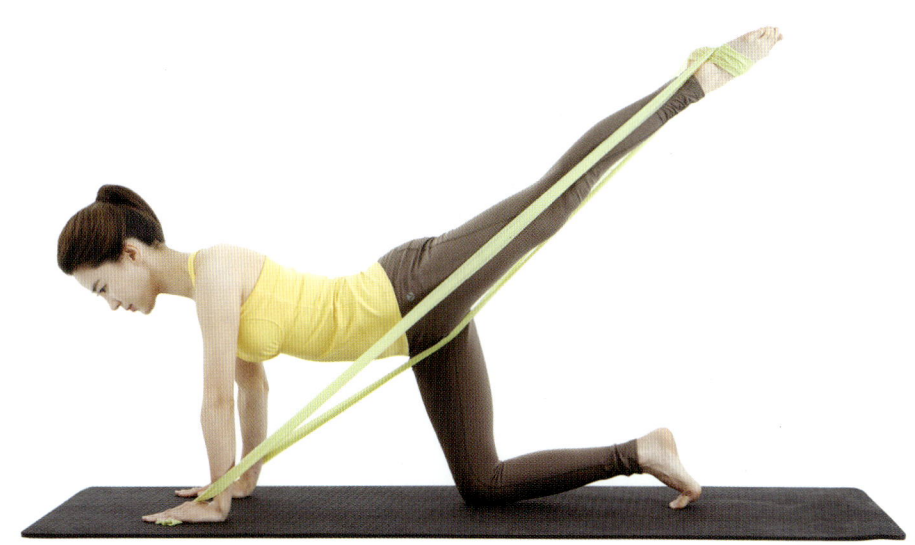

2 숨을 내쉰다 ➜ 발목을 바깥으로 살짝 돌려
다리를 45도 방향으로 길게 뻗어 올린다. 8회
반복 후 반대쪽도 같은 방법으로 동작한다.

서서 엉덩이 모으기

엉덩이를 올리고 조이고 탱탱하게 만들어 허벅지와 엉덩이의 경계선을 확실하게 잡아주는 운동이다.

운동 부위

Back 둔근, 햄스트링, 척추기립근

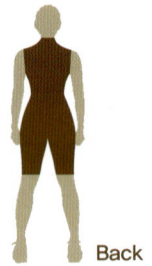

Back

준비 자세

양발로 밴드를 밟고 선다. 밴드를 등 뒤에서 X자로 교차해서 양손으로 밴드 끝을 잡아 어깨 위까지 끌어 올린다.

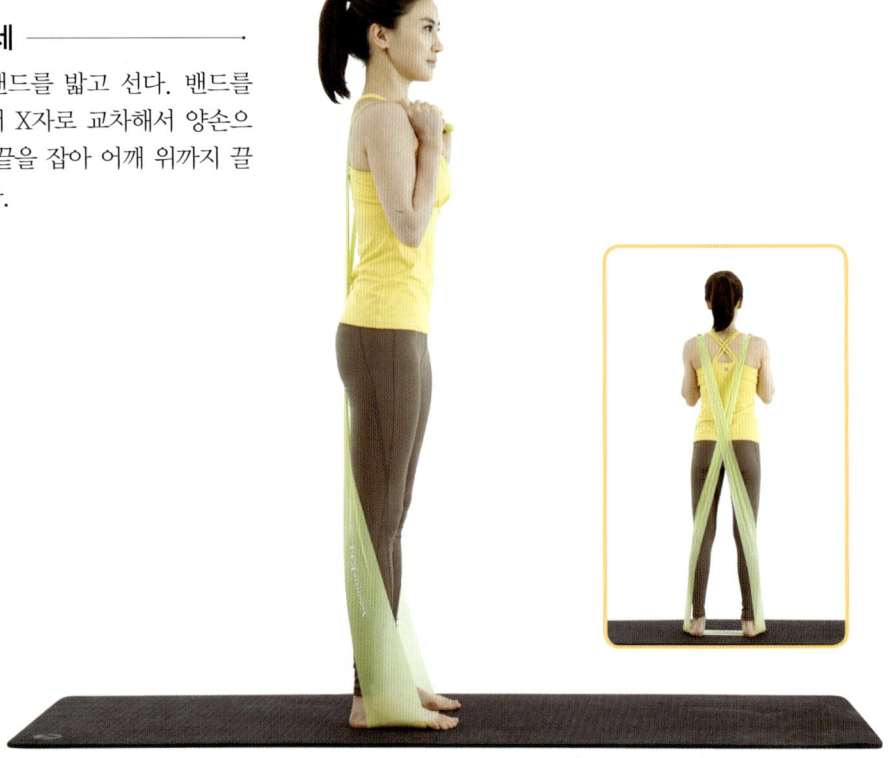

- 상체를 숙였다 일어날 때 허리가 구부정하지 않게 등을 평평하게 유지하며 운동해야 효과적이다.
- 동작하는 동안 교차된 밴드의 중심이 엉덩이의 가운데에 있도록 한다. 밴드가 한쪽으로 자꾸 빠진다면 골반이 한쪽으로 틀어진 상태이다.

**8회
2세트**

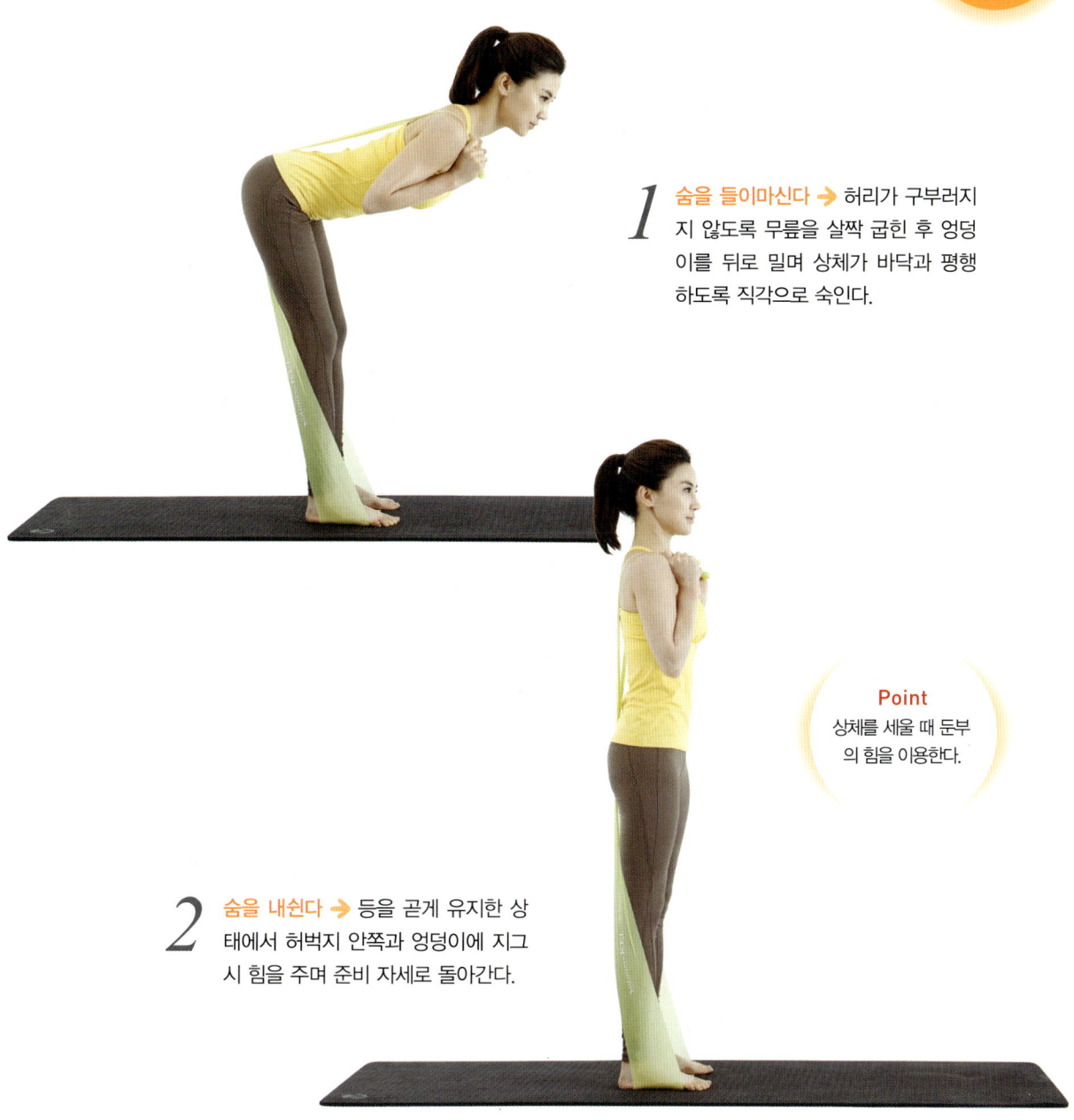

1 **숨을 들이마신다 ➜** 허리가 구부러지지 않도록 무릎을 살짝 굽힌 후 엉덩이를 뒤로 밀며 상체가 바닥과 평행하도록 직각으로 숙인다.

Point
상체를 세울 때 둔부의 힘을 이용한다.

2 **숨을 내쉰다 ➜** 등을 곧게 유지한 상태에서 허벅지 안쪽과 엉덩이에 지그시 힘을 주며 준비 자세로 돌아간다.

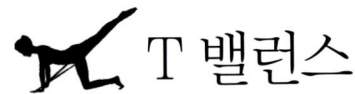 # T 밸런스

매력적인 힙라인을 위한 완결판! 엉덩이를 '올리고 조이고 탱탱하게' 하는 3방향 운동의 최대 효과를 거둘 수 있으며, 엉덩이와 허벅지의 경계선과 허리라인까지 확실하게 잡아준다.

운동 부위

Front 삼각근
Back 대둔근, 햄스트링, 척추기립근, 요방형근, 상완삼두근

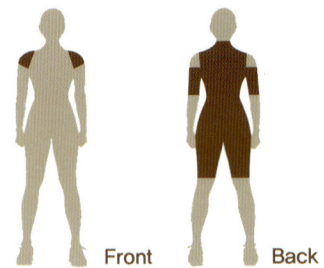

Front   Back

준비 자세 ──────

밴드를 왼발에 고정시키고 선다. 밴드의 양 끝을 손으로 잡고 양팔을 천장 방향으로 길게 뻗는다. 왼쪽 무릎을 직각으로 구부려 들어 올린다.

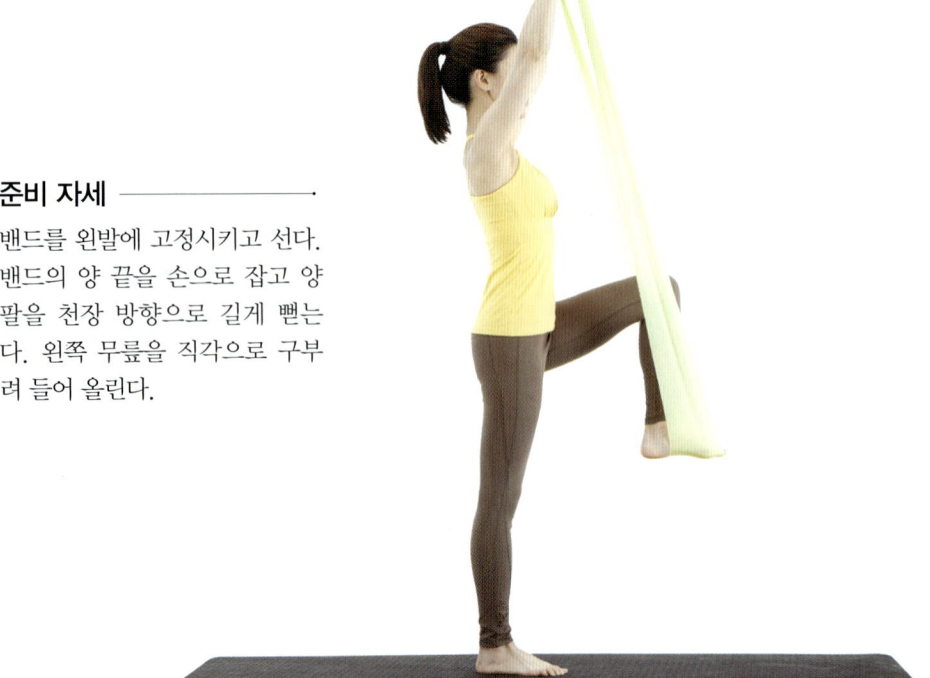

- 다리를 높게 올리는 것보다 유연성과 근력에 맞게 유지하는 것이 중요하다.
- T 자세를 유지할 때 골반의 앞뒤 밸런스가 중요하다. 복근과 허리 근육의 긴장감을 고르게 유지하자.
- 준비 자세로 돌아갈 때 지지하고 있는 다리 쪽 둔근의 힘으로 몸을 일으킨다고 상상해보자. 둔근에 더 많은 자극을 느낄 수 있을 것이다.

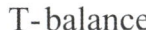 T-balance

1 **숨을 내쉰다** ➜ 구부린 무릎을 펴면서
발바닥을 매트쪽으로 2번 눌러 내린다.

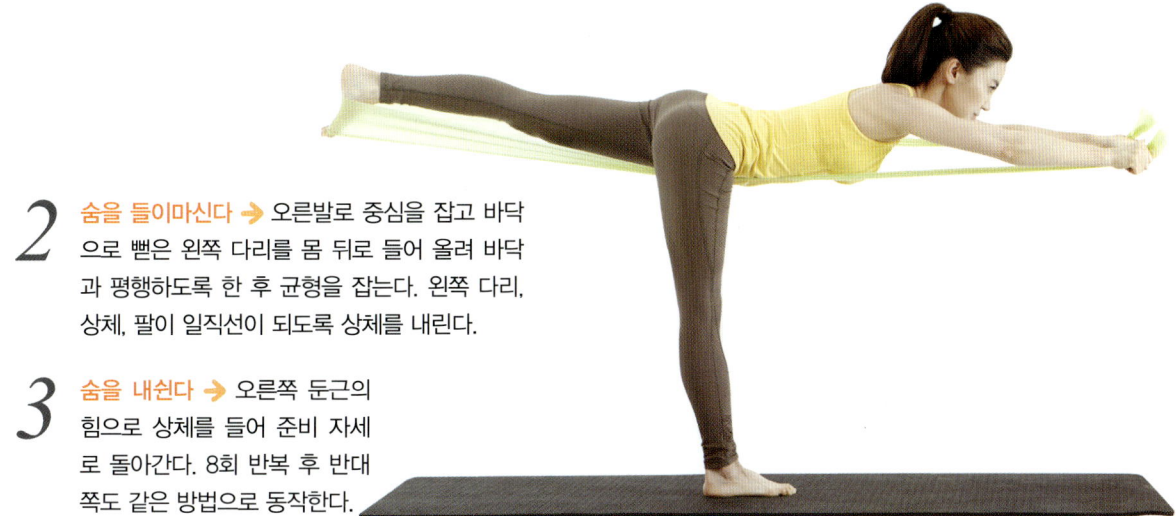

2 **숨을 들이마신다** ➜ 오른발로 중심을 잡고 바닥
으로 뻗은 왼쪽 다리를 몸 뒤로 들어 올려 바닥
과 평행하도록 한 후 균형을 잡는다. 왼쪽 다리,
상체, 팔이 일직선이 되도록 상체를 내린다.

3 **숨을 내쉰다** ➜ 오른쪽 둔근의
힘으로 상체를 들어 준비 자세
로 돌아간다. 8회 반복 후 반대
쪽도 같은 방법으로 동작한다.

다리 들어 앞뒤로 차기

엉덩이의 측면 근육의 탄력이 떨어지면 흔히 말하는 승마살이 생긴다. 이 동작은 엉덩이를 조이는 것에 중점을 두어 승마살을 빼는 데 매우 효과적이다. 힙 옆선을 잡아주면 다리가 더욱 가늘고 길어 보이는 효과까지 얻을 수 있다.

운동 부위

Front 복직근, 복사근, 복횡근, 대퇴사두근, 장요근
Back 둔근, 햄스트링, 척추기립근

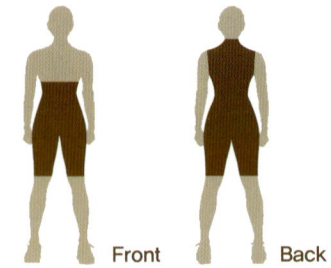

Front   Back

준비 자세

오른쪽 엉덩이와 허리는 볼에 대고 오른손으로 바닥을 짚은 후 왼쪽 다리를 바닥과 평행하도록 든다. 골반과 상체는 바르게 정면을 보도록 정렬한다.

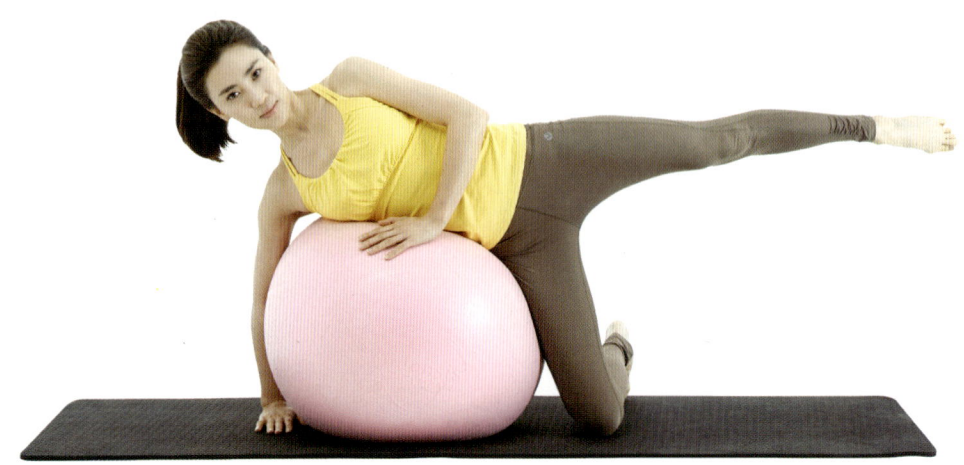

- 복횡근의 긴장감을 유지하고, 다리를 움직일 때 몸통과 골반이 따라 움직이지 않도록 고정하고 운동해야 둔근이 자극되어 운동 효과를 높일 수 있다.
- 들고 있는 다리의 높이가 골반 높이와 같도록 고관절의 외측 측면 근육의 긴장감을 유지한다.

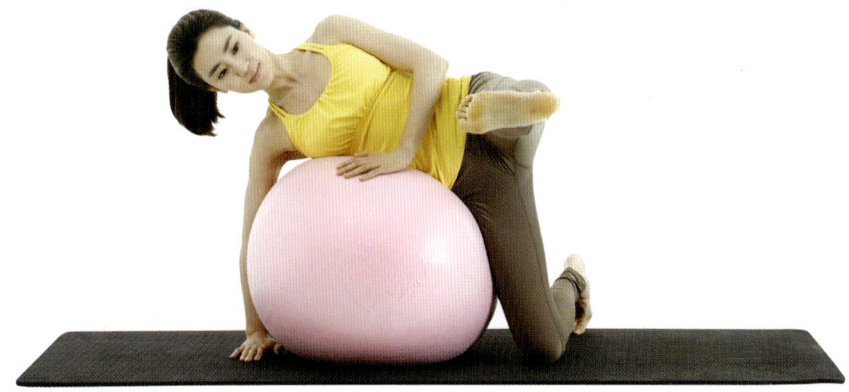

1 **숨을 들이마신다** ➜ 왼쪽 다리를 골반 앞
쪽으로 2회 찬다. 이때 발목을 당겨 발바
닥이 앞을 보게 한다.

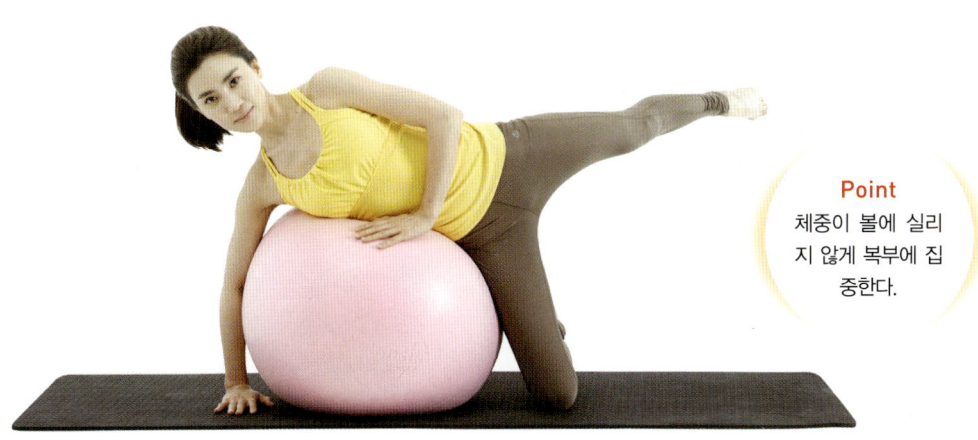

Point
체중이 볼에 실리
지 않게 복부에 집
중한다.

2 **숨을 내쉰다** ➜ 앞으로 뻗은 다리를 엉덩
이 뒤로 길게 뻗는다. 8회 반복 후 반대쪽
도 같은 방법으로 동작한다.

한 다리로 런지하기

체중을 한쪽 다리에 실어 둔근의 자극을 증대시키는 동작으로, 전체적인 엉덩이 근육의 탄력과 볼륨을 만드는 데 매우 효과적인 운동이다. 동시에 허벅지 앞뒤 근육도 함께 운동되어 매끈한 힙라인을 만드는 데 도움을 준다.

운동 부위

Front 대퇴사두근
Back 둔근, 햄스트링

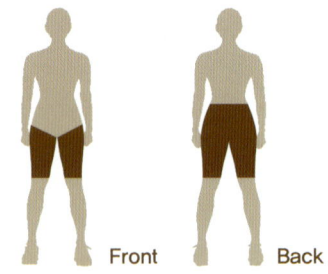

Front   Back

준비 자세 ———————

바른 자세로 서서 왼쪽 발목을 볼 위에 올리고 양손은 허리를 잡는다.

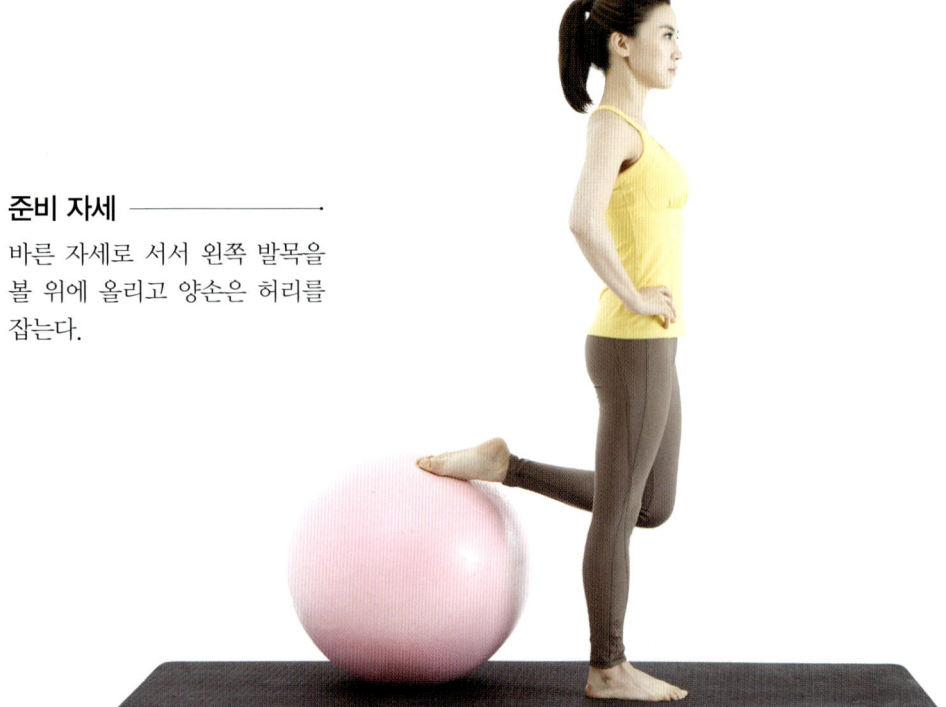

• 동작 진행 시 무게중심이 앞뒤로 벌린 다리 사이에 있어야 두 다리의 저항이 똑같이 유지된다.

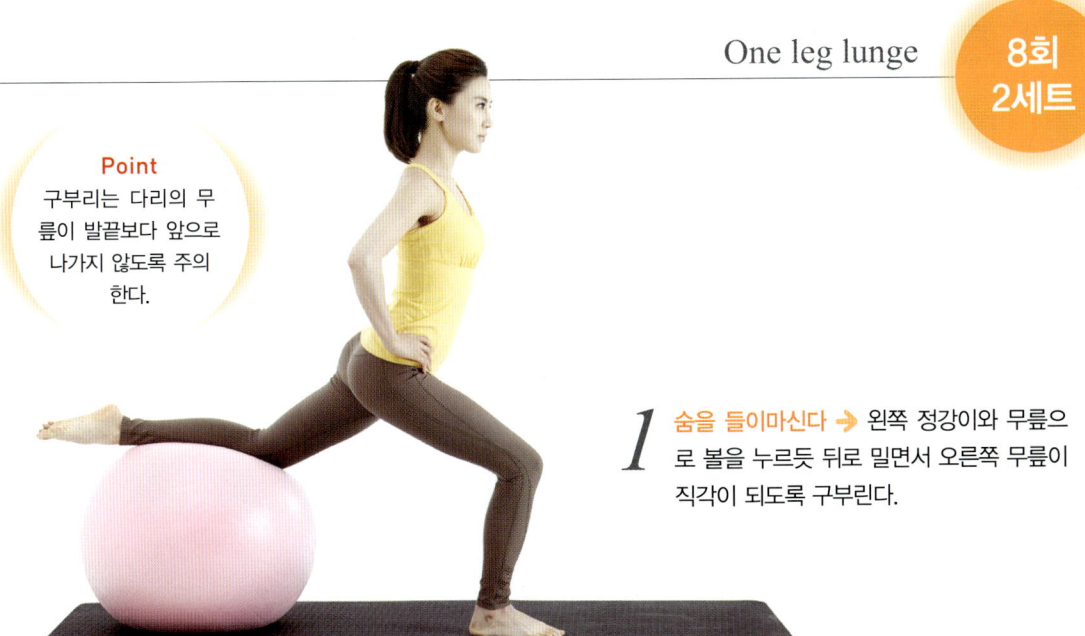

Point
구부리는 다리의 무
릎이 발끝보다 앞으로
나가지 않도록 주의
한다.

1 **숨을 들이마신다** ➜ 왼쪽 정강이와 무릎으
로 볼을 누르듯 뒤로 밀면서 오른쪽 무릎이
직각이 되도록 구부린다.

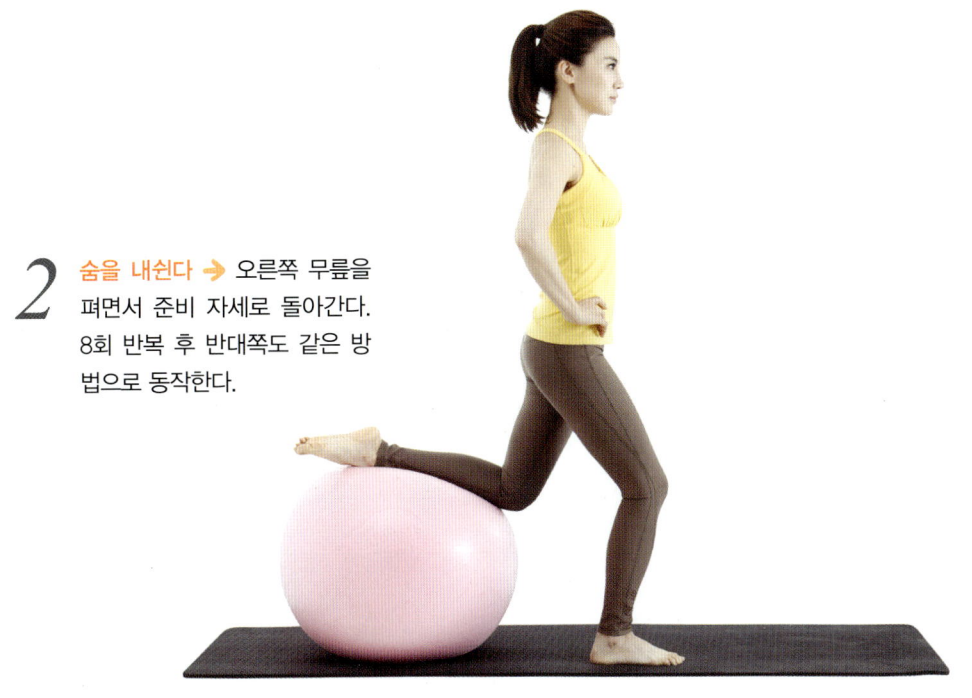

2 **숨을 내쉰다** ➜ 오른쪽 무릎을
펴면서 준비 자세로 돌아간다.
8회 반복 후 반대쪽도 같은 방
법으로 동작한다.

어깨로 다리 만들기

탄력 있고 군살 없는 매끄러운 뒤태를 갖고 싶다면, 허리와 엉덩이, 뒤쪽 허벅지라인을 한 번에 매끄럽게 만들어주는 이 동작을 해보자.

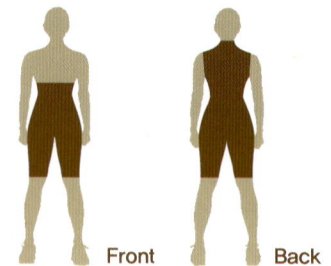

Front   Back

운동 부위

Front 복사근, 장요근, 대퇴사두근
Back 척추기립근. 둔근, 햄스트링, 요방형근

준비 자세

골반과 척추를 바르게 하고 눕는다. 양쪽 발바닥을 볼에 올려 다리가 직각이 되게 하고, 양팔은 골반 옆에 내려놓는다.

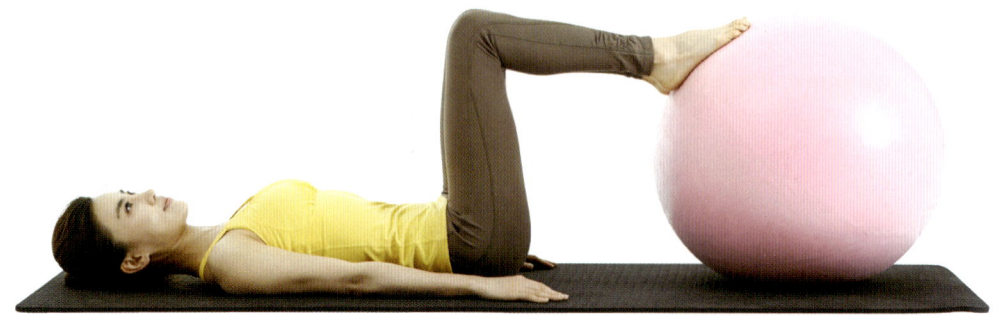

- 이 운동은 허리 근력 강화와 엉덩이 근육을 단련하는 동작이지만, 허리가 과하게 휘면 엉덩이 근육의 자극이 줄어든다. 따라서 동작하는 동안 둔근과 햄스트링(허벅지 뒤쪽 근육)을 수축하여 골반을 들어 올리고, 몸통은 허리와 복부 근육의 대등한 힘으로 척추의 바른 자세를 유지하도록 하자.
- 목으로 체중을 버티지 않게 무릎 쪽으로 길어진다는 상상으로 자세를 유지하자. 엉덩이와 허벅지 뒤쪽 부분에 더 많은 자극을 느낄 수 있을 것이다.
- 볼 위에서 한 다리로 중심 잡기가 어렵다면 1번 동작까지만 반복 연습하자.

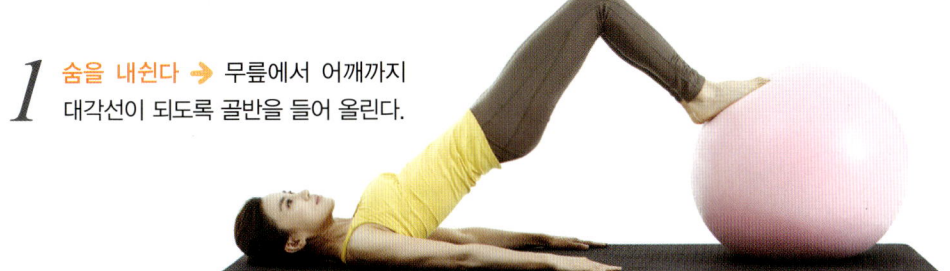

1 **숨을 내쉰다** ➜ 무릎에서 어깨까지
대각선이 되도록 골반을 들어 올린다.

2 **숨을 들이마신다** ➜ 왼쪽
다리를 골반과 직각이 되도
록 길게 뻗는다. 이때 발등
도 길게 뻗는다.

3 **숨을 내쉰다** ➜ 왼쪽 다리를 볼에 지탱하
고 있는 다리와 평행이 되도록 길게 뻗어
내린다. 이때 발등을 몸쪽으로 당긴다.

4 2~3번 동작을 3회 반복한 뒤 1번 동작으
로 돌아간다. 반대쪽도 같은 방법으로 동
작한다. 1번 동작과 같이 양발을 볼 위에
내려놓고 골반과 척추를 바로 한 후 준비
자세로 돌아간다. 8회 반복 후 반대쪽도
같은 방법으로 동작한다.

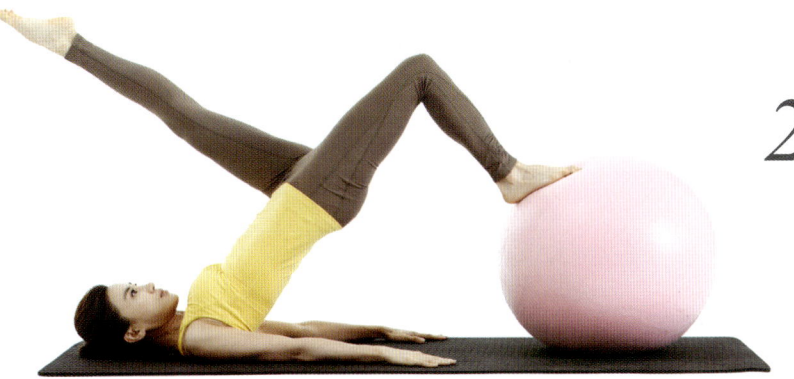

엉덩이 스트레칭 Hip stretch

엉덩이 부위와 고관절까지 스트레칭하는 동작이다. 상체를 숙여 스트레칭할 때 볼 위에 올려놓은 무릎은 펴지 않도록 한다.

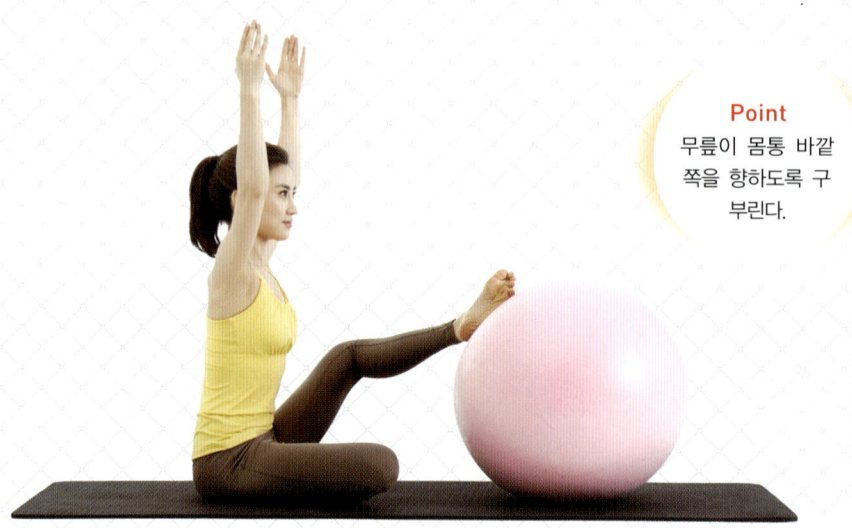

Point
무릎이 몸통 바깥 쪽을 향하도록 구 부린다.

1 **숨을 들이마신다** ➡ 다리를 직각으로 구부려 눕혀 볼 위에 놓고 양팔과 상체는 천장 방향 으로 길게 뻗는다. 10초간 유지한다.

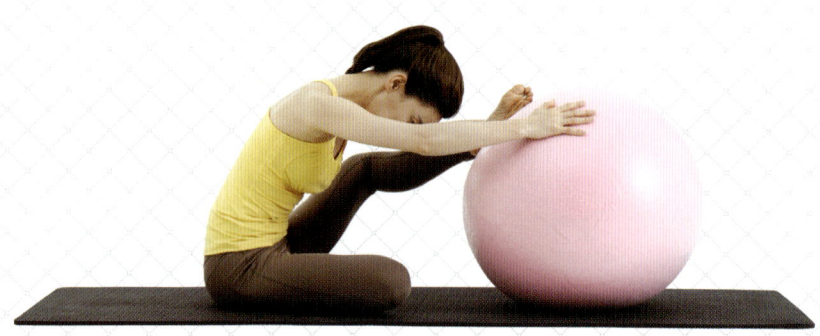

2 **숨을 내쉰다** ➡ 상체를 볼 쪽으로 숙여 엉덩 이 근육을 충분히 늘인다. 10초간 유지하고 반 대쪽도 같은 방법으로 동작한다.

QR코드로
동영상 보고
필라테스 쉽게 배우기!

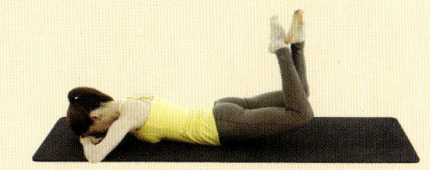

메뚜기 다리
8회 2세트

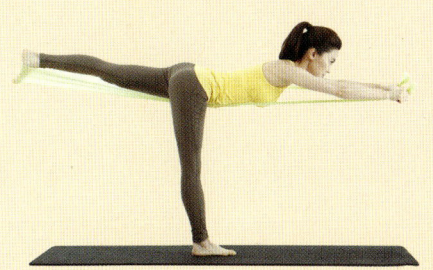

T 밸런스
8회 2세트

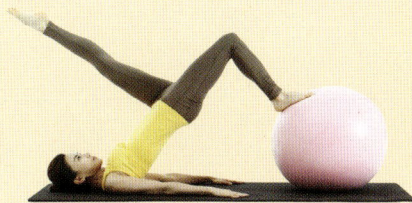

어깨로 다리 만들기
8회 2세트

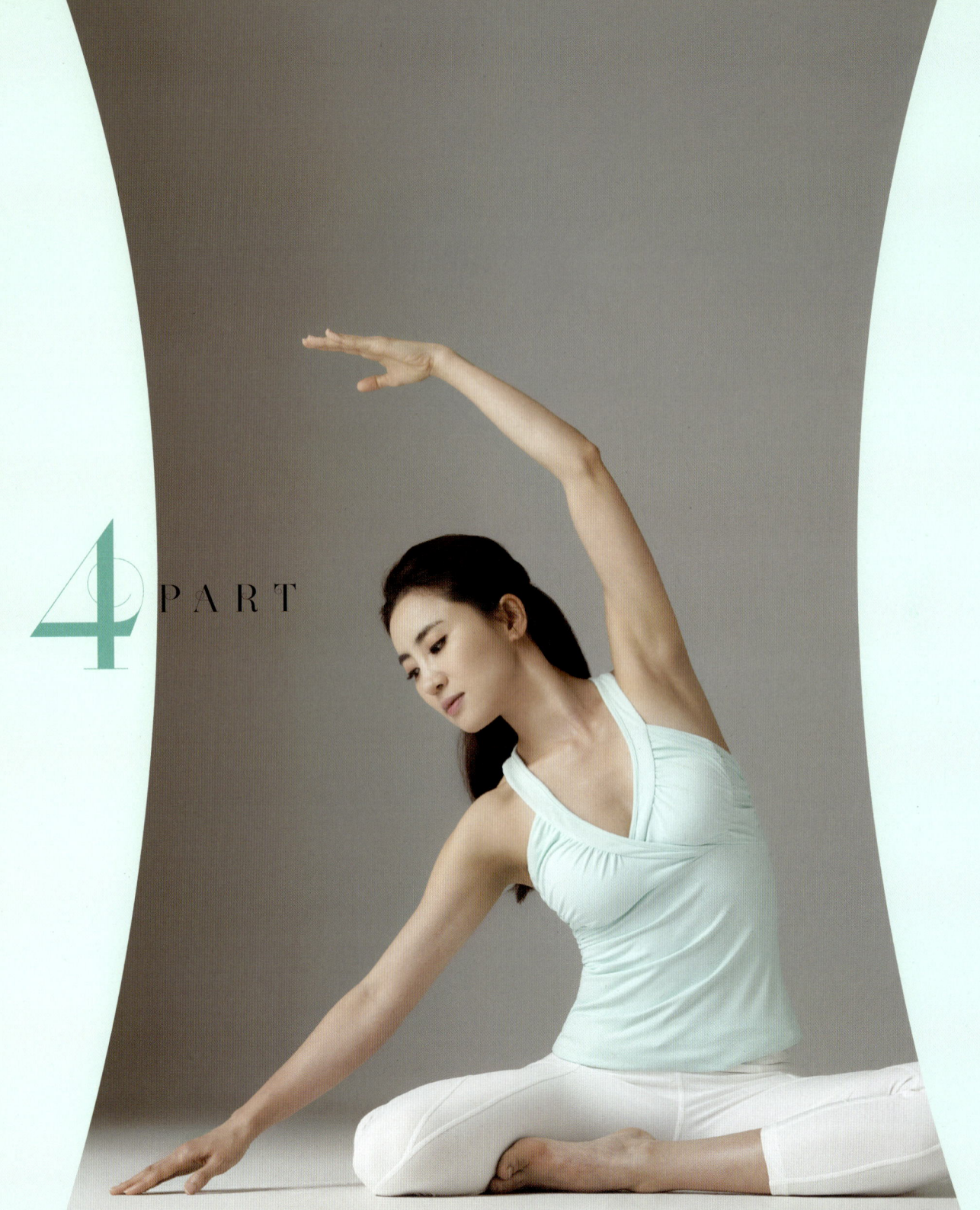

4 PART

옷태 살리는 볼륨 있는
가슴라인 만들기

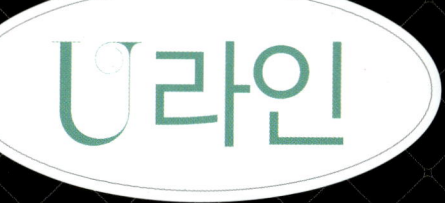

어떤 여성이 자신의 가슴에 100% 만족하겠는가? 불만은 접어두고 쇄골과 어깨라인이 올바르게 자리 잡았는지 확인해보자. 쇄골과 어깨라인을 바로잡으면 한결 가슴이 돋보일 것이다. U라인 프로그램은 탄력 있는 가슴라인을 만들어주며, 목까지 길어 보이는 효과를 얻을 수 있다.

U라인 프로그램

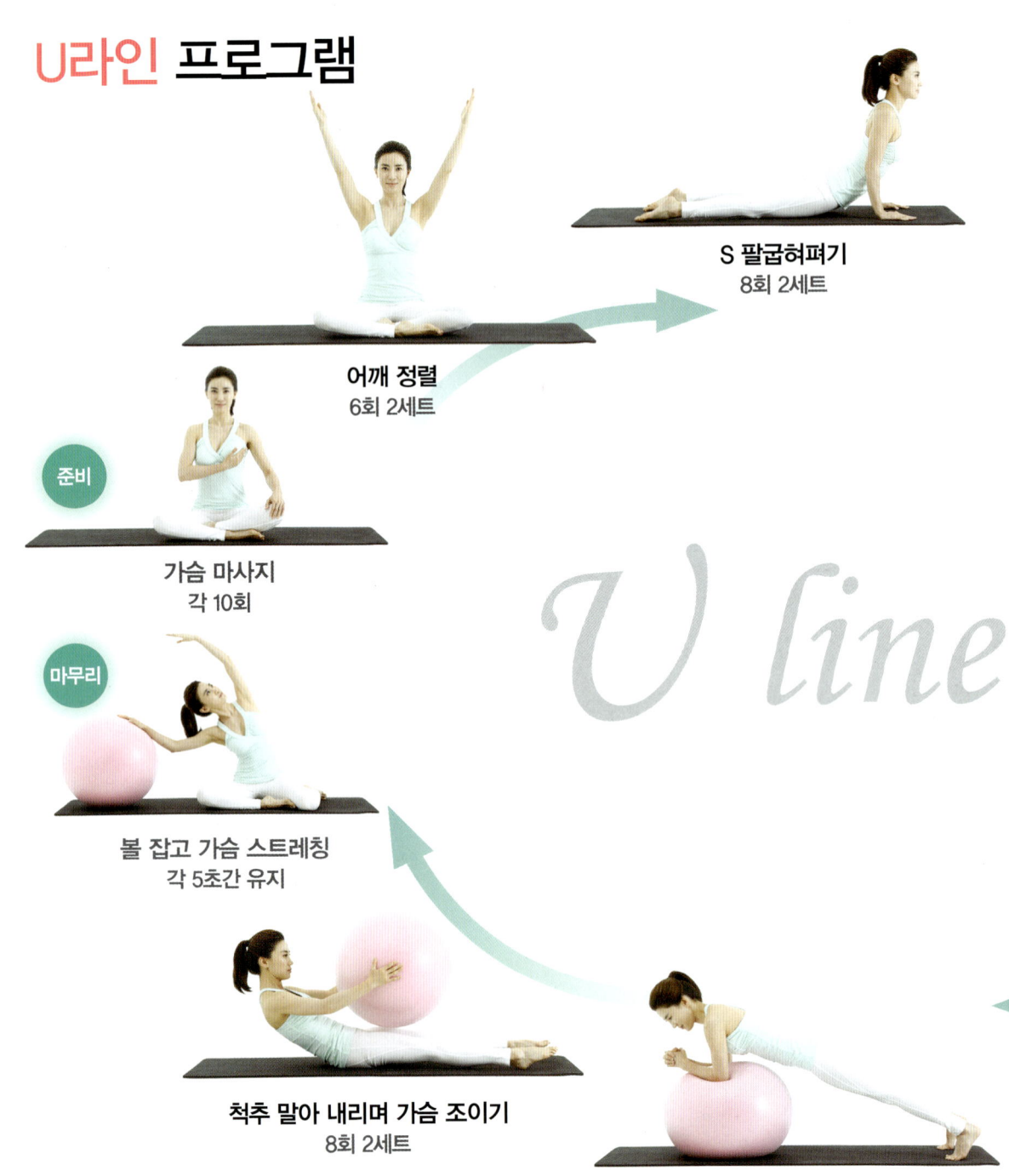

S 팔굽혀펴기
8회 2세트

어깨 정렬
6회 2세트

준비

가슴 마사지
각 10회

마무리

볼 잡고 가슴 스트레칭
각 5초간 유지

척추 말아 내리며 가슴 조이기
8회 2세트

다트 포지션
8회 2세트

U line

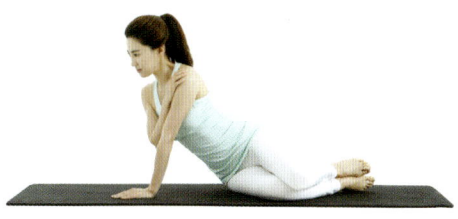

옆으로 몸통 돌려 팔굽혀펴기
8회 2세트

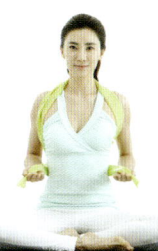

오퍼링
8회 2세트

program

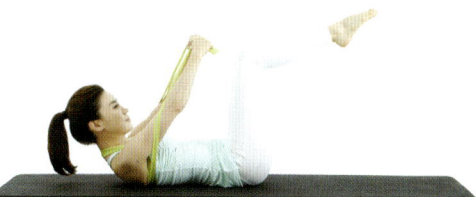

상체 들어 가슴 모아주기
8회 2세트

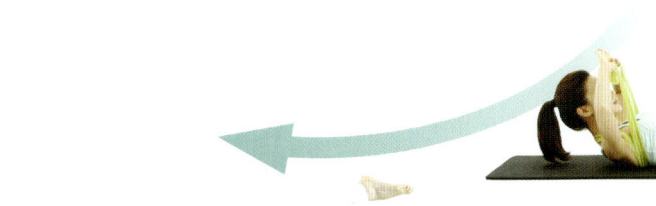

상체 들어 인사하기
8회 2세트

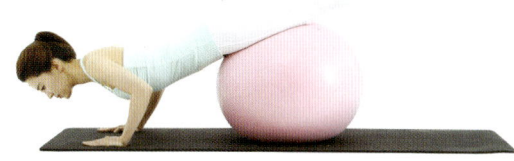

팔꿈치로 원 그리기
8회 2세트

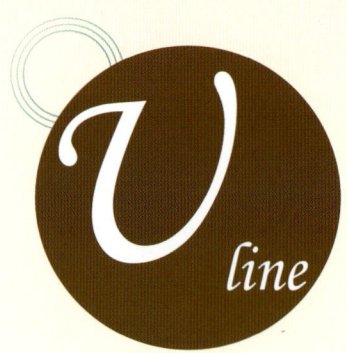

옷태 살리는
볼륨 있는 가슴라인 만들기

가슴의 볼륨감이 부족해 여성스러운 의상을 입었을

때 2% 부족한 느낌이 드는 여성, 지방이 가슴에만 몰려 답답

해 보이는 상체를 가진 여성, 가슴이 탄력 없이 처지거나 퍼져 있는

여성이라면 U라인 운동을 추천한다. 아름답고 탱탱한 가슴라인을 만

들기 위해서는 먼저 견갑(날개뼈)과 어깨와 쇄골의 바른 자세가 무엇보다

중요하다. U라인 프로그램에서는 견갑, 쇄골, 어깨 주변의 근육들을 자

극하여 바른 자세를 먼저 찾을 수 있는 동작들을 소개하고, 가슴 근육

의 이완과 수축을 병행하여 라인이 살아 있는 가슴을 만들 수 있

는 운동들로 구성했다.

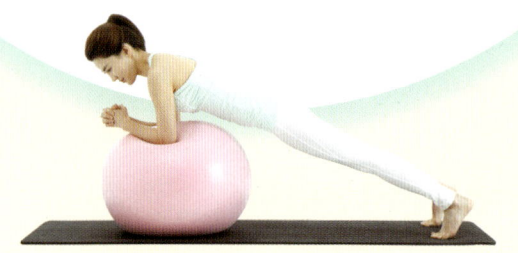

가슴 마사지 Chest Massage

샤워할 때나 일상생활에서 틈틈이 해주면 유방암 예방에 도움이 된다. 강한 힘으로 주무르는 것이 아니라 가슴 전체를 가볍고 부드럽게 마사지하도록 한다.

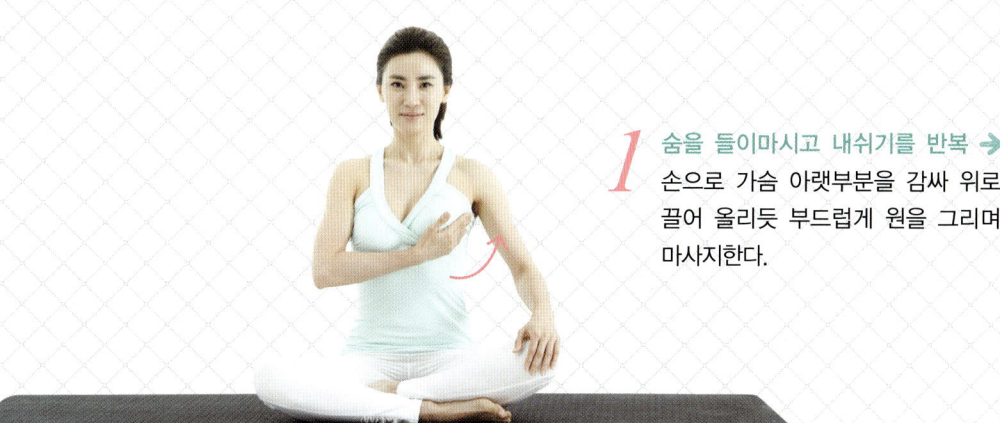

1 숨을 들이마시고 내쉬기를 반복 ➜
손으로 가슴 아랫부분을 감싸 위로 끌어 올리듯 부드럽게 원을 그리며 마사지한다.

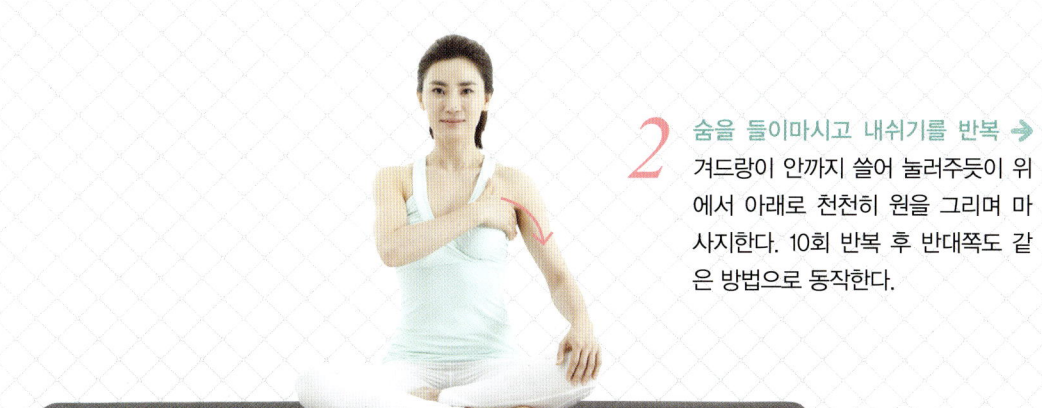

2 숨을 들이마시고 내쉬기를 반복 ➜
겨드랑이 안까지 쓸어 눌러주듯이 위에서 아래로 천천히 원을 그리며 마사지한다. 10회 반복 후 반대쪽도 같은 방법으로 동작한다.

• 겨드랑이도 함께 집중해서 마사지해도 좋다.

어깨 정렬

견갑의 움직임을 정확히 느껴야 가슴라인과 쇄골라인이 돋보일
수 있다. 바른 어깨의 정렬은 목선이 길어지는 효과까지 얻을
수 있다.

운동 부위

Front 전거근
Back 승모근, 광배근, 능형근

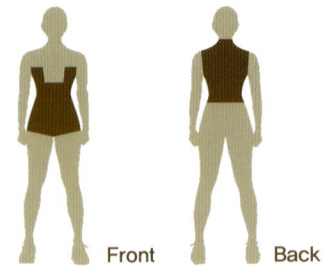

Front   Back

준비 자세

골반과 척추를 바르게 하고 앉
아 양팔을 천장 방향으로 길게
뻗는다.

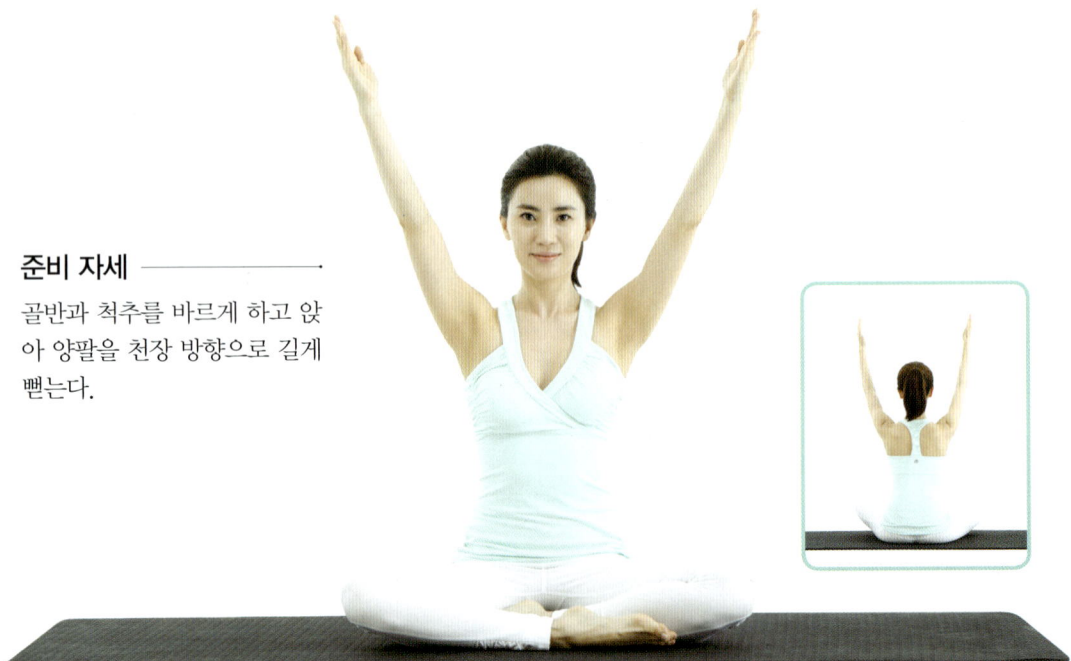

• 동작을 반복할 때 척추가 아닌 견갑골을 움직이도록 하고, 흉곽이 앞으로 들려 척추가 흔들리지 않도록 복횡
근의 긴장감을 유지한다.

1 숨을 들이마신다 ➜ 양팔의 긴장을 풀고 견갑대를 지그시 올린다. 마치 천장에서 손끝을 잡아 당긴다고 상상하며 동작한다.

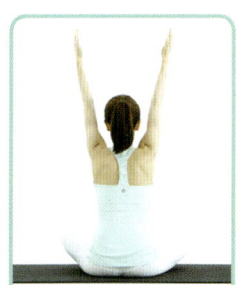

2 숨을 내쉰다 ➜ 견갑에 집중하며 양쪽 날개를 서로 모아주듯 끌어내린다. 어깨와 팔 힘으로 뻗고 내리는 동작이 아니므로 견갑과 등 근육에 집중한다.

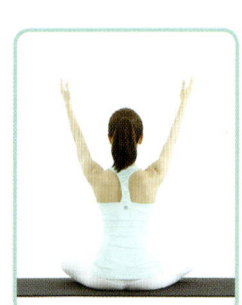

S 팔굽혀펴기

남자들이 가슴 근육을 만들기 위해 하는 팔굽혀펴기를 여자들에게 맞게 재구성한 동작이다. 움츠렸던 가슴은 활짝 펴고, 적당한 근육의 자극으로 가슴에 탄력을 불어넣어 보자.

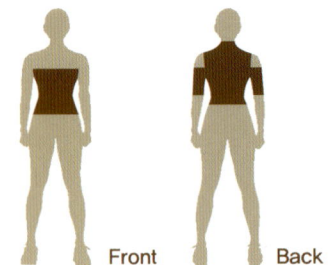

Front   Back

운동 부위

Front 대흉근, 소흉근, 삼각근, 복직근, 복횡근, 복사근
Back 삼두근, 척추기립근

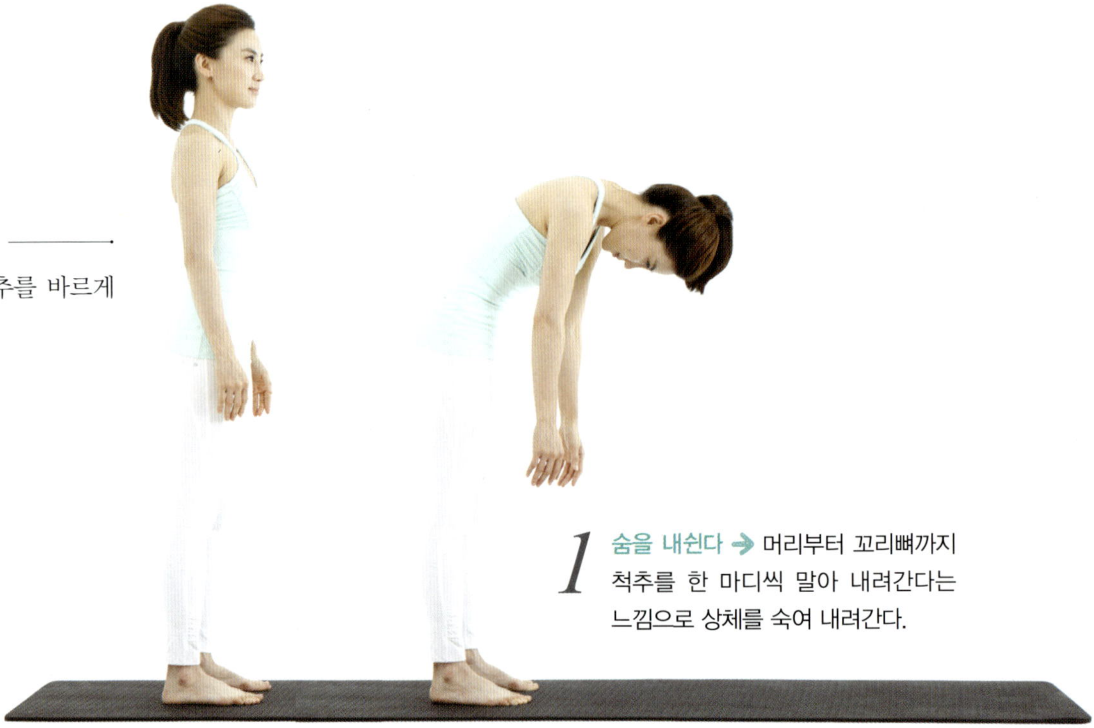

준비 자세 ————
골반과 척추를 바르게
하고 선다.

1 숨을 내쉰다 ➜ 머리부터 꼬리뼈까지
척추를 한 마디씩 말아 내려간다는
느낌으로 상체를 숙여 내려간다.

- 팔과 발로 체중을 버티며 운동해야 하는 전신 근력 운동으로, 깊은 근육에 자극을 주어 체지방 감소에도 효과적이다.
- 가슴과 상체 근육의 운동 효과를 얻기 위해서는 견갑의 안정이 항상 우선시되어야 한다는 것을 잊지 말자.
- 허리에 무리가 가지 않도록 복횡근과 척추기립근의 대등한 긴장감을 유지하며 운동한다.

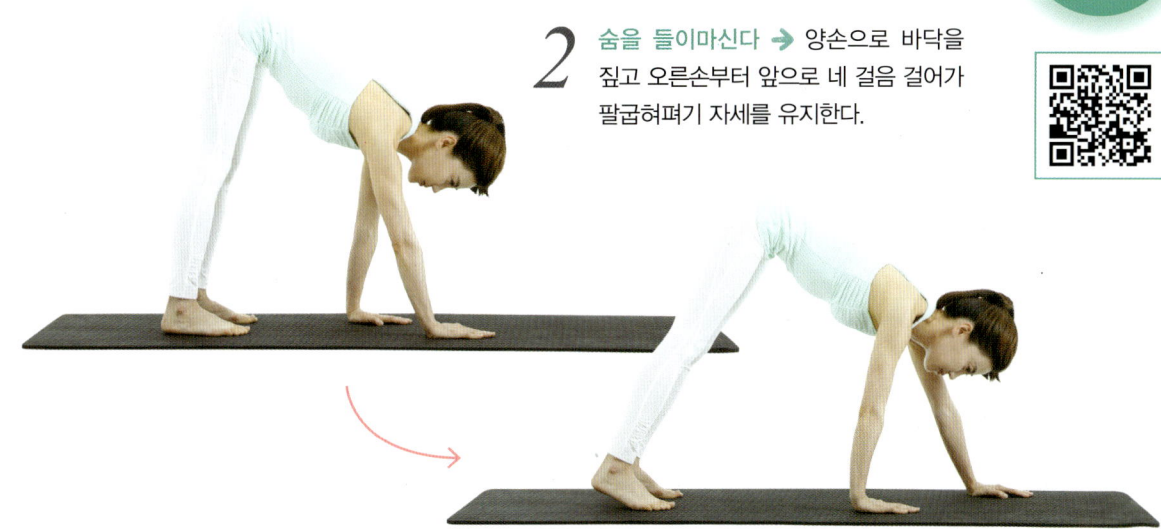

2 **숨을 들이마신다** ➡ 양손으로 바닥을
짚고 오른손부터 앞으로 네 걸음 걸어가
팔굽혀펴기 자세를 유지한다.

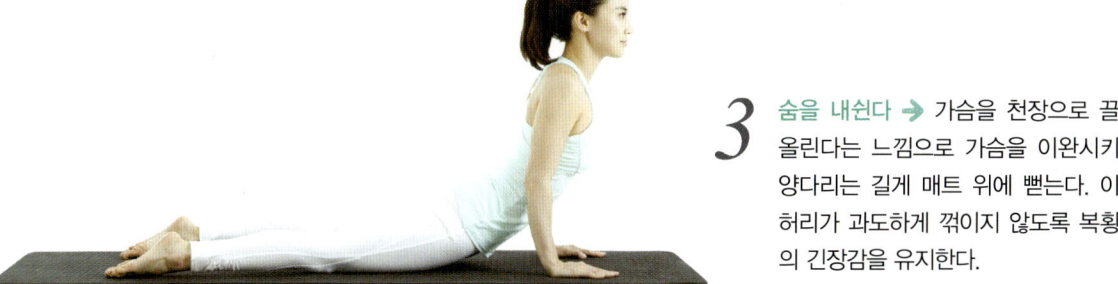

3 **숨을 내쉰다** ➡ 가슴을 천장으로 끌어
올린다는 느낌으로 가슴을 이완시키고
양다리는 길게 매트 위에 뻗는다. 이때
허리가 과도하게 꺾이지 않도록 복횡근
의 긴장감을 유지한다.

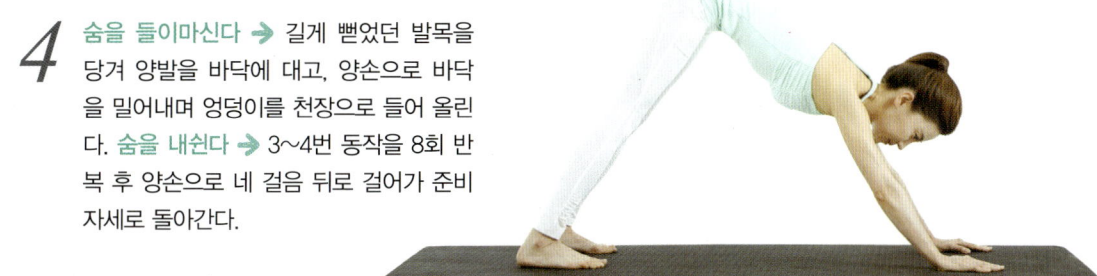

4 **숨을 들이마신다** ➡ 길게 뻗었던 발목을
당겨 양발을 바닥에 대고, 양손으로 바닥
을 밀어내며 엉덩이를 천장으로 들어 올린
다. **숨을 내쉰다** ➡ 3~4번 동작을 8회 반
복 후 양손으로 네 걸음 뒤로 걸어가 준비
자세로 돌아간다.

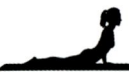 # 옆으로 몸통 돌려 팔굽혀펴기

체중을 이용한 가슴 운동으로, 가슴 운동과 척추의 회전으로 가
슴과 등 근육의 밸런스를 찾아주는 운동이다.

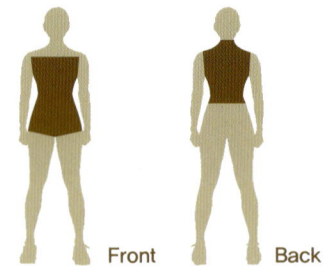

Front   Back

운동 부위

Front 대흉근, 삼각근, 외복사근, 내복사근, 전거근
Back 척추기립근

준비 자세

골반과 척추를 바르게 하고 옆으로 누워
다리를 직각으로 구부리고, 윗팔은 직각
으로 구부려 손바닥으로 가슴 앞쪽 바닥을
짚고, 아래쪽 팔은 반대쪽 어깨를 감싼다.

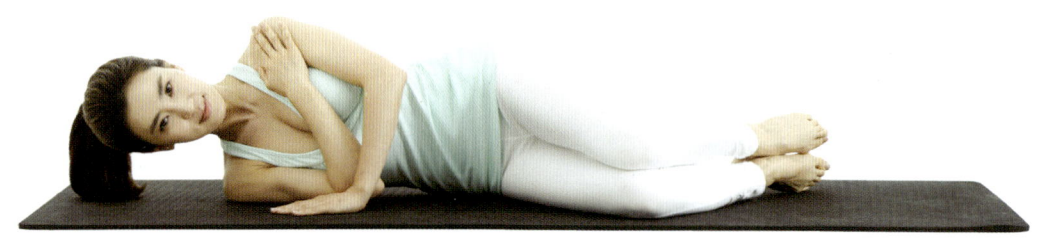

• 한쪽 팔로 팔굽혀펴기를 한다는 생각으로 아래쪽 팔을 최대한 몸에 밀착시킨다.

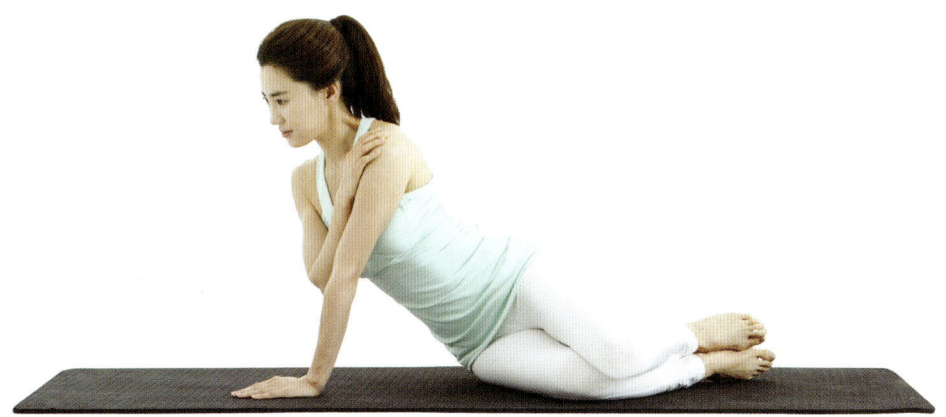

1 숨을 내쉰다 ➔ 바닥을 짚은 팔을 뻗으면
서 가슴이 바닥과 평행이 되도록 상체를
돌린다.

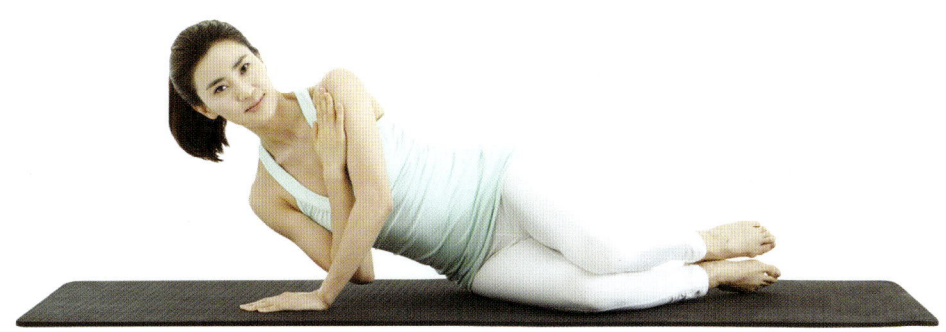

2 숨을 들이마신다 ➔ 길게 뻗은 팔을 구부
리며 준비 자세로 돌아간다. 8회 반복 후
반대쪽도 같은 방법으로 동작한다.

오퍼링

가슴라인이 아름다워 보이려면 사이즈보다는 탄력이 중요하다. 오퍼링은 가슴을 탱탱하게 조여주는 운동법으로, 쇄골라인까지 돋보이게 해준다.

운동 부위

Front 대흉근, 소흉근, 삼각근

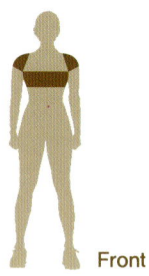

Front

준비 자세

골반과 척추를 바르게 하고 앉아서 밴드를 목 뒤에 걸고 등 뒤에서 교차해 양손으로 잡는다.

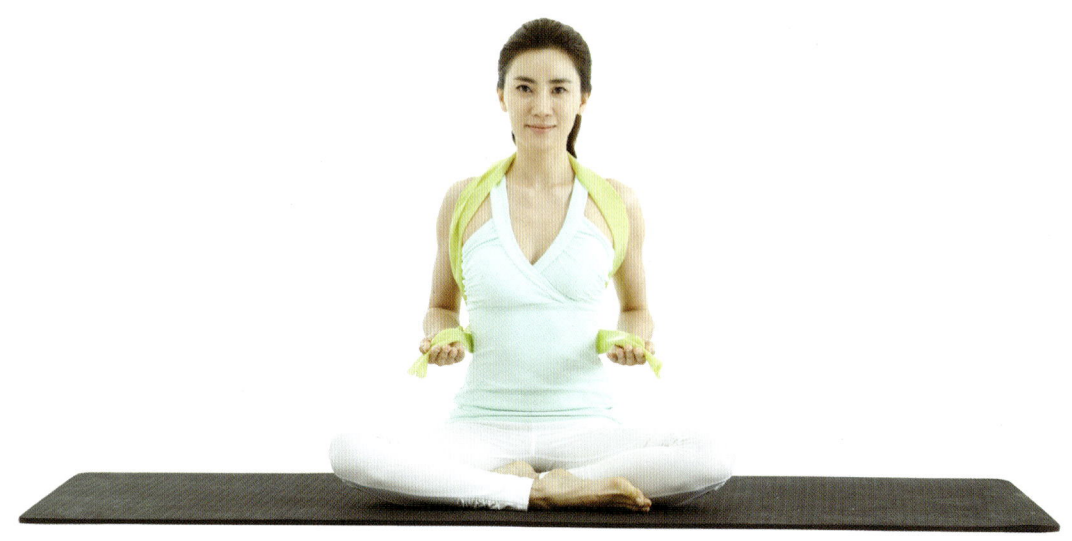

- 어깨가 긴장되어 올라가지 않게 하고, 팔 동작 시 등이 굽거나 휘지 않도록 척추는 중립 자세를 유지하도록 한다.

1 **숨을 내쉰다** → 양팔을 어깨높이 까지 앞으로 길게 뻗어 올린다.

2 **숨을 들이마신다** → 양팔을 어깨 높이에서 양옆으로 벌려 가슴을 활짝 연다.

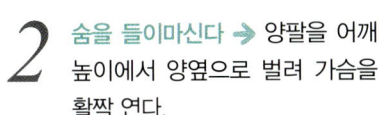

3 **숨을 내쉰다** → 다시 양팔을 가슴 앞으로 모은다. 이때 물속에서 양 팔로 물을 쓸어 모은다는 느낌으 로 움직여보자. 준비 자세로 돌아 간다.

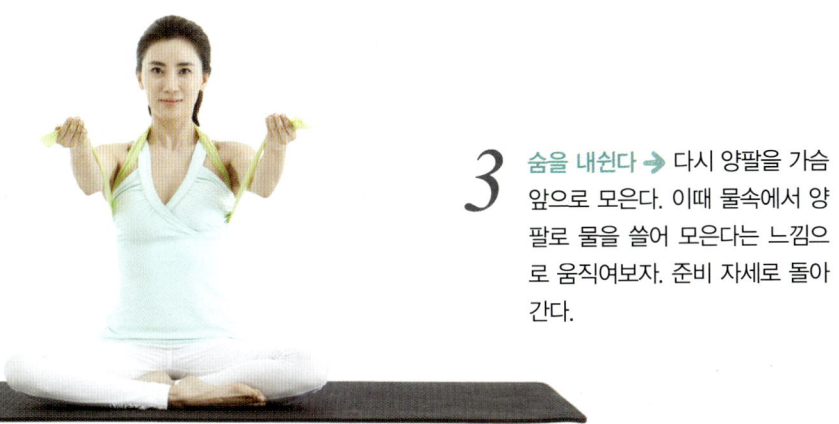

상체 들어 가슴 모아주기

가슴 운동을 통해 쇄골라인과 팔라인까지 예뻐지는 1석 3조의 효과를 거둘 수 있는 운동. 가슴 볼륨 업과 가슴골을 만들어주는 효과를 얻을 수 있다.

운동 부위

Front 대흉근, 소흉근, 삼각근, 복직근, 복사근, 복횡근

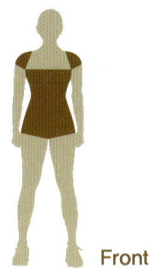

Front

준비 자세

밴드를 목에 걸고 등 뒤에서 교차해 양손으로 잡는다. 척추를 바르게 하고 누워 양다리는 직각으로 구부려 들어 올리고 양팔을 양옆으로 뻗는다.

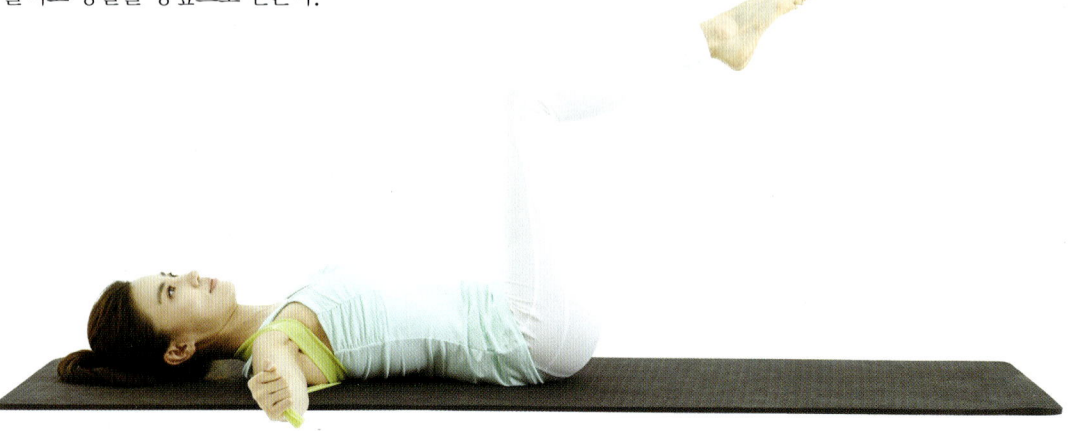

• 어깨가 귀쪽으로 올라가거나, 앞으로 과하게 말리지 않은 상태에서 동작해야 운동 효과를 볼 수 있다.

8회
2세트

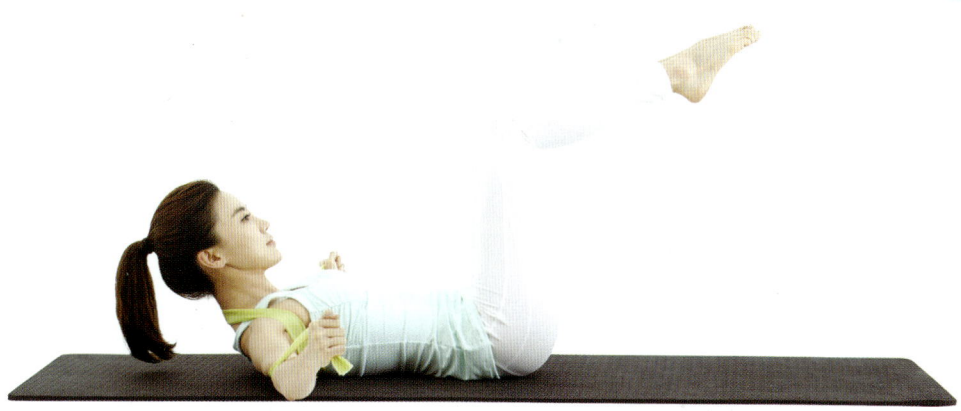

1 **숨을 들이마신다** → 상체를 들어 올린다.
이때 가슴 위치까지만 올린다는 상상을
하면서 복부에 집중한다.

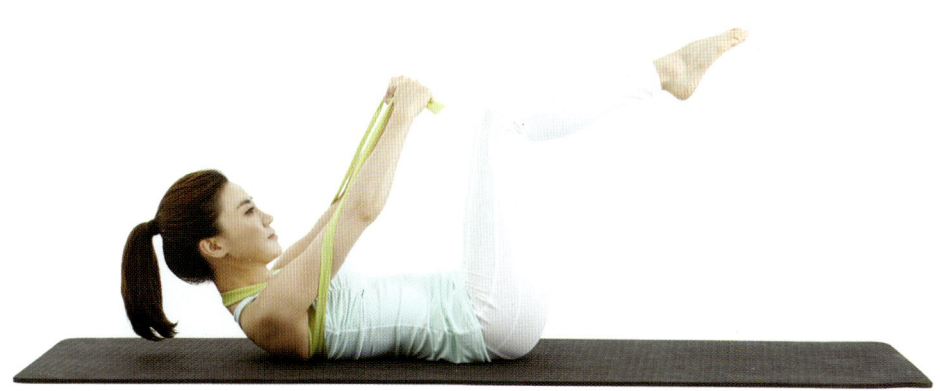

2 **숨을 내쉰다** → 양팔을 가슴 앞으로 모은
다. 이때 팔꿈치가 처지지 않도록 팔 길이
전체를 고정시킨다. 가슴 안쪽 근육에 집
중한다.

상체 들어 인사하기

가슴은 겉으로 보이는 모양뿐 아니라 속근육도 중요하다. 이 동작은 겉에 있는 큰 근육뿐만 아니라 속근육까지 자극을 주는 운동법이다.

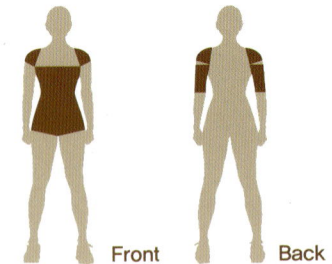

Front   Back

운동 부위

Front 대흉근, 소흉근, 삼각근, 복직근, 복사근, 복횡근
Back 삼두근

준비 자세

밴드를 목에 걸고 등 뒤에서 교차해 양 손으로 잡는다. 척추를 바르게 하고 누워 양다리는 직각으로 구부려 들어 올리고, 양쪽 손등을 이마 위쪽에 둔다.

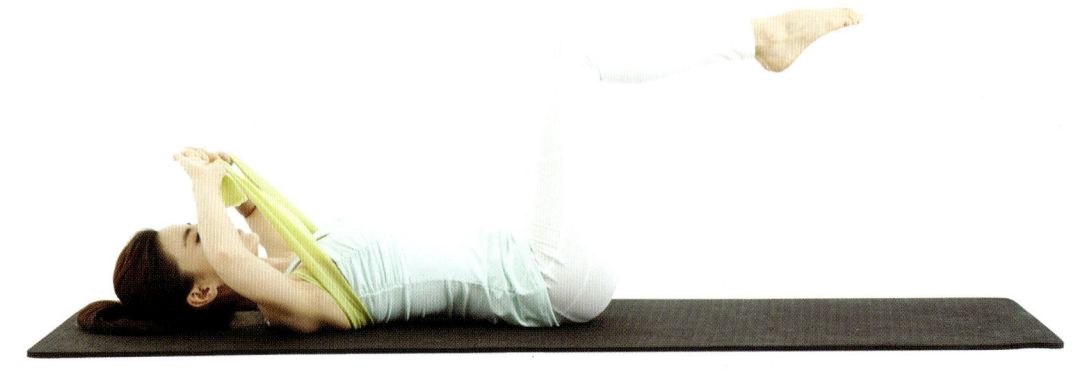

• 어깨와 팔꿈치는 수직으로, 상부 승모근의 긴장 없이 상체를 유지해야만 가슴 근육을 효과적으로 운동할 수 있다.

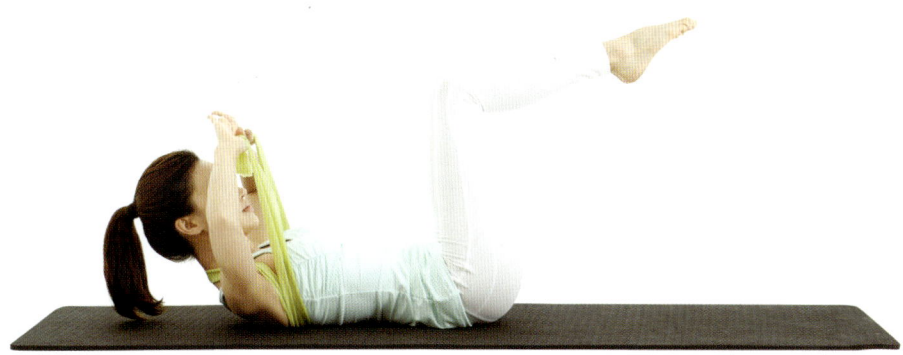

1 숨을 들이마신다 ➜ 팔의 위치는 그대로
고정한 채 상체를 가슴까지 들어 올린다.
이때 복부가 납작하도록 복횡근의 긴장감
을 잊지 말자.

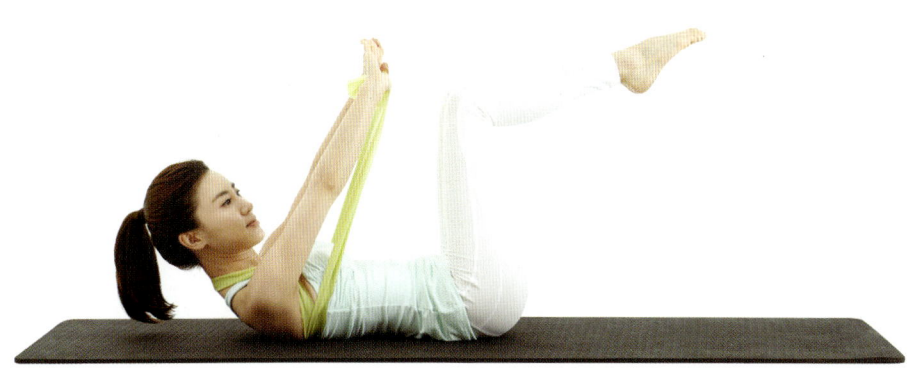

2 숨을 내쉰다 ➜ 상체와 어깨는 고정하고
밴드를 잡은 양손을 천장 방향으로 길게
뻗는다.

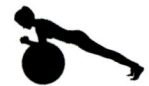 # 팔꿈치로 원 그리기

아름다운 가슴라인을 만들기 위해서는 견갑의 안정이 필수! 어깨라인을 바로잡고, 가슴 근육의 볼륨 업, 그리고 팔라인까지 예뻐지는 운동이다.

운동 부위

Front 전거근, 대흉근, 소흉근, 삼각근
Back 삼두근, 광배근, 대원근, 승모근

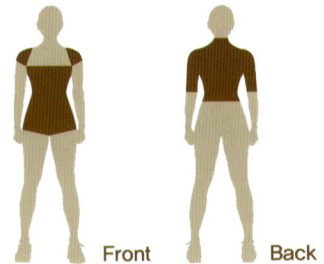

Front   Back

준비 자세

양손은 몸과 팔이 수직이 되게 어깨 아래쪽을 짚고 양다리는 길게 뻗어 허벅지를 볼 위에 올려놓는다.

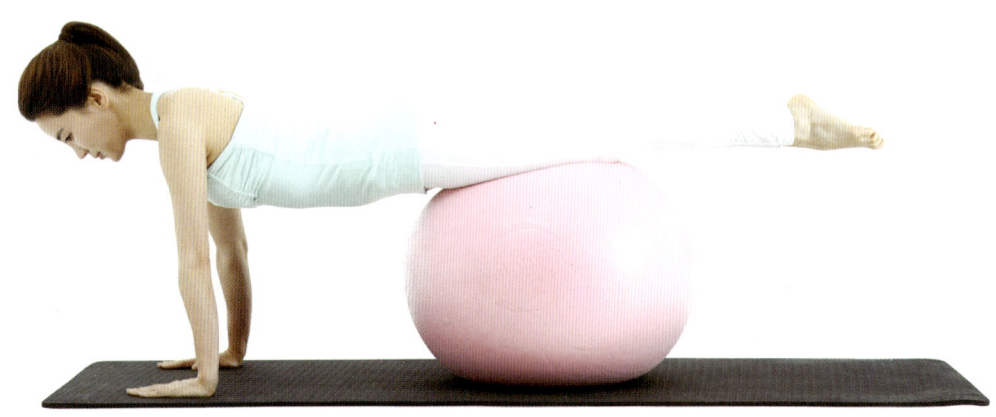

• 상체가 바닥으로 떨어지지 않도록 복횡근의 긴장감을 유지한다.
• 팔을 밀어내거나 가져올 때 가슴 근육(대흉근)의 수축에 집중하면서 운동하자.

8회
2세트

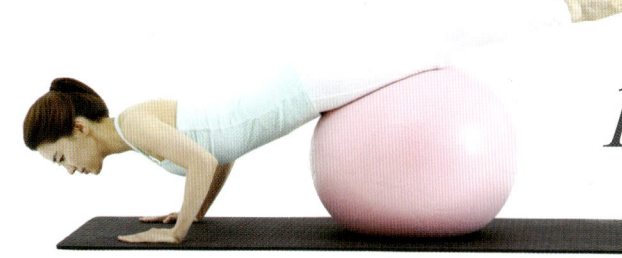

1 숨을 들이마신다 → 양팔을
직각으로 구부려 팔굽혀펴기
자세로 내려간다.

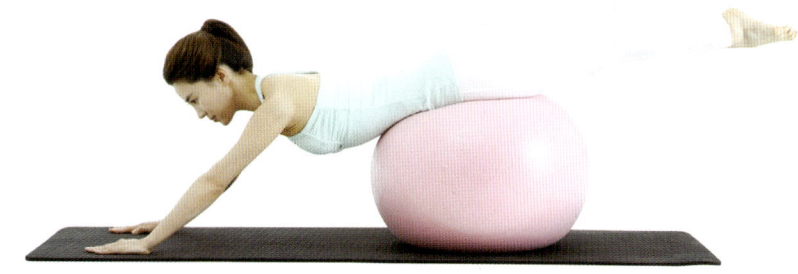

2 숨을 내쉰다 → 양손으로 바닥을 밀어
내듯이 양팔을 대각선 뒤로 밀어 길게
뻗는다. 동시에 겨드랑이 옆을 조여주
는 느낌으로 준비 자세로 돌아간다.

3 숨을 들이마신다 → 양팔을 뻗은 채
로 양손으로 바닥을 밀어내듯 대각선
뒤로 발끝이 멀어지게 밀어준다.

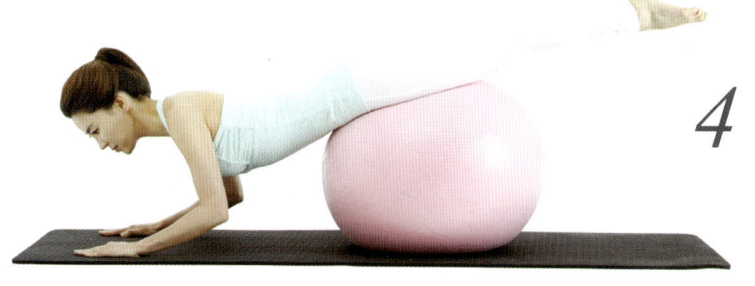

4 숨을 내쉰다 → 팔꿈치를 직각으로
구부려 겨드랑이 사이를 조여주면서
팔굽혀펴기 자세를 한 뒤 양팔을 뻗
어 준비 자세로 돌아간다.

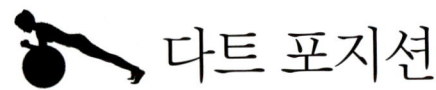 # 다트 포지션

가슴 전체 근육을 사용하는 운동으로 볼륨뿐만 아니라 탄력 있는 가슴을 기대할 수 있으며, 전신 근력 운동이기도 하다.

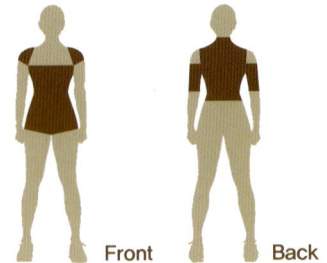

운동 부위
Front 대흉근, 소흉근, 전거근, 삼각근
Back 삼두근, 승모근, 능형근

Front   Back

준비 자세 ──────────●

척추와 골반을 바르게 하고 무릎으로 서서 볼 위에 팔꿈치를 댄다.

Point
어깨와 팔꿈치가 수직이어야 하며, 골반과 무릎도 수직을 유지한다.

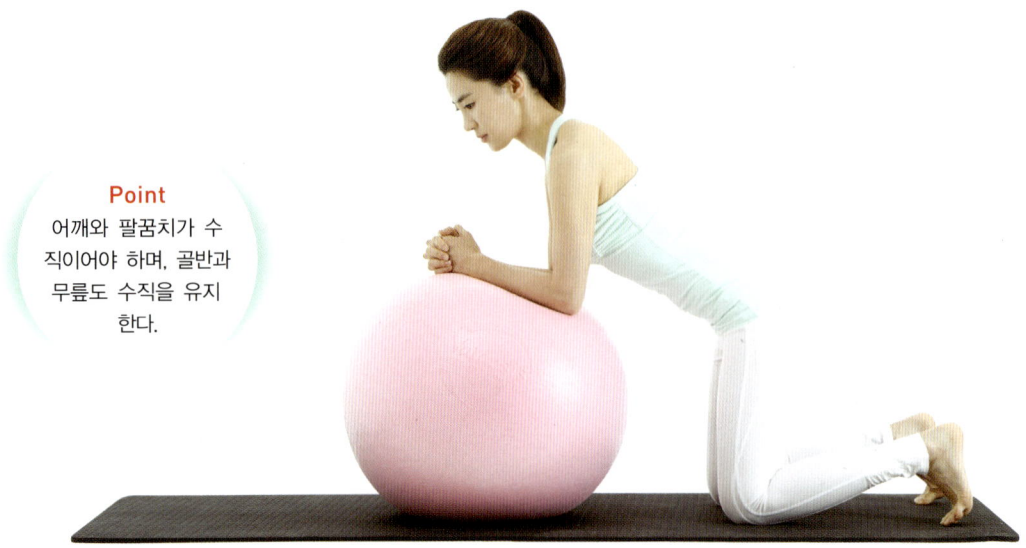

• 동작 시 마치 화살이 날아가듯 발끝에서 머리 쪽으로 길어진다는 상상을 하며 동작하고, 팔꿈치의 위치는 가슴과 수직이어야 한다.

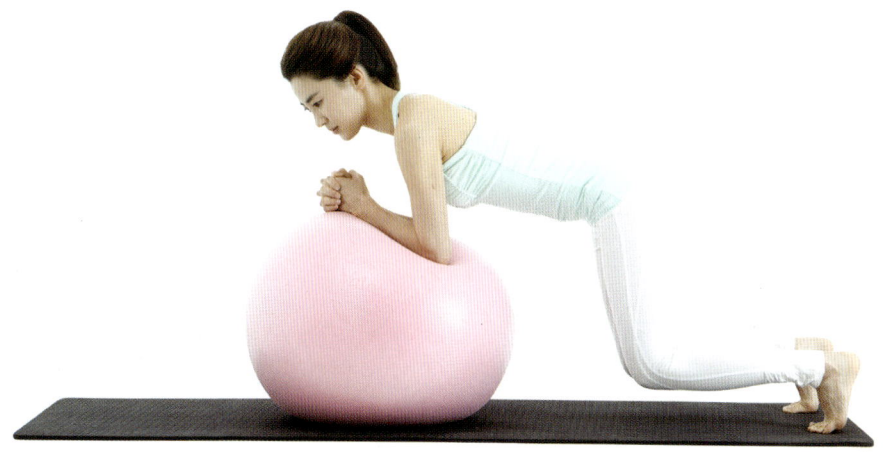

1 숨을 들이마신다 ➜ 팔꿈치를 고정하고 어깨
의 자세를 그대로 유지한 채 무릎을 바닥에서
들어 올린다.

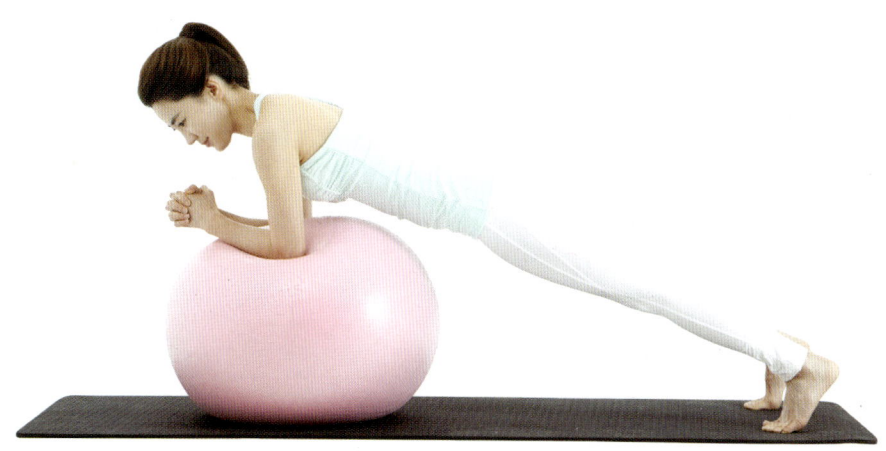

2 숨을 내쉰다 ➜ 팔과 상체는 그대로 유지한
채 다리를 길게 뻗어 머리에서부터 발끝까지
대각선으로 일직선이 되도록 한다.

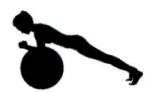 # 척추 말아 내리며 가슴 조이기

단순하고 쉬운 동작이면서도 가슴라인을 올려주는 데 매우 효
과적인 운동이다. 탄력 있는 가슴은 바른 견갑과 어깨라인에서
시작된다는 사실을 꼭 기억하자.

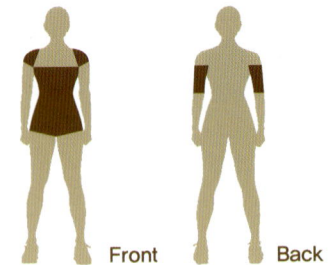

운동 부위

Front 대흉근, 소흉근, 삼각근, 전거근, 복직근, 복사근, 복횡근
Back 삼두근

준비 자세

골반과 척추를 바르게 하고 양다
리를 뻗고 앉아 양팔을 쭉 펴서 볼
을 든다.

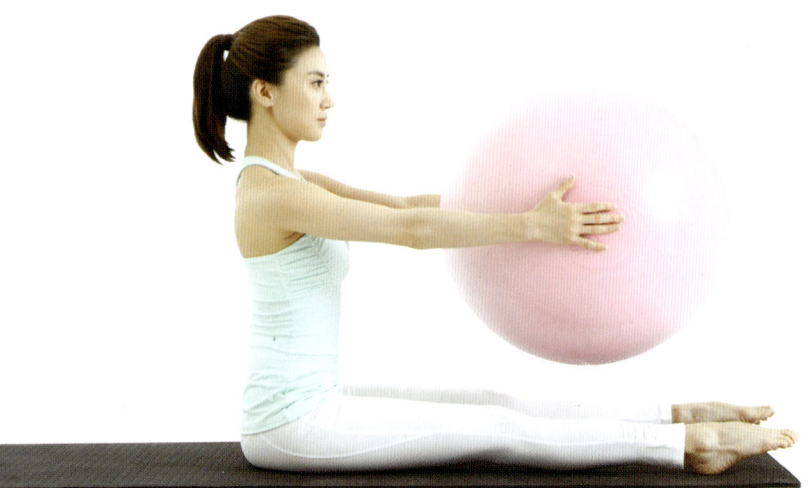

• 어깨가 올라가지 않도록 하며 가슴 근육에 집중해서 운동한다.

Roll down with arm press

1 숨을 내쉰다 ➜ 양쪽 손바닥으로 지
그시 볼을 3번 누른다. 숨을 들이마
신다 ➜ 가슴 근육에 집중하여 3초간
정지한다.

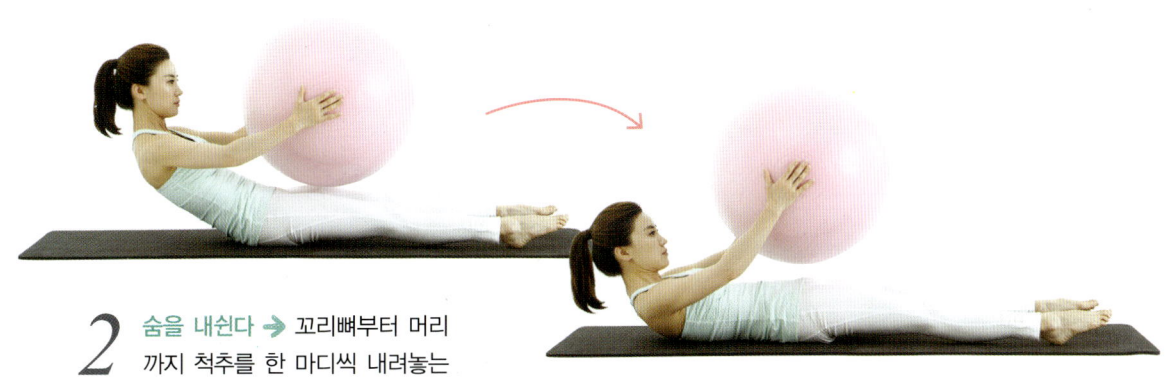

2 숨을 내쉰다 ➜ 꼬리뼈부터 머리
까지 척추를 한 마디씩 내려놓는
느낌으로 내려간다.

3 숨을 들이마신다 ➜ 양팔을
머리 위까지 든다.

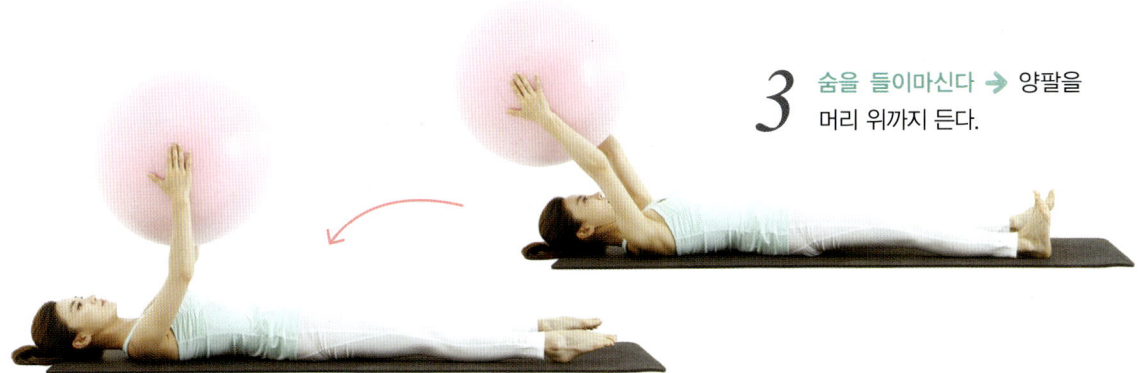

4 숨을 내쉰다 ➜ 양팔을 가슴 앞으로
가져와 손바닥으로 볼을 3번 누른다.
숨을 들이마신다 ➜ 가슴 근육에 집
중하여 3초간 정지한다.

5 숨을 내쉰다 ➜ 머리부터 꼬리뼈까지
척추를 한 마디씩 들어 올려 준비 자세
로 돌아간다.

볼 잡고 가슴 스트레칭 Mermaid stretch

상체의 측면, 가슴, 등의 스트레칭 효과가 있는 동작으로, 충분한 효과를 보려면 스트레칭 시 볼의 반대쪽 골반이 매트에서 떨어지지 않도록 한다.

1 척추와 골반을 바르게 하고 오른쪽 다리는 앞으로 구부리고, 왼쪽 다리는 뒤로 구부려 앉는다. 짐볼을 오른쪽 옆에 두고 오른손은 볼 위에 얹고 왼팔은 옆으로 길게 뻗는다.

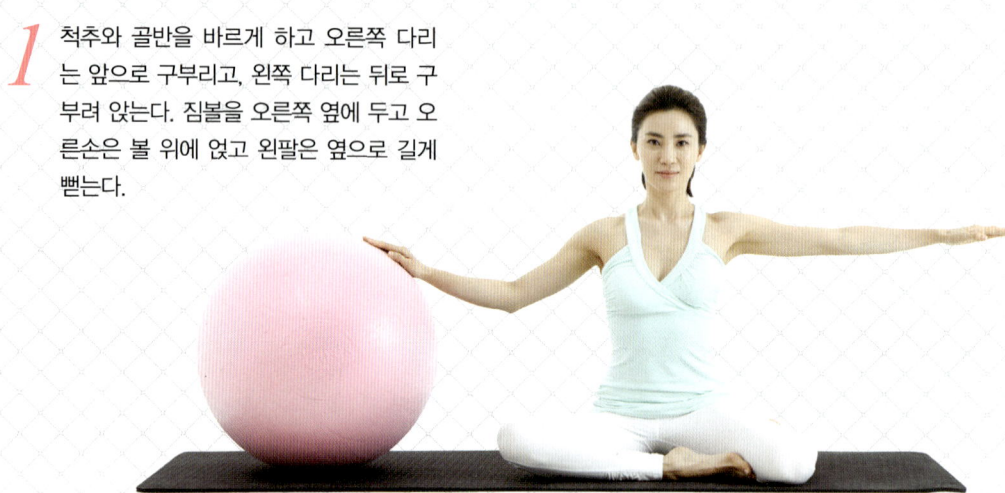

2 숨을 들이마신다 ➜ 왼팔을 머리 위로 들어 올리면서 척추를 천장 방향으로 길게 늘인다.

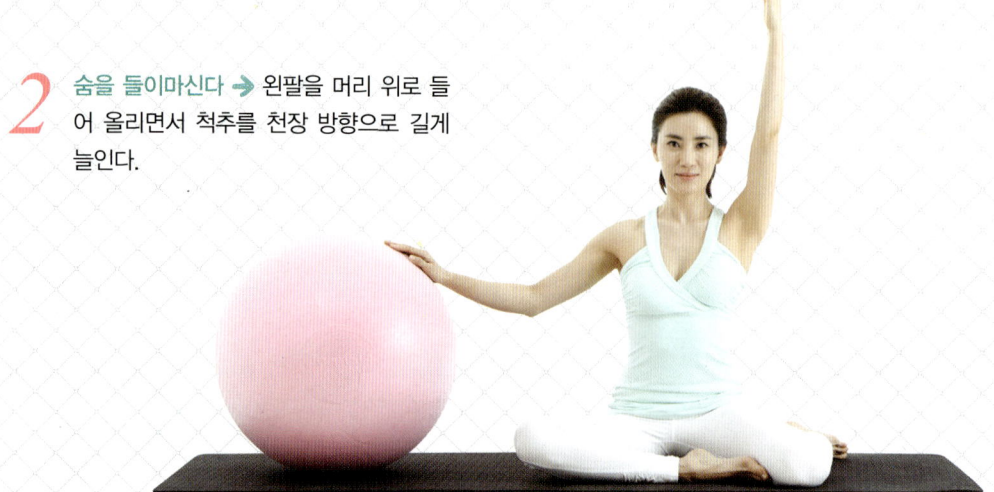

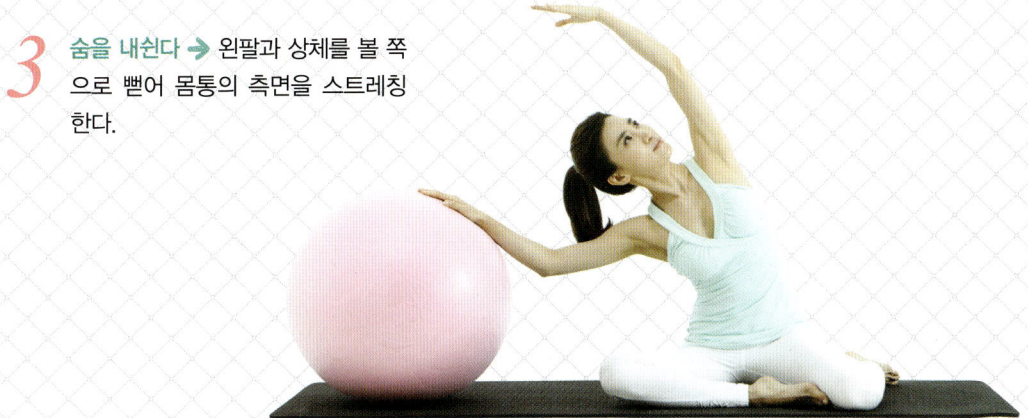

3 숨을 내쉰다 ➜ 왼팔과 상체를 볼 쪽으로 뻗어 몸통의 측면을 스트레칭한다.

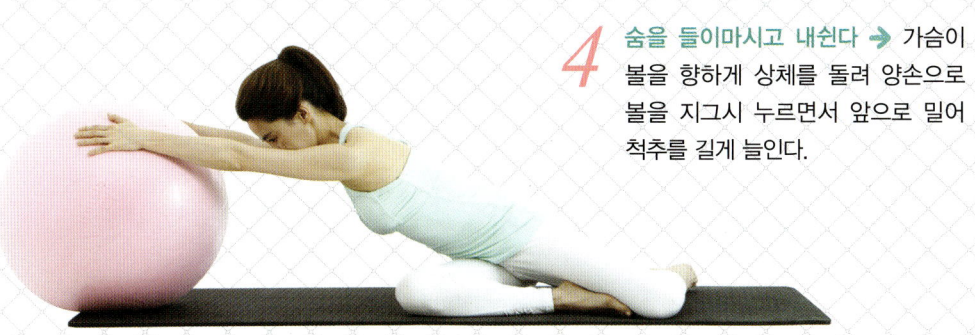

4 숨을 들이마시고 내쉰다 ➜ 가슴이 볼을 향하게 상체를 돌려 양손으로 볼을 지그시 누르면서 앞으로 밀어 척추를 길게 늘인다.

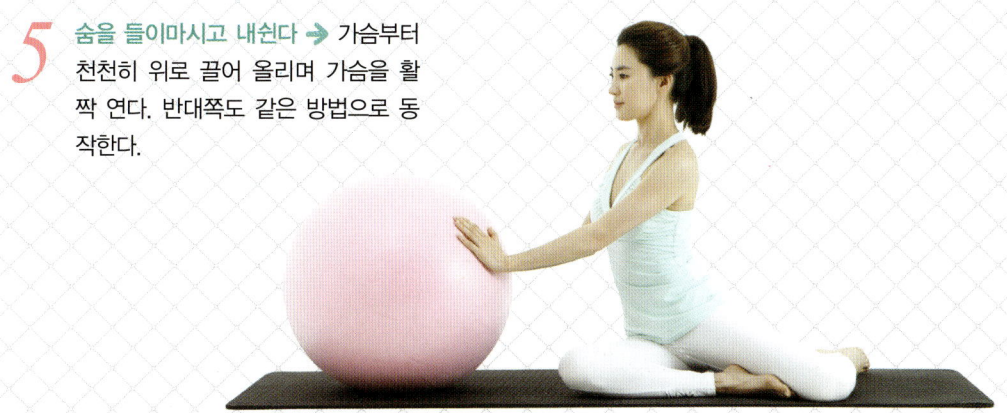

5 숨을 들이마시고 내쉰다 ➜ 가슴부터 천천히 위로 끌어 올리며 가슴을 활짝 연다. 반대쪽도 같은 방법으로 동작한다.

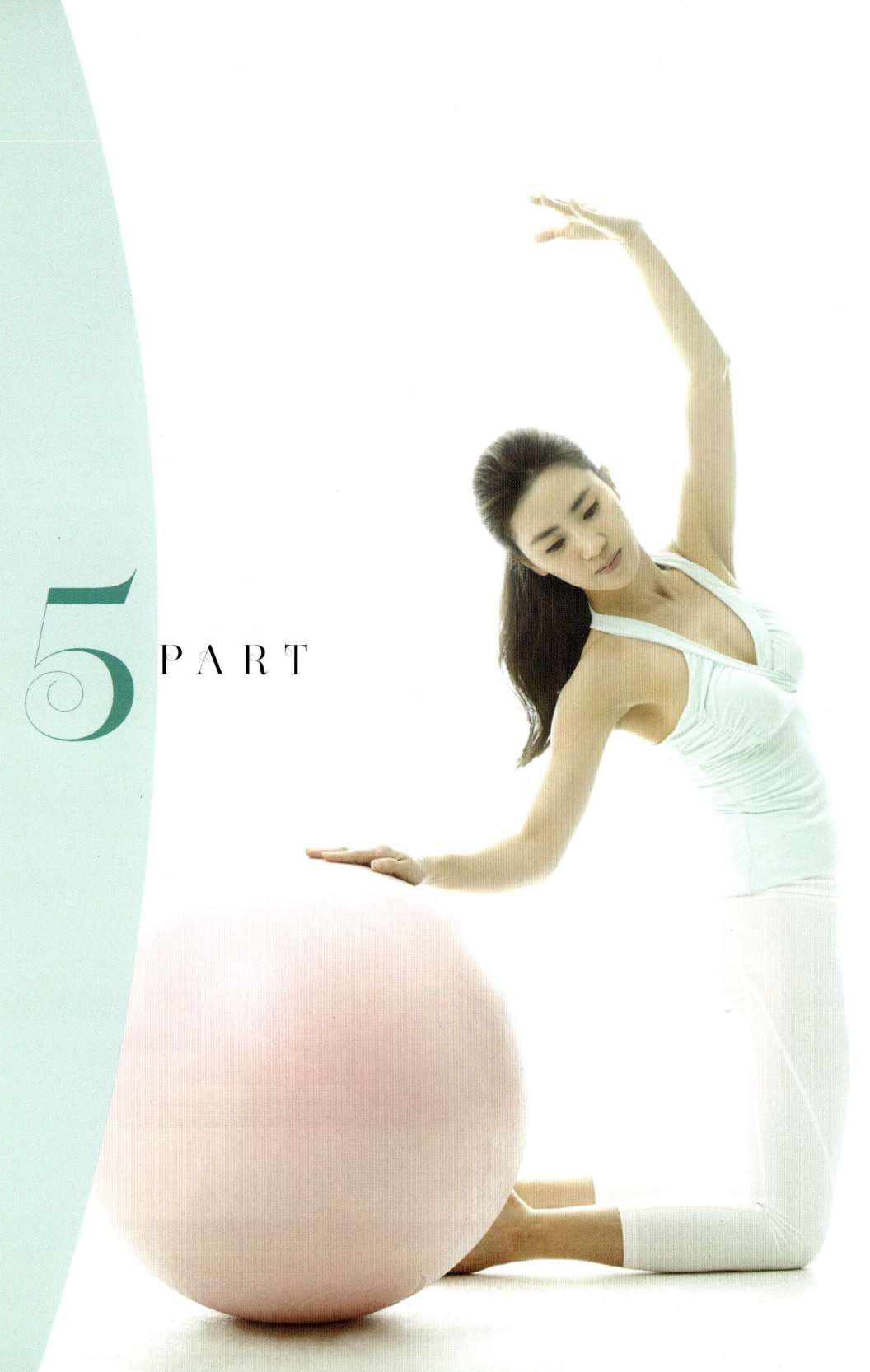

5 PART

뒤태가 아름다운 섹시한
보디라인 만들기

S라인

자세가 구부정하거나 유난히 등에 살이 많이 쪘다면 S라인 운
동부터 시작하자. 군살 없는 등라인은 물론이고 척추의 바른
자세까지 찾게 되어 뒷모습까지 매력적인 보디라인을 갖게 될
것이다.

S라인 프로그램

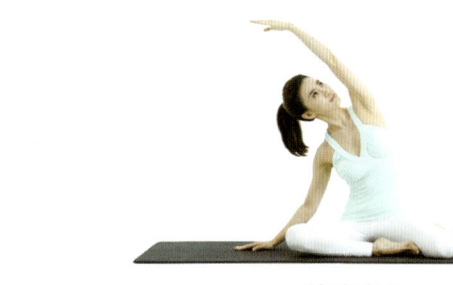

인어자세
1세트

공처럼 구르기
8회 2세트

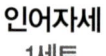

준비

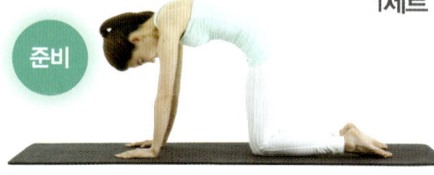

고양이 스트레칭
3회 반복

마무리

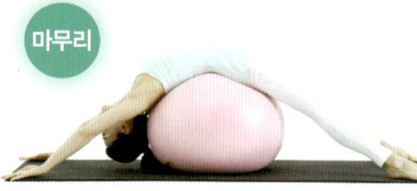

척추 펴기
10~15초간 유지

S line

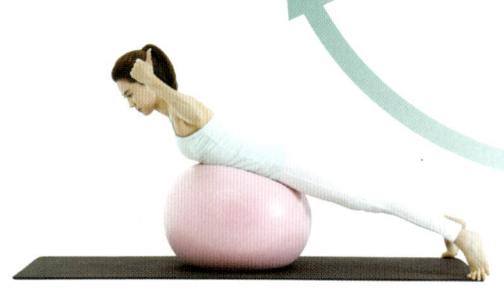

W 모양으로 노젓기
8회 2세트

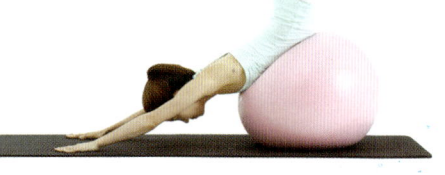

백조 다이빙
8회 2세트

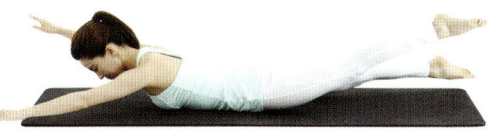

빠르게 물장구치기
2세트

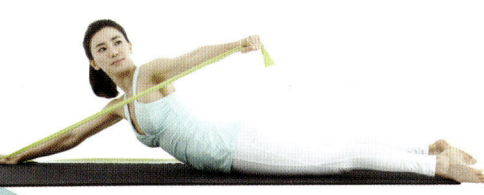

대각선으로 가슴 젖히기
6회 2세트

program

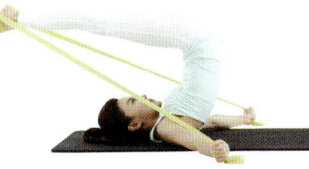

척추 뒤로 말아 올리기
8회 2세트

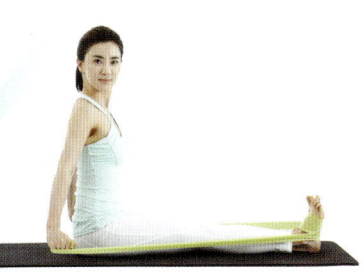

중간 등 당기기
6회 2세트

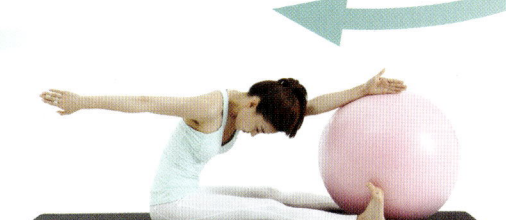

톱질하기
6회 2세트

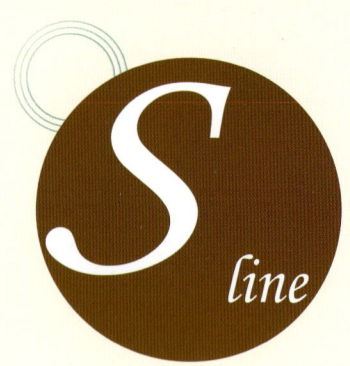

척추와 등 운동으로
섹시한 보디라인 만들기

시상식 레드카펫 위의 여배우들처럼 등이 깊게 파인 드레스를 입을 일은 없다고 해도 여름철 바닷가에서 당당하게 비키니를 입고 싶지 않은가? 브래지어 위아래로 삐져나온 살들 때문에 타이트한 상의를 입지 못하고 있는가? 그렇다면 S라인 운동을 추천한다. 척추의 움직임에 집중하며 하루 20분씩 꾸준히 운동하면 군살 없는 등라인은 물론이고 척추의 바른 자세까지 찾게 되어 뒷모습까지 매력적인 보디라인을 갖게 될 것이다.

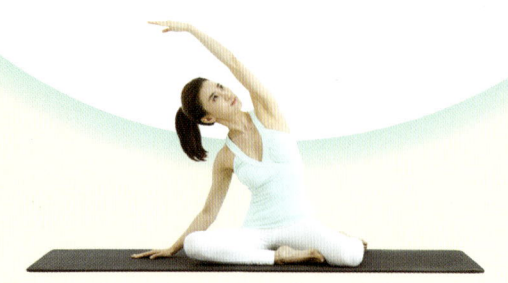

고양이 스트레칭 Cat stretch

허리가 약한 사람에게 좋은 동작으로, 등 근육과 척추기립근을 이완시켜준다.

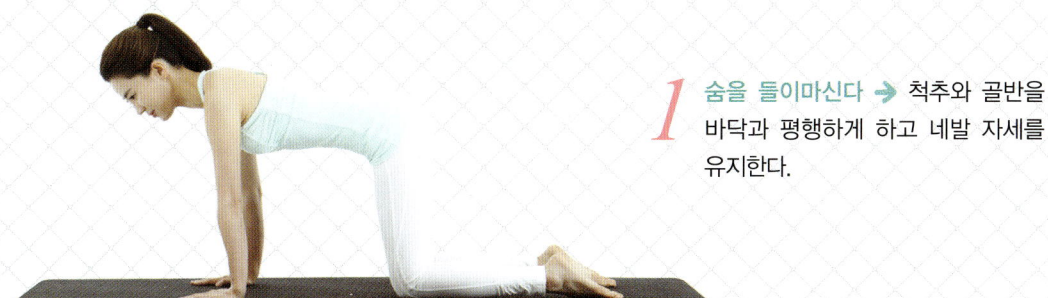

1 숨을 들이마신다 ➜ 척추와 골반을
바닥과 평행하게 하고 네발 자세를
유지한다.

2 숨을 내쉰다 ➜ 꼬리뼈부터 척추를
하나하나 둥글게 말아 C자 곡선을 그
리듯 척추를 둥글게 말아준다.

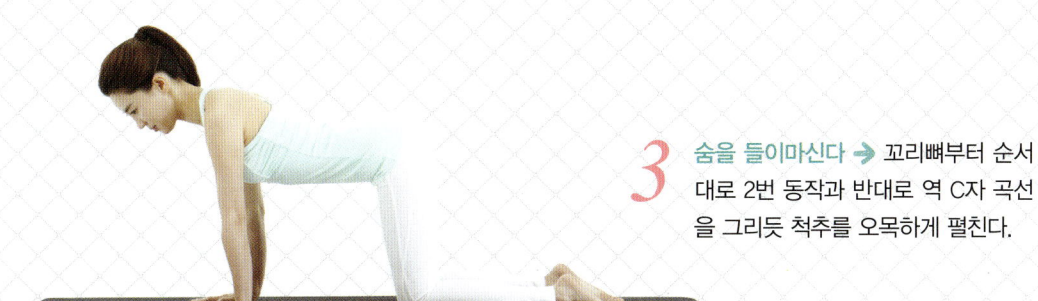

3 숨을 들이마신다 ➜ 꼬리뼈부터 순서
대로 2번 동작과 반대로 역 C자 곡선
을 그리듯 척추를 오목하게 펼친다.

• 과도하게 허리만 꺾거나, 등을 구부리는 것이 아니라 척추 전체가 골고루 움직일 수 있도록 척추 마디마디를 천
천히 움직이며 동작한다.

인어자세

피로에 지친 등 근육을 효과적으로 풀어주는 필라테스 기본 동작. 고관절의 유연성을 길러주고 척추의 측면, 옆구리, 등 근육을 이완시켜 척추를 바로잡는 데 도움이 된다.

운동 부위
Front 대흉근, 복사근
Back 척추기립근, 광배근, 능형근, 승모근, 요방형근

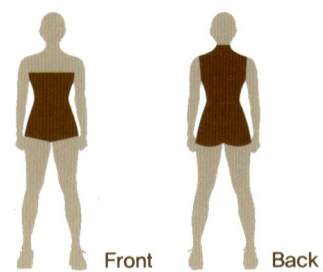

Front　　　　　Back

준비 자세

골반과 척추를 바르게 하고 앉아 오른쪽 다리는 앞으로 구부리고 왼쪽 다리는 뒤로 구부려 인어자세로 앉는다. 양팔은 어깨높이에서 양옆으로 길게 뻗는다.

1 **숨을 들이마신다** ➜ 왼팔을 천장 방향으로 길게 뻗어 올리고 척추도 머리 방향으로 길게 늘여 곧게 세운다.

• 등과 몸통 측면의 충분한 스트레칭 효과를 얻기 위해서는 엉덩이를 매트에 고정하고 손끝이 멀어진다는 느낌으로 등 근육을 충분히 이완시킨다.

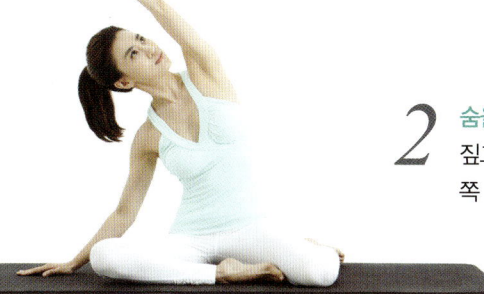

2 숨을 내쉰다 → 오른손은 바닥을 짚고 왼팔을 오른쪽으로 넘겨 왼쪽 옆구리를 스트레칭한다.

3 숨을 들이마신다 → 왼팔을 뻗어 올려 양팔이 대각선이 되게 한다. 2~3번 동작을 3번 반복한다.

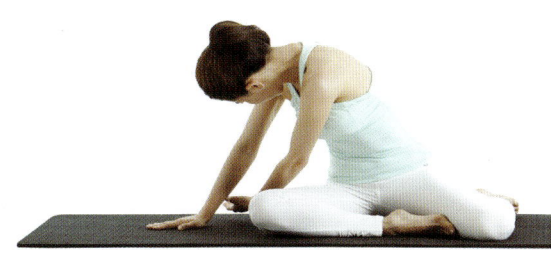

4 숨을 내쉰다 → 공을 껴안듯 등을 둥글게 말아 왼팔을 오른팔과 옆구리 사이로 뻗는다. 5초간 유지한다.

5 숨을 내쉰다 → 왼팔을 뻗어 올려 양팔이 되게 한 후 가슴을 뒤로 활짝 열면서 왼팔을 뒤로 길게 뻗는다.

6 숨을 들이마신다 → 2번 동작과 같이 왼쪽 몸통을 한 번 더 스트레칭한다.
숨을 내쉰다 → 준비 자세로 돌아간다. 반대쪽도 같은 방법으로 동작한다.

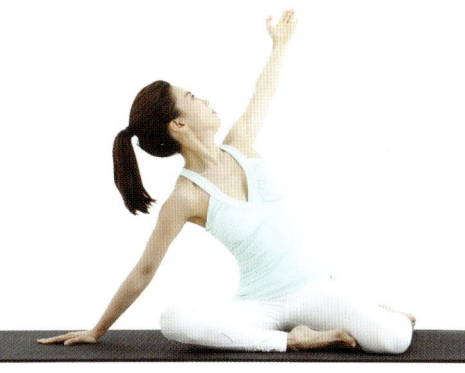

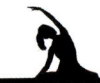 # 공처럼 구르기

공처럼 구르는 동작으로 복부 근력을 강화시켜주고, 척추의 움직임과 전체적인 밸런스를 향상시킨다. 척추의 유연성 운동으로 마사지 효과도 볼 수 있고 바른 등라인을 만들어준다.

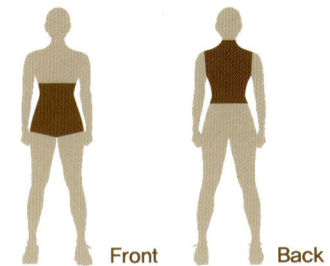

Front   Back

운동 부위

골반과 요추의 안정화
Front 복직근, 복사근, 복횡근
Back 척추기립근, 다열근, 회전근

준비 자세 ────────●

골반에서부터 머리까지 척추의 C 커브를
유지하고 무릎을 세워 앉는다. 양손으로
무릎 뒤쪽을 잡고 발끝을 바닥에서 들어
골반으로 중심을 잡는다.

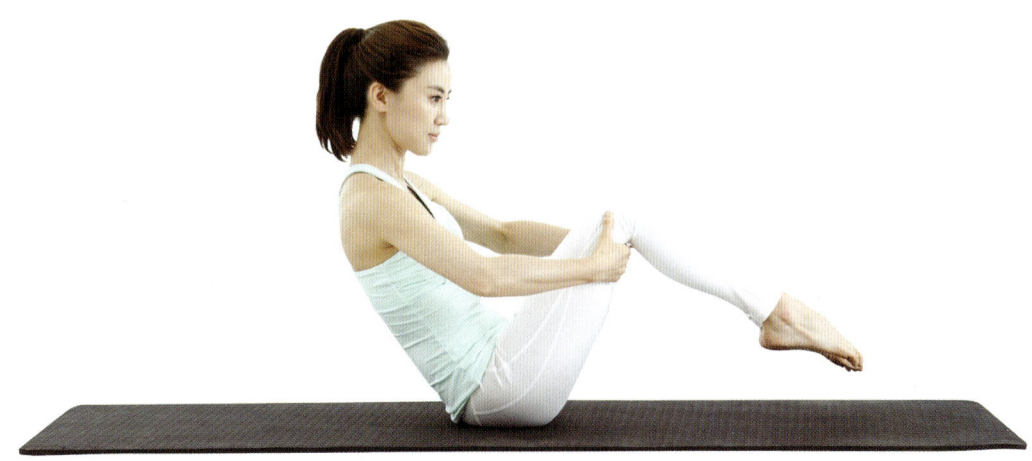

• 동작 진행 시 반동으로 빠르게 움직이거나, 쿵 소리가 나게 등이 바닥에 떨어지지 않도록 가슴과 허벅지 사이에 작은 볼이 있다고 상상하며 복부 근육에 집중해 운동한다.

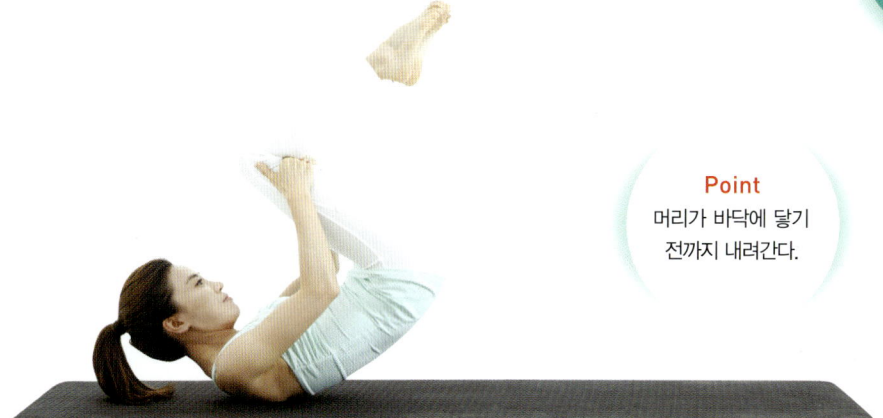

Point
머리가 바닥에 닿기
전까지 내려간다.

1 숨을 들이마신다 ➜ 꼬리뼈부터 척추가
순서대로 매트에 닿도록 척추의 C 커브를
유지하며 공이 구르듯 뒤쪽으로 구른다.

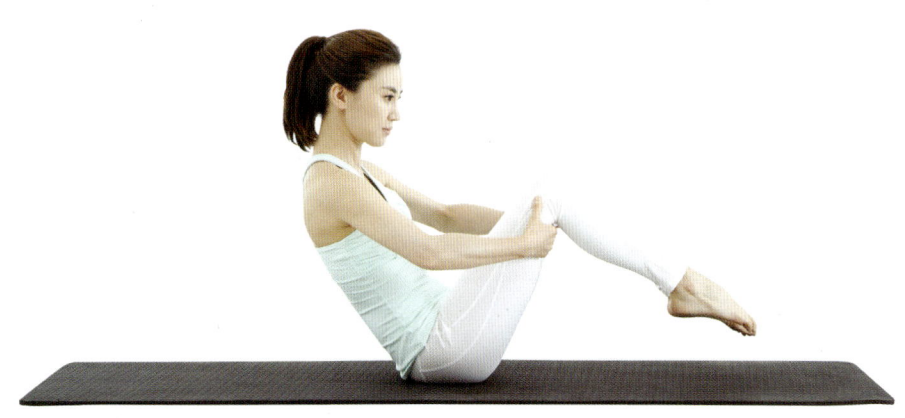

2 숨을 내쉰다 ➜ 복부의 힘을 이용하여
척추의 C 커브를 유지하며 준비 자세로
돌아간다.

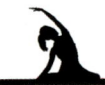 # 빠르게 물장구치기

척추의 깊은 근육(다열근과 회전근)까지 자극하는 운동. 동작의 크기는 작지만 몸의 뒤쪽 모든 근육을 사용하는 동작으로 짧은 시간 안에 멋진 반전 뒤태를 기대할 수 있다.

운동 부위

척추의 심부 근육 안정화
Front 내전근, 복횡근
Back 척추기립근, 다열근, 회전근, 능형근, 승모근, 후면삼각근, 요방형근, 둔근, 햄스트링

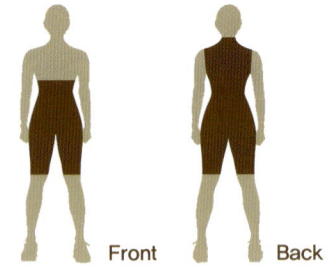

Front   Back

준비 자세

골반과 척추를 바르게 하고 엎드려 무릎이 바깥쪽을 향하게 돌려 길게 뻗고, 양팔은 머리 위로 길게 뻗는다. 가슴을 바닥에서 들고, 양팔과 양다리도 바닥에서 들어올린다.

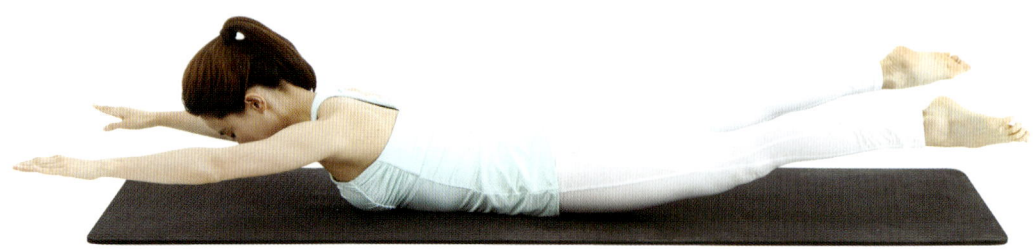

- 허리가 꺾이지 않게 배꼽을 등으로 당기듯이 복횡근을 수축하여 허리를 보호하고, 어깨가 긴장되지 않도록 견갑의 바른 위치를 확인하며 운동하자.
- 척추의 깊은 근육인 다열근과 회전근을 자극시키기 위해서는 골반을 매트에 고정하고 팔다리를 작고 민첩하게 동작하는 것이 좋다.

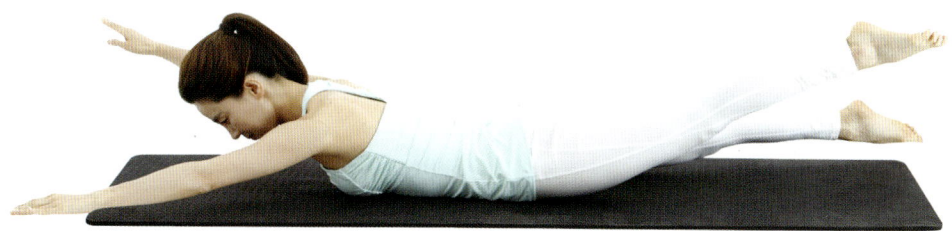

1 5초간 숨을 내쉰다 ➜ 오른팔과 왼쪽
다리를 들어 올린다.

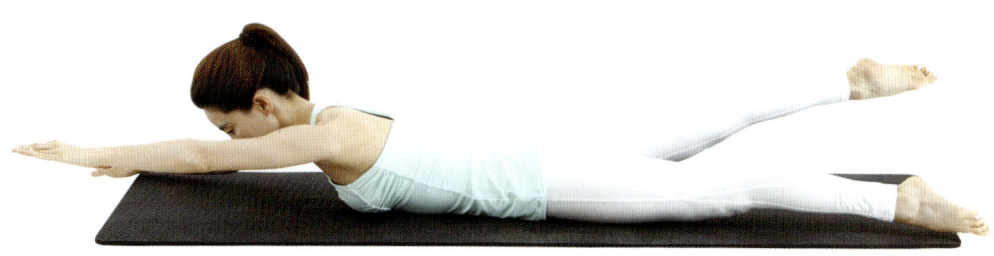

2 5초간 숨을 들이마신다 ➜ 연속해서
오른팔과 왼쪽 다리는 내리면서 왼팔
과 오른쪽 다리를 들어 올리는 교차
운동이다. 빠르게 5회 반복한다.

대각선으로 가슴 젖히기

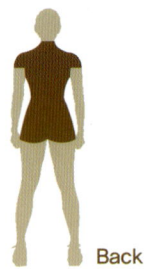

피로가 쌓이면 등에서부터 신호가 오기 때문에 등 운동을 하면 피로 회복 효과를 볼 수 있다. 이 동작은 등 근육의 근력을 키워 효과적으로 좌우 균형을 잡아주는 운동으로 날개살 및 허리 뒤 군살 제거에 좋다.

운동 부위

Back 척추기립근, 요방형근, 광배근, 능형근, 승모근, 후면삼각근, 대둔근

Back

준비 자세 ————————

척추와 골반을 바르게 하고 엎드려 양팔을 머리 위로 길게 뻗고 양손에 밴드를 잡는다. 다리는 골반 너비로 벌려 길게 뻗는다.

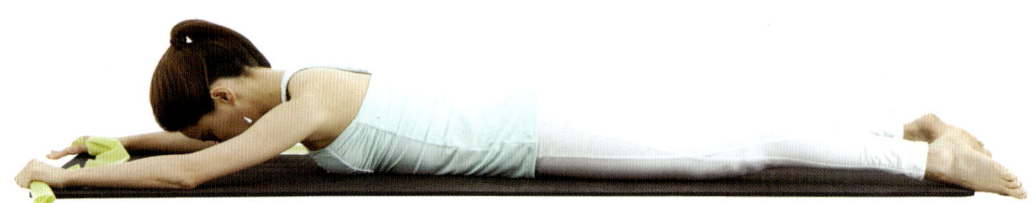

• 허리가 꺾이지 않도록 복횡근을 수축하여 골반과 요추의 바른 위치를 유지하자.

6회
2세트

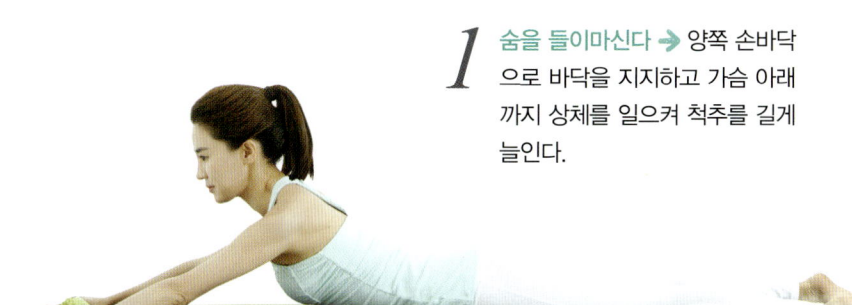

1 숨을 들이마신다 ➜ 양쪽 손바닥
으로 바닥을 지지하고 가슴 아래
까지 상체를 일으켜 척추를 길게
늘인다.

Point
상체(가슴)의 회전이
우선시되어야 하고 어깨
가 긴장되지 않도록 주
의한다.

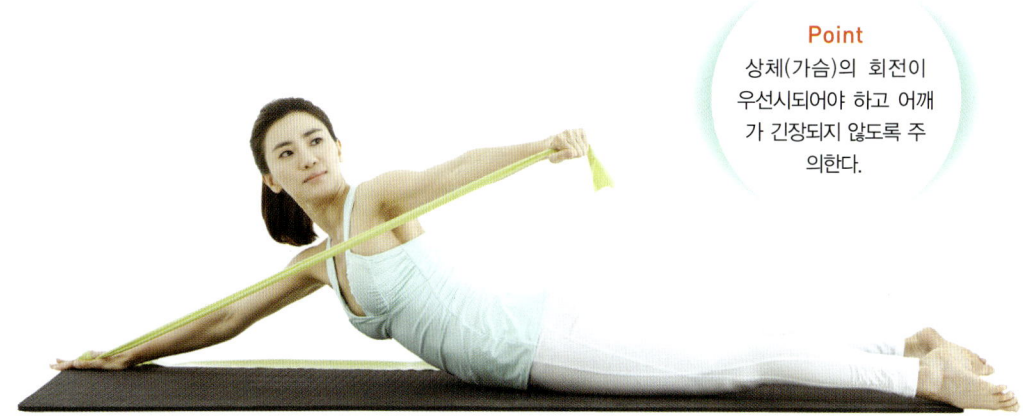

2 숨을 내쉰다 ➜ 왼쪽 가슴을 뒤로 열
고 왼팔을 뒤로 뻗으면서 몸을 튼다.
밴드를 잡고 있는 왼팔을 왼쪽 엉덩
이 아래까지 잡아 내린다.

3 1~2번 동작을 6회 반복하고 준
비 자세로 돌아간다. 반대쪽도 같
은 방법으로 동작한다.

척추 뒤로 말아 올리기

척추의 정렬을 바로잡아 아름다운 등라인을 만들어주며, 허벅지 안쪽 근육과 엉덩이 근육도 함께 단련시키는 전신 운동이다.

운동 부위

Front 복직근, 복사근, 복횡근, 내전근, 대퇴사두근
Back 척추기립근, 다열근, 회전근, 둔근, 햄스트링

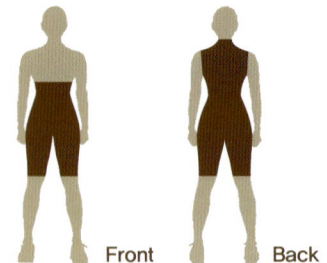

Front　　　Back

준비 자세

밴드로 양발을 고정한 후 양손에 잡고 골반과 척추를 바르게 하고 누워 양다리를 천장 방향으로 길게 뻗는다.

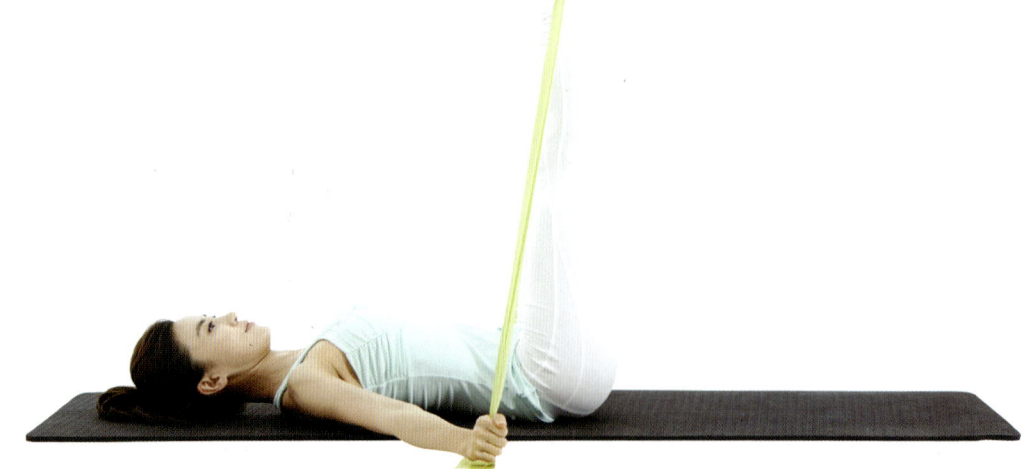

- 척추의 분절(마디마디 움직임)로 운동하는 것이므로 복부와 기립근의 힘을 충분히 사용하자.
- 어깨가 올라가지 않도록 한다.
- 밴드의 탄성을 유지해야 안전하게 척추 운동을 할 수 있다.

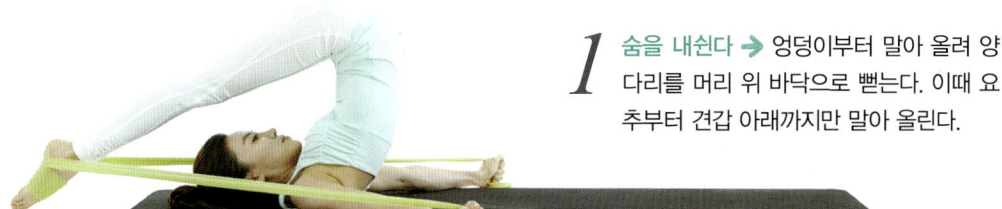

1 **숨을 내쉰다** ➔ 엉덩이부터 말아 올려 양 다리를 머리 위 바닥으로 뻗는다. 이때 요추부터 견갑 아래까지만 말아 올린다.

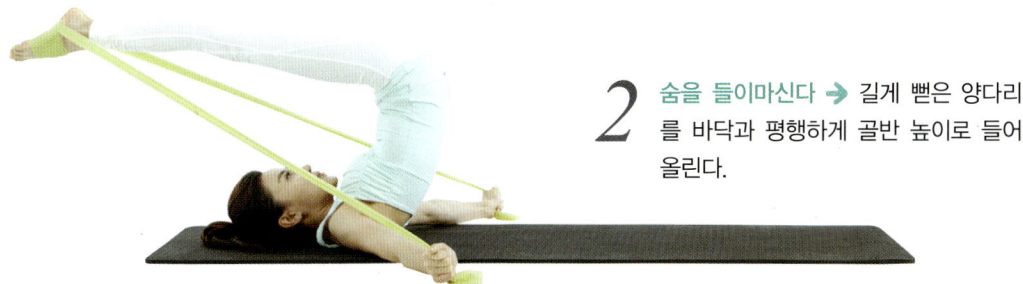

2 **숨을 들이마신다** ➔ 길게 뻗은 양다리를 바닥과 평행하게 골반 높이로 들어 올린다.

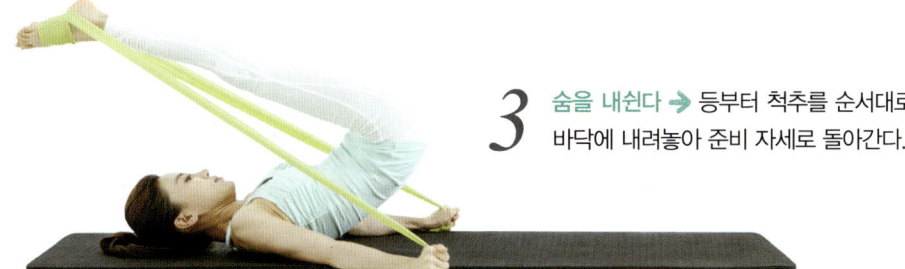

3 **숨을 내쉰다** ➔ 등부터 척추를 순서대로 바닥에 내려놓아 준비 자세로 돌아간다.

중간 등 당기기

구부정한 등은 뒤태를 망가트리는 원인이 된다. 이 동작은 척추의 바른 자세를 찾아주고, 탄력 있는 등라인을 만드는 데 아주 효과적이다.

Front 흉쇄유돌근
Back 능형근, 중간 · 하부승모근, 광배근, 후면삼각근, 대원근

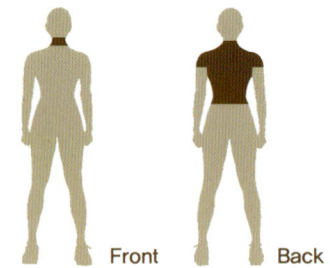

Front   Back

준비 자세

밴드로 양발을 고정한 후 양손에 잡고 골반과 척추를 바르게 하고 앉아 양다리를 앞으로 쭉 뻗는다.

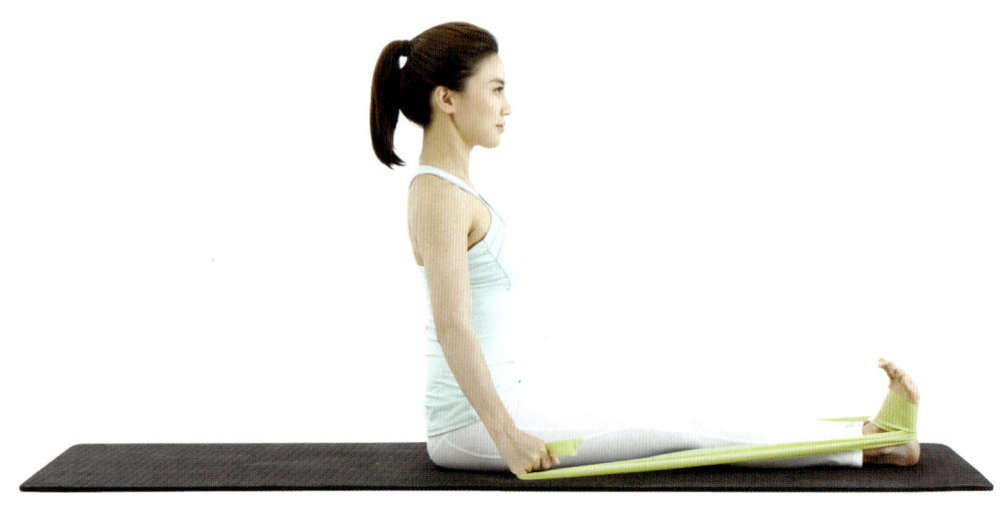

• 동작 진행 시 척추의 중립을 유지하고 가슴 근육을 이완시킨다는 느낌으로 운동하자.

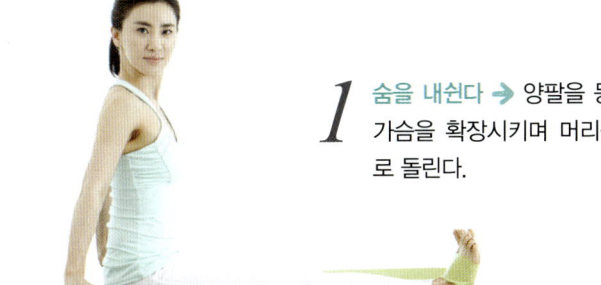

Point
팔을 뒤로 당길 때 견갑
골(날개뼈)이 서로 가까워
지거나, 어깨가 올라가지
않도록 한다.

1 숨을 내쉰다 ➜ 양팔을 등 뒤로 당겨
가슴을 확장시키며 머리를 오른쪽으
로 돌린다.

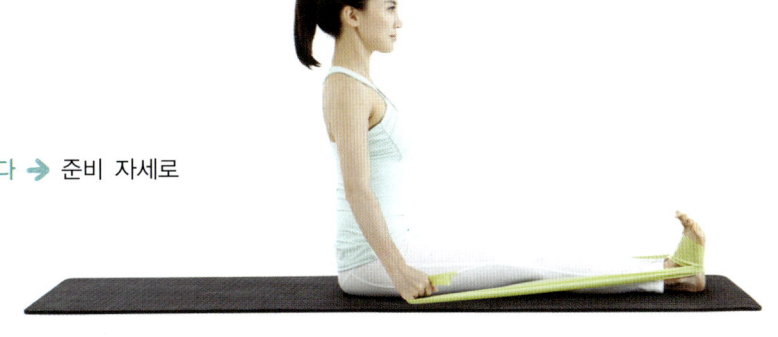

2 숨을 들이마신다 ➜ 준비 자세로
돌아간다.

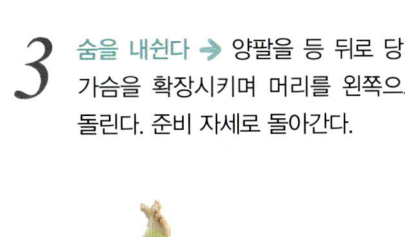

3 숨을 내쉰다 ➜ 양팔을 등 뒤로 당겨
가슴을 확장시키며 머리를 왼쪽으로
돌린다. 준비 자세로 돌아간다.

Point
머리를 좌우로 회전
할 때 어깨가 같이 돌
아가지 않도록 유지
한다.

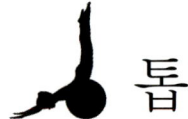

톱질하기

손으로 톱질하는 듯한 동작에서 톱(Saw)이라는 이름이 붙여졌다. 척추의 회전과 마디마디 움직임을 통해 등 근육을 풀어주는데 효과적인 운동. 척추의 유연성을 향상시키고 척추측만과 같은 불균형한 등라인을 바로잡아준다.

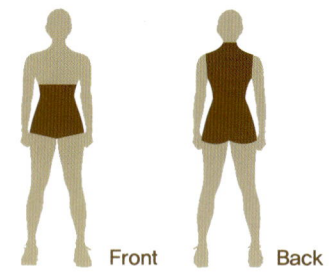

Front   Back

Front 복횡근, 복사근
Back 척추기립근, 다열근, 회전근(척추 심부 근육), 승모근, 요방형근, 광배근

준비 자세 ——————————

골반과 척추를 바르게 하고 다리는 어깨 너비로 벌려 길게 뻗고 앉는다. 볼은 두 발 사이에 놓고, 양팔을 앞으로 길게 뻗어 볼 위에 손을 올려놓는다.

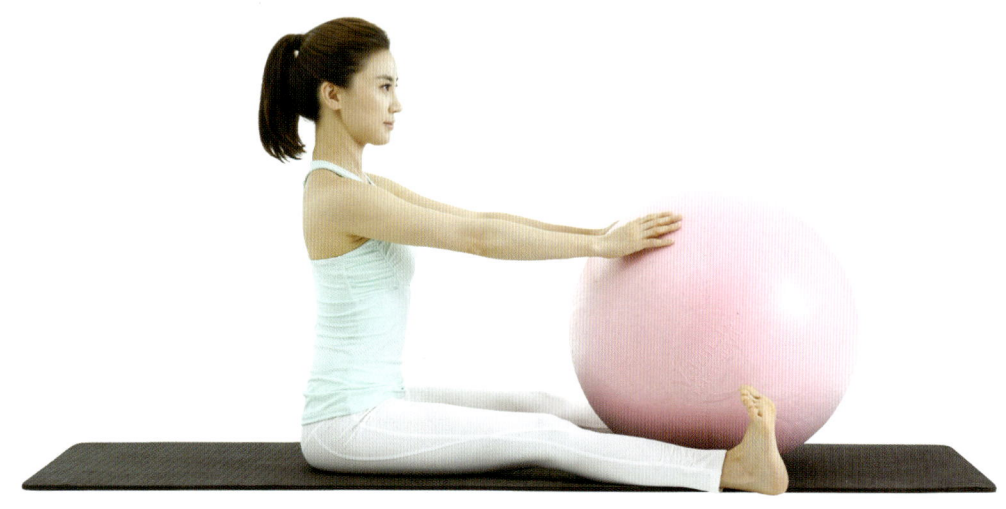

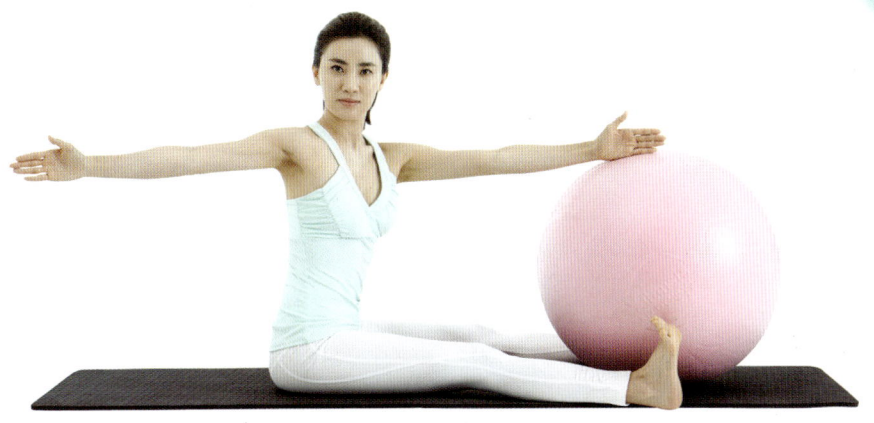

1 숨을 들이마신다 ➜ 오른팔을 어깨높이에
서 뒤로 길게 뻗으면서 상체를 오른쪽으
로 회전시킨다. 이때 왼쪽 손날로 볼을 지
지한다.

Point
상체를 숙일 때 골반의
균형을 바로잡기 위해 발
목을 살짝 당기고, 어깨는
올라가지 않도록 한다.

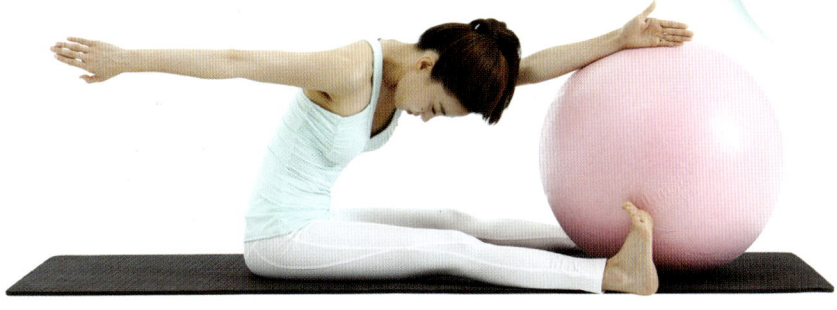

2 숨을 내쉰다 ➜ 왼쪽 손날로 오른쪽 발목
을 향해 볼을 굴리면서 머리부터 척추를
한 마디씩 말아준다는 느낌으로 등을 이
완시키며 상체를 숙인다. 이때 뒤로 뻗은
오른팔은 손등이 앞을 보도록 돌려준다.

3 숨을 들이마신다 ➜ 꼬리뼈부터 척추를
한 마디씩 말아 올린다는 느낌으로 천천
히 1번 자세로 올라간다.

4 숨을 내쉰다 ➜ 준비 자세로 돌아간다. 6
회 반복 후 반대쪽도 같은 방법으로 동작
한다.

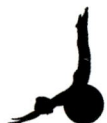 # 백조 다이빙

몸의 뒤쪽 근육 전체를 단련시키는 동시에 가슴과 복부 근육, 고관절 굴근(다리를 골반 앞쪽으로 당기는 근육군)을 이완시키는 운동. 척추 주변의 근육 발달은 물론 뒤태를 한 번에 정리해주는 효과가 있다.

Front 전거근, 대흉근
Back 척추기립근, 요방형근, 광배근, 승모근, 대둔근, 햄스트링, 후면 삼각근

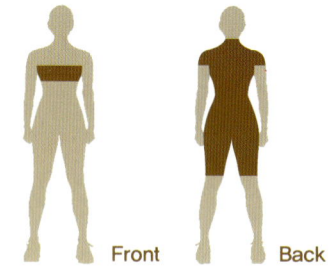

Front   Back

준비 자세

볼 위에 골반과 허벅지를 대고 양손은 어깨 아래쪽 바닥을 짚고 엎드린다. 이때 양발은 어깨너비로 벌리고 뒤꿈치를 서로 마주 보게 무릎을 바깥쪽으로 돌려준다.

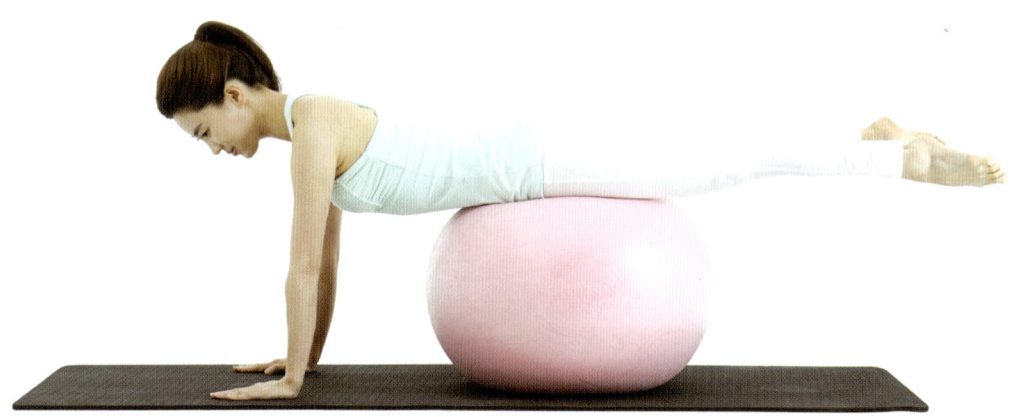

- 동작하는 동안 등, 엉덩이, 허벅지 근육을 수축하여 머리에서부터 발끝까지 부드러운 곡선을 유지하도록 한다.
- 팔의 근력이 약하다면 바닥에 팔꿈치를 대고 반복한다.
- 요추(허리)와 골반이 과도하게 앞으로 꺾이지 않도록 복횡근과 둔근의 긴장감을 유지한다.

**8회
2세트**

Point
허리의 유연성으로 다
리를 올리는 것이 아니라
복횡근과 둔근에 집중하
는 것이 중요하다.

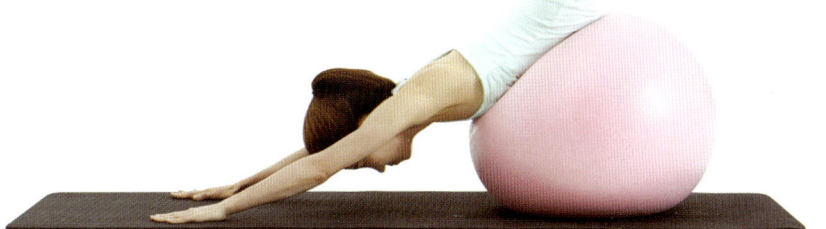

1 **숨을 내쉰다** ➜ 양손으로 바닥을 밀어내면서
양발을 천장 방향으로 길게 뻗는다. 이때 등과
엉덩이를 수축하고, 마치 바이킹이 올라가듯
동작한다.

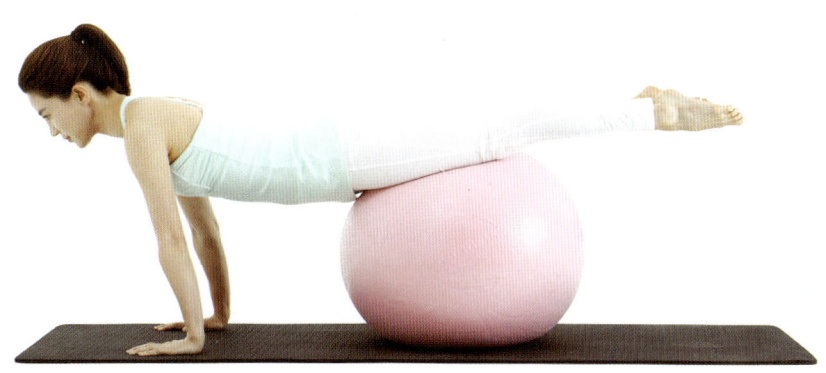

2 **숨을 들이마신다** ➜ 바닥을 짚은 양손을 고정
하고 바이킹이 내려오듯 가슴을 열고 다리가
바닥과 평행이 될 때까지 돌아온다.

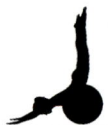 # W 모양으로 노젓기

어깨라인을 바르게 정리하는 데 효과적인 운동으로, 특히 상부 등 근육과 견갑골 주변 근육을 집중적으로 관리할 수 있는 동작이다. 또한 등 전체, 엉덩이, 뒤쪽 허벅지의 탄력까지 얻을 수 있는 효과 만점 운동이다.

운동 부위

Back 능형근, 승모근, 견갑의 회전근(극상근, 극하근, 소원근), 대원근, 후면삼각근, 척추기립근, 요방형근, 대둔근, 햄스트링

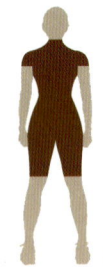

Back

준비 자세 ————————•

볼 위에 복부를 대고 골반과 척추를 바르게 하고 엎드린다. 팔꿈치를 직각으로 구부려 주먹을 볼 위에 올린다.

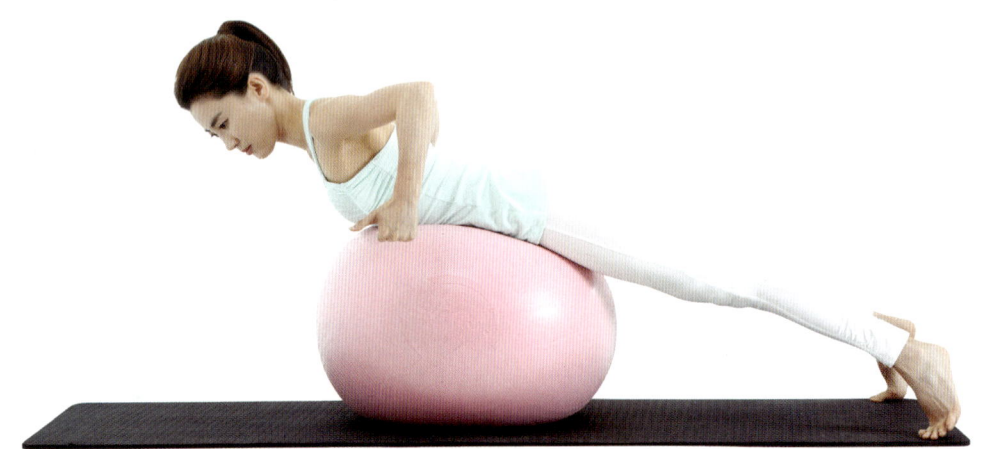

• 팔꿈치 각을 고정하고 어깨관절의 회전을 충분히 사용하자.
• 어깨가 올라가거나 견갑골이 너무 가까워지지 않도록 한다.

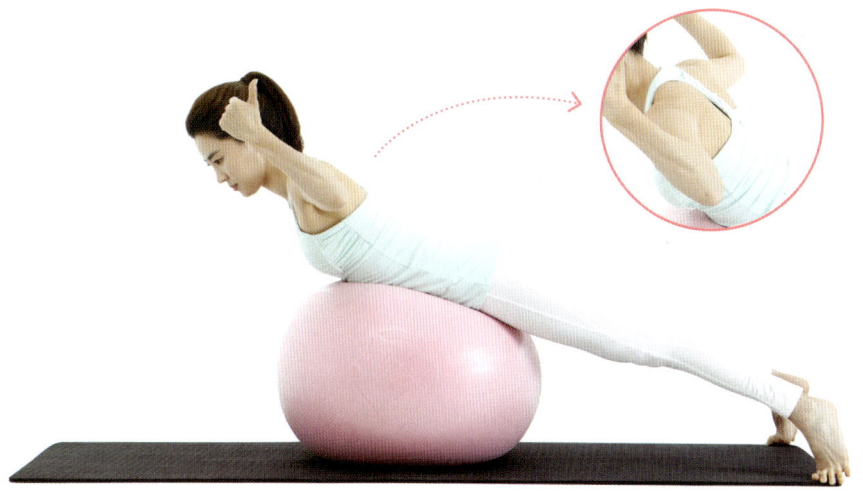

1 숨을 내쉰다 → 양쪽 팔꿈치의 각을 고
정하고 엄지손가락이 등 쪽을 향하도록
들어 올려 가슴을 열고 견갑골을 등 쪽
으로 눌러준다.

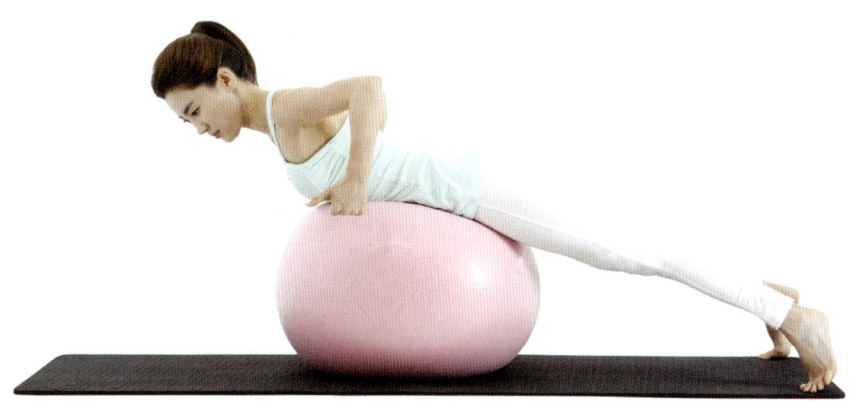

2 숨을 들이마신다 → 준비 자세로
돌아간다.

척추 펴기 Spine extension

척추를 늘이는 스트레칭 동작이다.

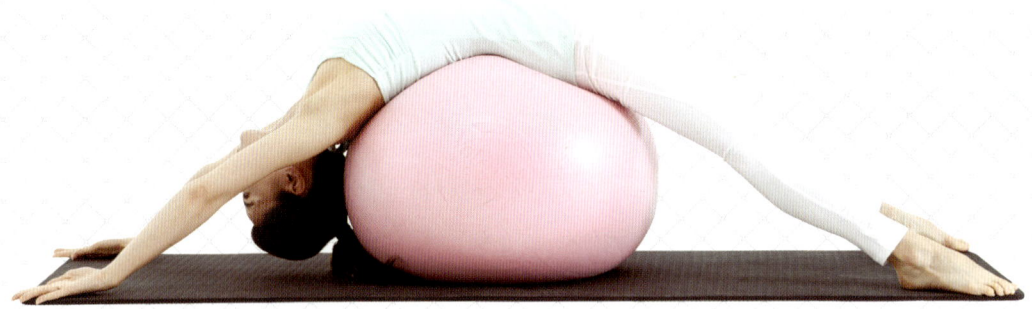

숨을 들이마시고 내쉬기를 반복 ➔ 의자에 앉듯이 짐볼 위에 앉는다. 골반부터 척추를 한 마디씩 내려놓듯 상체를 볼 쪽으로 천천히 눕히면서 앞으로 네 걸음 걸어 나온다. 이때 골반과 등 전체를 볼에 밀착시킨다. 중심이 잡히면 천천히 무릎을 펴고 완전히 스트레칭한다.

• 초보자라면 볼 위에서 중심 잡기가 어려울 수 있으니, 발끝을 벽에 고정하고 하면 좀 더 안정적으로 스트레칭할 수 있다.
• 디스크로 통증이 심한 경우에는 이 동작을 피하는 것이 좋다.

QR코드로
동영상 보고
필라테스 쉽게 배우기!

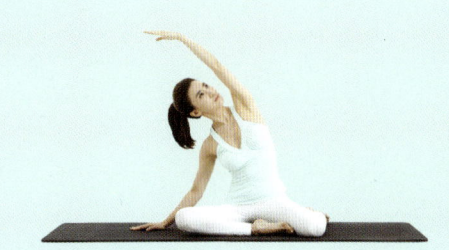

인어자세
1세트

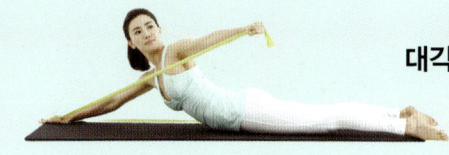

대각선으로 가슴 젖히기
6회 2세트

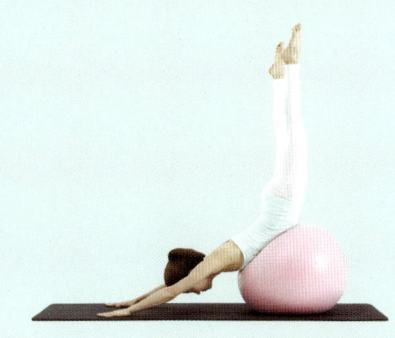

백조 다이빙
8회 2세트

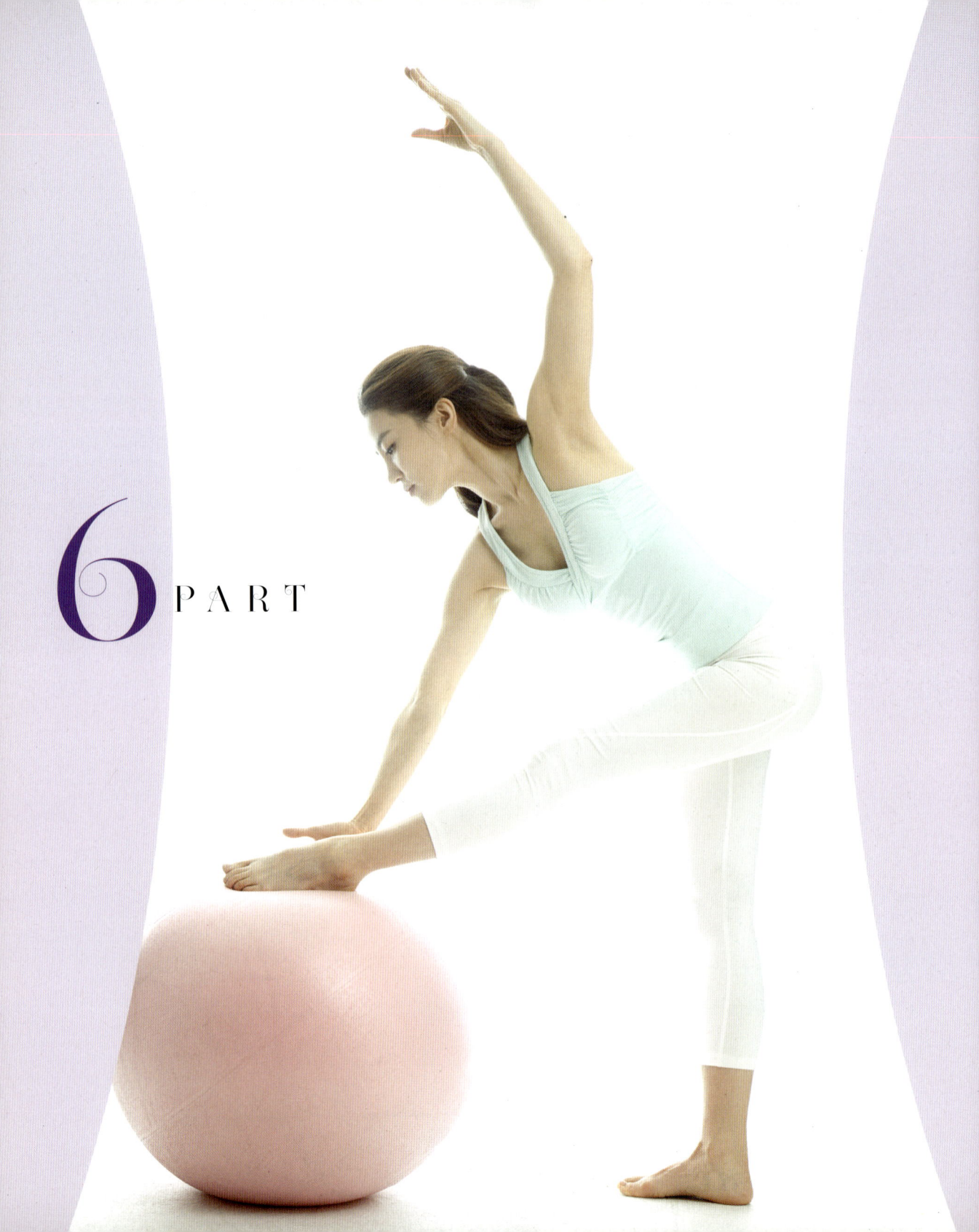

6 PART

걸그룹 부럽지 않은 쭉 뻗은
다리라인 만들기

I 라인

핫팬츠, 미니스커트, 스키니진을 당당하게 입고 싶다면 I라인 프로그램을 즐겨보자. 다리 근육을 조여주고, 늘여주는 동작들로 가늘고 긴 다리를 만들 수 있다. I라인 운동법은 다양한 하체 고민까지 한 번에 해결해줄 것이다.

I라인 프로그램

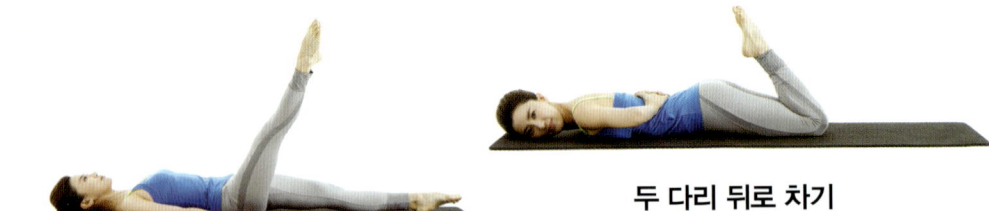

한쪽 다리 돌리기
8회씩 2세트

두 다리 뒤로 차기
8회 2세트

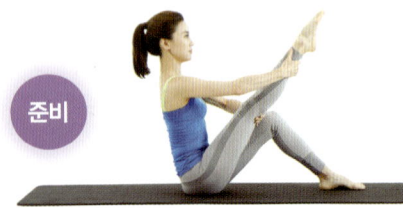

준비

나무처럼 늘이기
3회

I line

마무리

허벅지 뒤쪽 스트레칭
10초간 유지

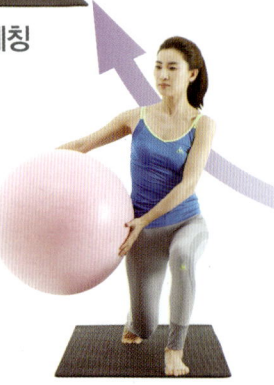

앞으로 걸으며 몸통 돌리기
4회 2세트

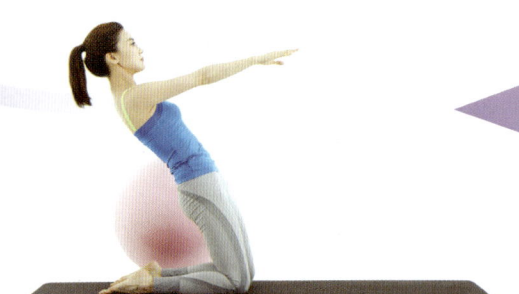

허벅지 늘이기
8회 2세트

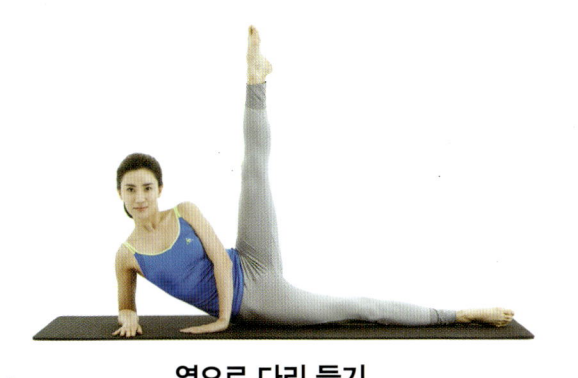

옆으로 다리 들기
8회 2세트

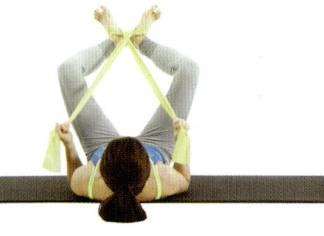

고관절 외회전
8회 2세트

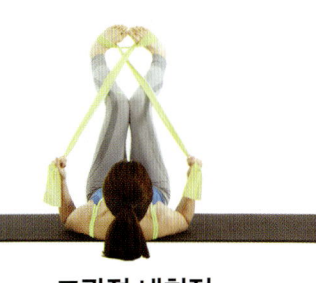

고관절 내회전
8회 2세트

program

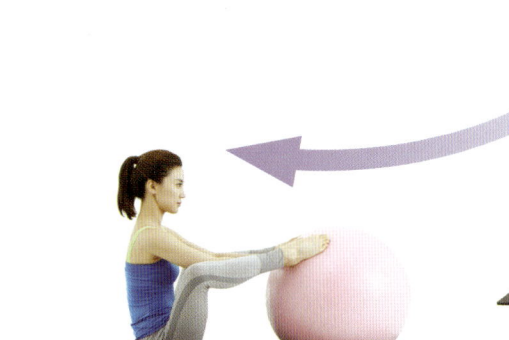

스토마치 마사지
좌우 4회씩 2세트

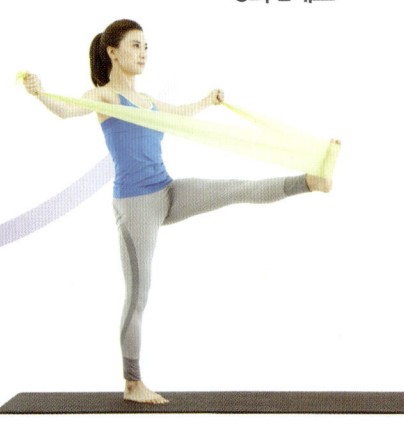

서서 다리 차올리기
8회 2세트

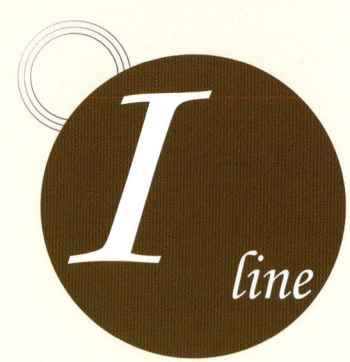

걸그룹 부럽지 않은
쭉 뻗은 다리라인 만들기

걸그룹처럼 길게 쭉 뻗은 다리를 갖고 싶다면 I라인
운동을 즐겨보자. 평상시 잘 쓰지 않아 탄력을 잃어 허벅지
안쪽과 바깥쪽에 투덕투덕 쌓인 지방이 고민이라면, 골반의 불균
형으로 하체의 부종이 심하거나 다리 모양이 휘어서 고민이라면, 조금
만 걷거나 뛰어도 다리 근육이 딱딱하게 부풀어 오른다면 I라인 운동을
추천한다. I라인 프로그램은 다리 전체에 랩을 감듯 다리 근육을 조여주
고, 늘여주는 동작들로 구성했다. 평소 약했던 하체 부위에 집중하여
운동하다 보면 어느새 허벅지의 셀룰라이트가 조금씩 없어지고,
가늘고 긴 다리라인을 갖게 될 것이다.

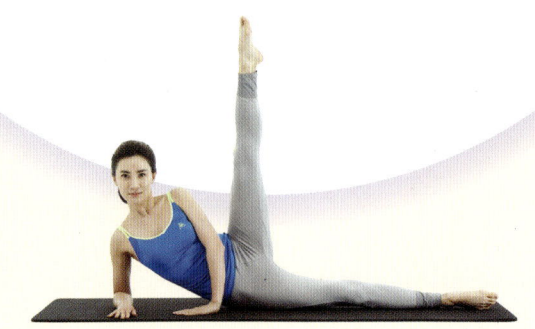

나무처럼 늘이기 Tree stretch

하체 근력이 약한 사람에게 좋은 동작으로 다리 운동을 하기 전에 허벅지 뒤쪽을 늘여 스트레칭하고 앞쪽 무릎 주변 근육의 근력을 향상시켜주는 동작이다.

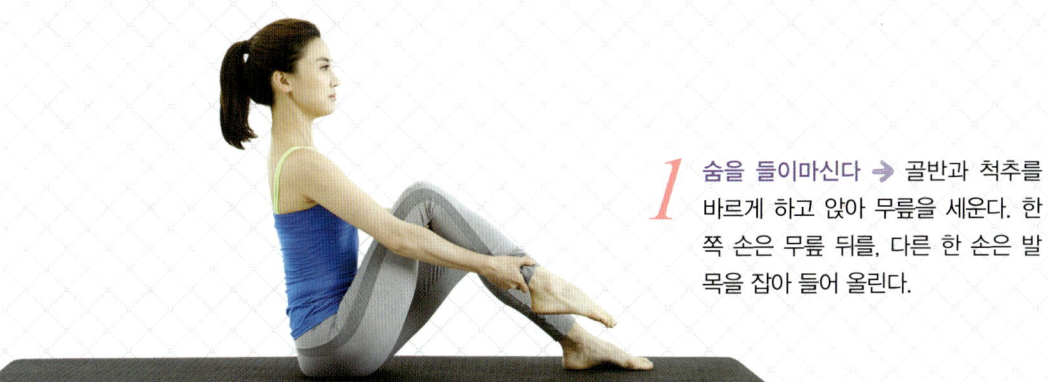

1 숨을 들이마신다 → 골반과 척추를 바르게 하고 앉아 무릎을 세운다. 한 쪽 손은 무릎 뒤를, 다른 한 손은 발목을 잡아 들어 올린다.

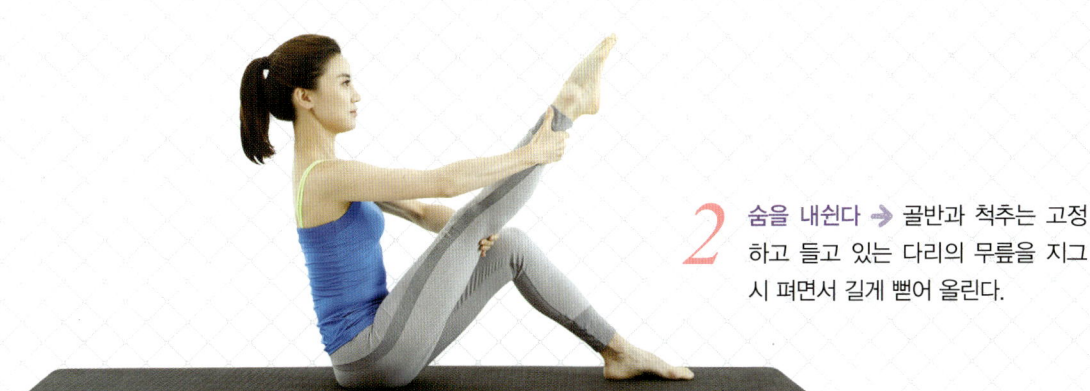

2 숨을 내쉰다 → 골반과 척추는 고정하고 들고 있는 다리의 무릎을 지그시 펴면서 길게 뻗어 올린다.

• 팔의 힘으로 다리를 당기는 것이 아니라 허벅지 앞쪽을 수축하여 뒤쪽 다리가 스트레칭될 수 있도록 한다.
• 다리를 길게 뻗어 스트레칭할 때 골반과 허리가 뒤로 구부정해지지 않도록 등을 곧게 편다.

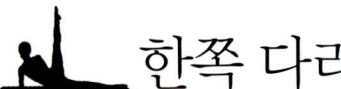 # 한쪽 다리 돌리기

매끈한 다리의 기초를 다지는 고관절 워밍업 운동이다. 다리의 힘이 아니라 골반의 유연성을 키우는 운동인 만큼 천천히 부드럽게 반복한다. 발끝이 천장에 매달려 움직인다고 상상하며 운동하자.

운동 부위

Front 장요근, 대퇴사두근, 외전근, 내전근
Back 햄스트링

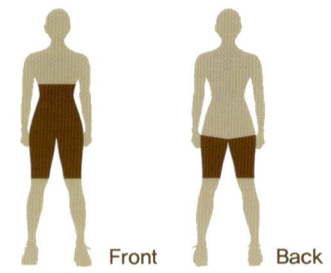

Front　　　Back

준비 자세

골반과 척추를 바르게 하고 누워 양팔은 척추의 안정을 위해 살며시 바닥을 눌러주고, 오른쪽 다리는 천장 방향으로 길게 뻗는다.

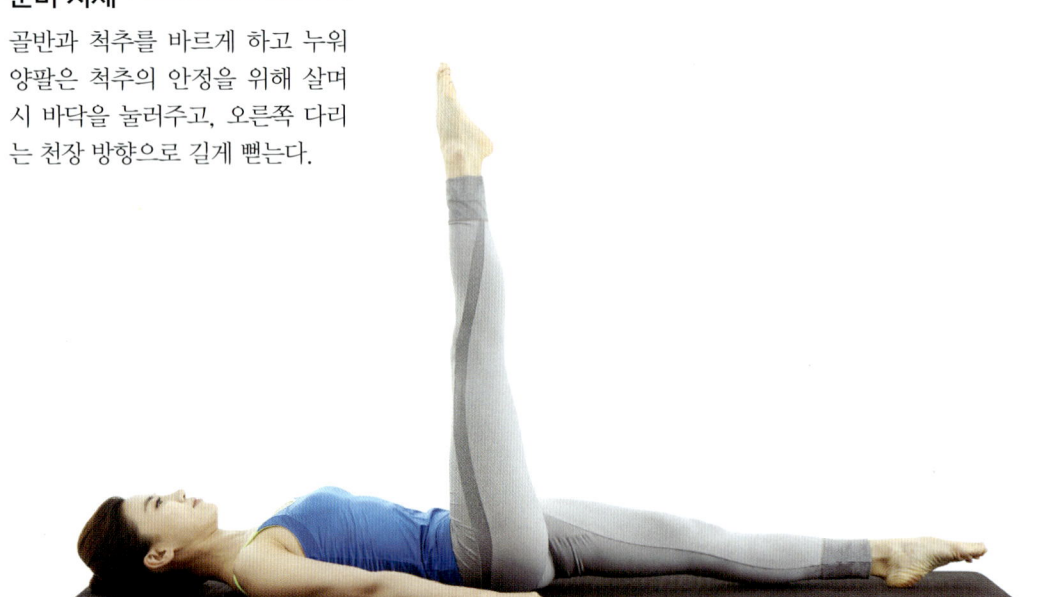

- 다리를 완전히 펴기 어려울 때는 무릎을 구부리고 동작한다.
- 원을 그릴 때 엉덩이가 들리지 않도록 복부에 긴장감을 유지한다.

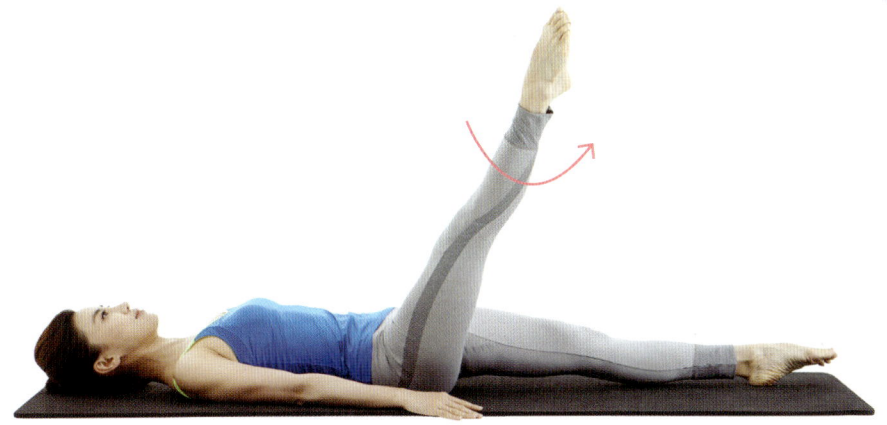

1 **숨을 내쉰다** ➔ 길게 뻗어 올린 다리를 시
계 방향으로 4번 부드럽게 돌린다. 이때
고관절의 가동 범위 안에서 원을 넉넉하
게 그린다.

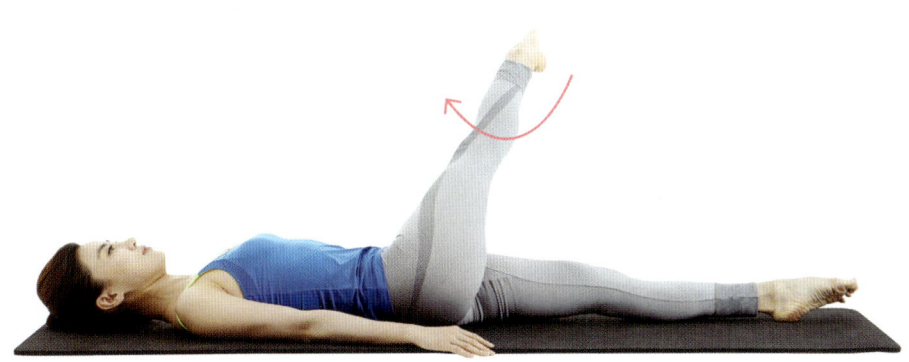

2 **숨을 들이마신다** ➔ 준비 자세로 돌아간
다. 시계 반대 방향으로 4번 돌리면 1회
다. 반대쪽도 같은 방법으로 동작한다.

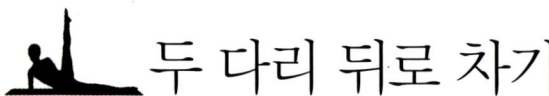 # 두 다리 뒤로 차기

가슴을 여는 동작을 함께해 허벅지 뒤쪽뿐만 아니라 등과 힙라인을 한 번에 다 들어줄 수 있다. 한 호흡에 여러 가지 동작을 해야 하는 복합 운동으로, 여러 가지 근육을 동시에 사용할 수 있는 협응력을 키워주는 데 도움이 된다.

운동 부위

Back 햄스트링, 둔근, 내전근, 외전근, 척추기립근

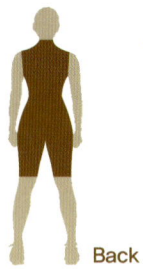

Back

준비 자세

골반과 척추를 바르게 하고 오른쪽 귀를 바닥에 대고 엎드린 후 양쪽 손등은 허리에 대고 양다리는 모아서 길게 뻗는다.

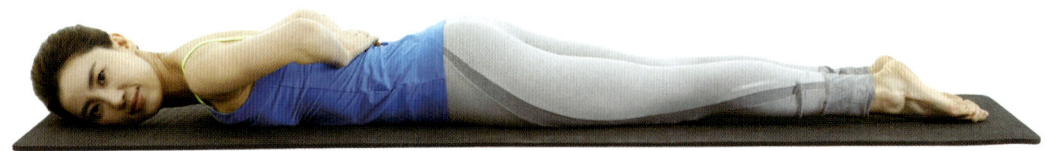

- 허벅지 뒤쪽 근육이 정확히 운동되기 위해서는 무릎을 구부리고 펼 때 같은 리듬으로 움직인다.
- 무릎을 구부렸을 때 엉덩이가 위로 뜨지 않도록 둔근의 수축을 유지하며 운동한다.
- 발목의 컨트롤, 무릎, 다리, 상체, 팔, 머리까지 전신의 협응력을 요하는 난이도 있는 운동으로, 처음에는 동작을 나눠 천천히 따라 해보자.

8회
2세트

1 **숨을 3번 내쉰다** → 발바닥이 엉덩이 쪽을 향하게 발등을 펴고 무릎을 구부렸다 편다. 뒤꿈치가 엉덩이 쪽을 향하게 발목을 꺾어 엉덩이를 차듯이 당겼다가 편다. 다시 발등을 펴고 무릎을 구부렸다 편다.

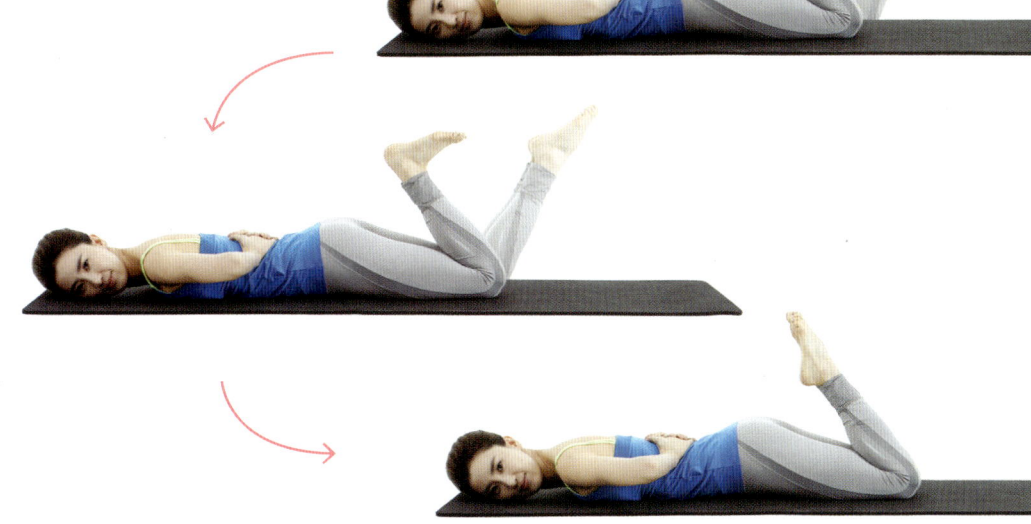

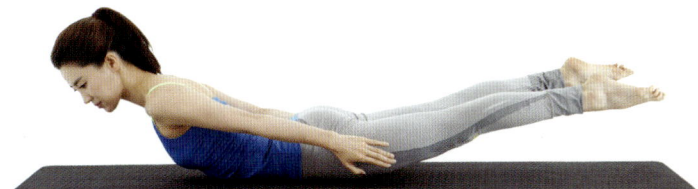

2 **숨을 들이마신다** → 양다리를 길게 뻗어 들고 골반 너비로 벌렸다 모아주면서 머리는 정면을 보고 가슴을 열어 양팔을 몸 옆으로 펼쳤다가, 얼굴을 오른쪽으로 돌려 내려오면서 준비 자세로 돌아간다.

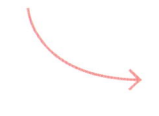

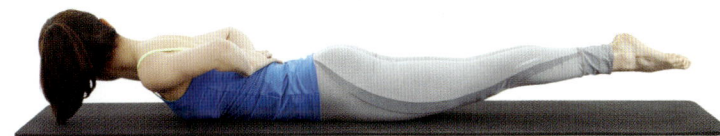

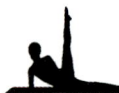 # 옆으로 다리 들기

다리 부위 중 제일 약하고 처진 허벅지 안쪽과 허벅지 측면 라인에 탄력을 주는 운동. 허벅지 바깥쪽과 안쪽의 탄력은 물론 골반의 좌우 균형을 바로잡는 데 매우 효과적이다.

운동 부위

Front 외전근, 내전근, 대퇴사두근, 복사근, 복횡근
Back 둔근, 비복근

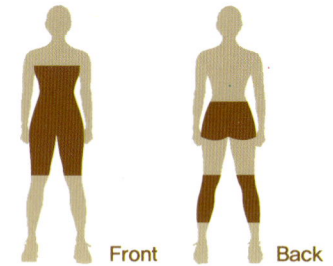

Front   Back

준비 자세 ———————————

척추와 골반을 바르게 하고 두 다리를 모아 길게 뻗고 옆으로 눕는다. 아래쪽 팔은 어깨와 수직이 되게 직각으로 구부리고, 위쪽 팔은 몸통 앞쪽 바닥을 짚는다.

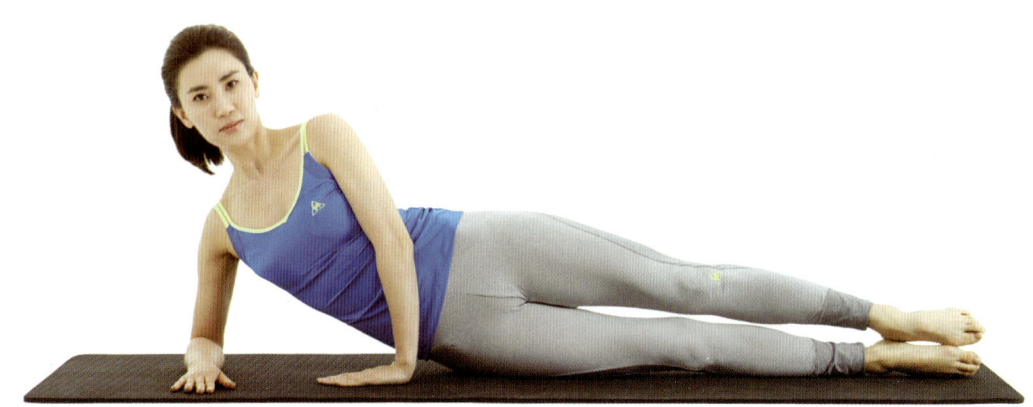

- 평소에 잘 쓰지 않는 측면 다리 근육 운동이라 다소 힘들지만, 다리 전체 근육을 조이듯이 긴장시키고 운동 해보자.
- 다리를 움직일 때 골반과 몸통이 따라 움직이지 않도록 둔근과 복횡근을 수축하고 운동한다.

Side lying open leg

8회 2세트

Point
쓸어 당기는 무릎이 골반 위치보다 높지 않게 둔근에 집중한다.

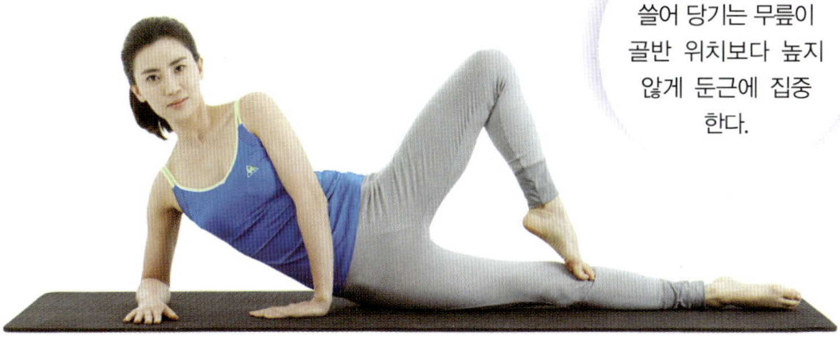

1 **숨을 들이마신다 →** 왼쪽 다리를 구부려 발끝으로 아래쪽 허벅지 안쪽을 쓸어주듯이 끌어 올린다. 왼쪽 다리를 펴서 발끝을 천장 방향으로 길게 뻗는다.

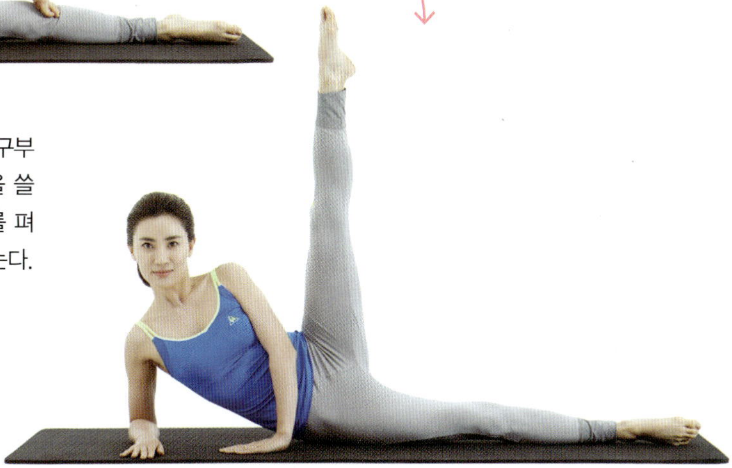

Point
이때 허벅지 안쪽 근육을 사용한다.

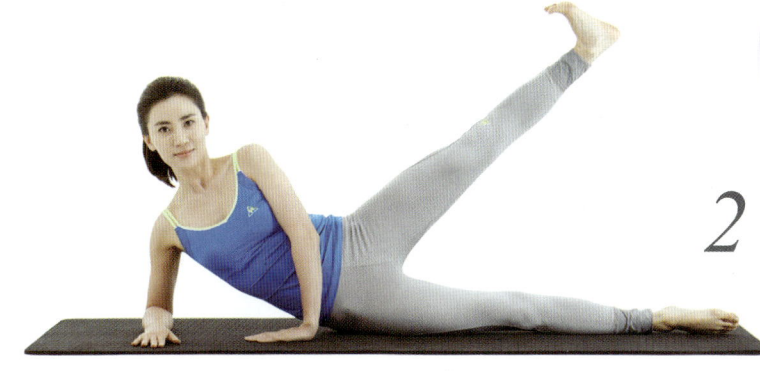

2 **숨을 내쉰다 →** 발등을 당기고 왼쪽 다리를 곧게 펴서 내린다. 8회 반복 후 반대쪽도 같은 방법으로 동작한다.

고관절 외회전

하체 중에서 가장 탄력 없는 안쪽 허벅지에 탄력을 주는 운동이
며, O자 다리 교정에도 도움을 준다. 좌우 균형을 잡아주기 때문
에 하체의 밸런스를 찾는 데 효과적이다.

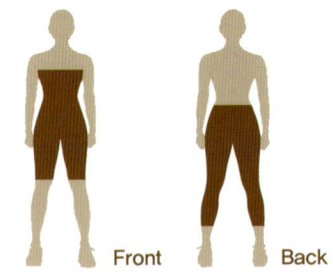

Front   Back

운동 부위

Front 대퇴사두근, 내전근, 장요근, 복직근, 복사근, 복횡근
Back 햄스트링, 둔근, 고관절 외회전근(이상근, 상하 폐쇄근, 상하 쌍지
근, 봉공근), 비복근, 가자미근

준비 자세

골반과 척추를 바르게 하고 누워 밴드를 양발에 고정
한 후 교차해 양손으로 잡고, 팔꿈치를 구부려 몸 옆
에 두고 상체를 가슴까지 말아 올린다. 다리는 직각으
로 구부려 어깨너비로 벌리고 양발의 뒤꿈치를 모아
발 모양을 V자로 만든다.

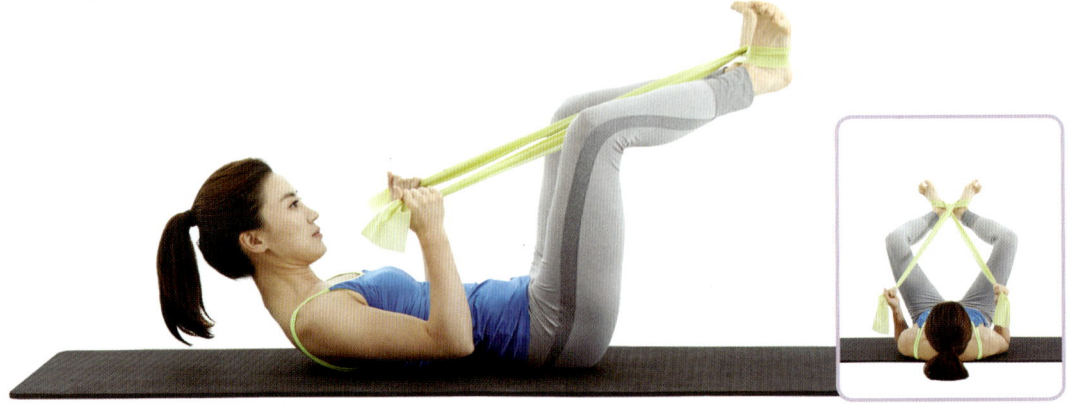

• 동작 시작에서 끝까지 무릎이 바깥쪽을 향하도록 해야 정확한 운동 효과를 볼 수 있다. 허벅지 안쪽과 엉덩
  이 안쪽 근육 수축에 집중하고 발가락 끝까지 멀리 뻗는다는 상상을 하면서 운동한다.

8회
2세트

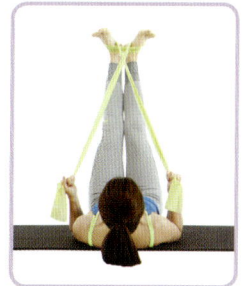

Point
다리를 뻗을 때 골반과
허리가 매트에서 들리지
않도록 복근의 수축을
유지한다.

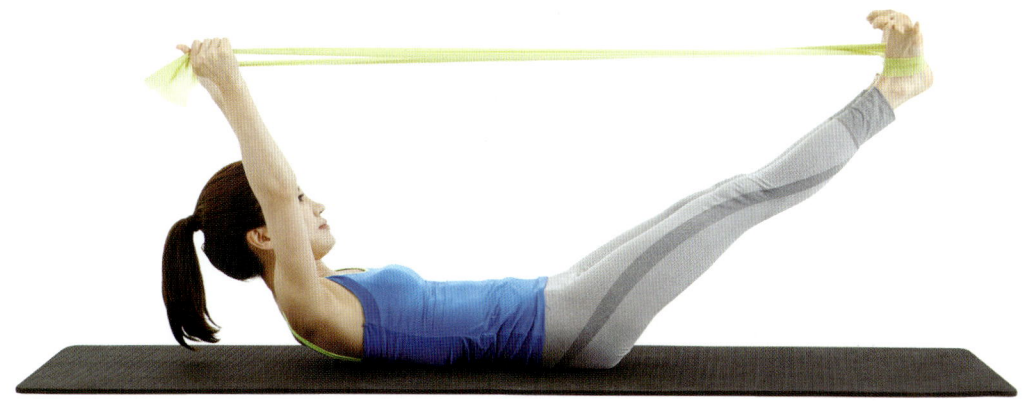

1 숨을 내쉰다 ➜ 뒤꿈치의 V자 상태를
유지하면서 양다리를 45도 방향으로
길게 뻗어 허벅지를 모으고 양팔도
대각선 위로 뻗는다.

2 숨을 들이마신다 ➜ 준비 자세로
돌아간다.

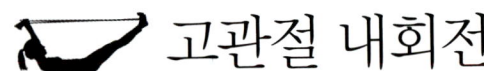 # 고관절 내회전

고관절의 내회전 근육 운동으로, 일명 X자 다리의 교정 효과까지 볼 수 있다. 동작하는 동안 무릎을 마주 보게 한다는 느낌으로 고관절을 충분히 내회전시키자.

Front 대퇴근막장근, 대퇴사두근, 장요근, 내전근, 치골근, 복직근, 복사근, 복횡근
Back 중둔근, 소둔근, 비복근, 가자미근

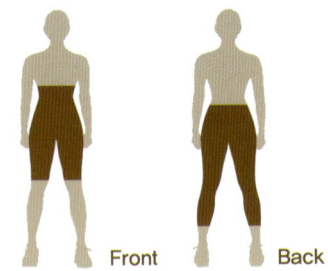

Front   Back

준비 자세

골반과 척추를 바르게 하고 누워 밴드를 양발에 고정한 후 교차해 양손으로 잡고, 팔꿈치를 구부려 몸 옆에 두고 상체를 가슴까지 말아 올린다. 다리를 직각으로 구부려 무릎끼리 마주 보게 모으고, 양쪽 엄지발가락을 모아 뒤꿈치가 바깥쪽을 향하게 해 발 모양을 A자로 만든다.

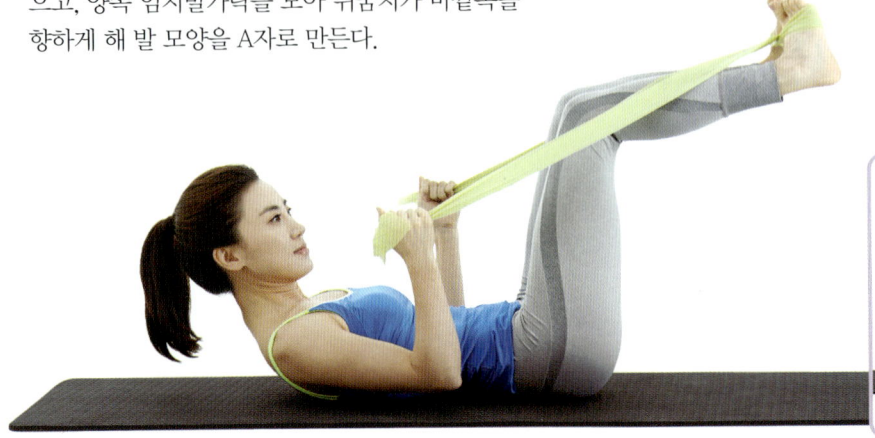

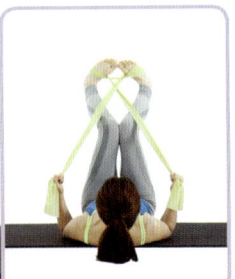

• 동작하는 무릎이 안쪽을 향하도록 다리를 내회전시켜 운동해야 정확한 운동 효과를 볼 수 있다. A자 모양을 만든 양발의 뒤꿈치를 바깥쪽으로 밀어내며 내회전 근육들을 최대한 수축해보자.

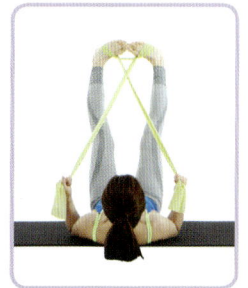

A bend & stretch

8회
2세트

Point
다리를 뻗을 때 골반과
허리가 매트에서 들리지
않도록 복근의 수축을
유지한다.

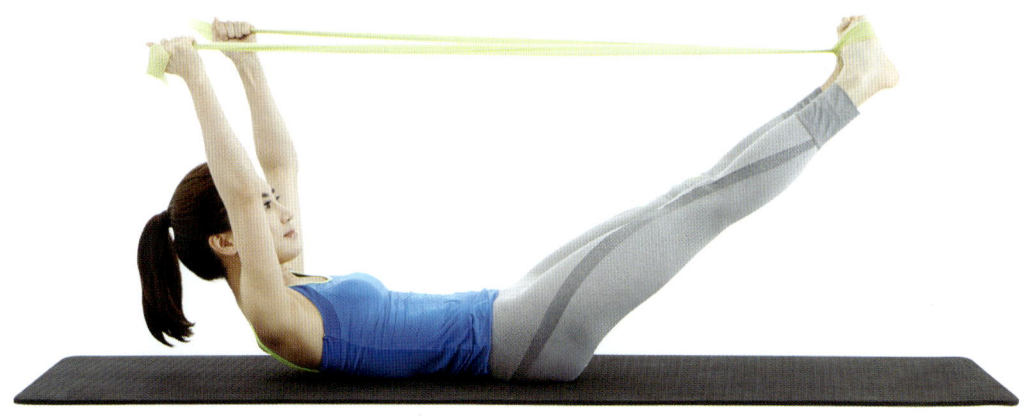

1 **숨을 내쉰다** → 발끝은 고정하고 무릎을
서로 바라보게 하여 다리를 45도 방향으로
길게 뻗으면서 팔도 대각선 위로 뻗는다.

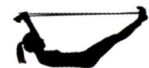 # 서서 다리 차올리기

가늘고 길어 보이는 다리는 엉덩이에서부터 시작된다. 이 운동은 다리를 더 가늘고 길어 보이게 하는 운동으로 전면과 측면 운동을 동시에 할 수 있다. 또한, 높이가 다른 골반 교정에도 매우 효과적이다. 매끈하고 긴 다리를 상상하며 운동하자.

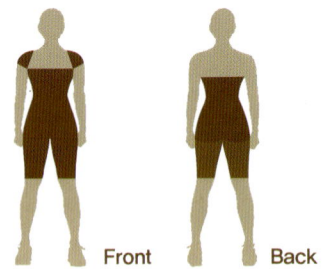

Front   Back

운동 부위

Front 장요근, 대퇴사두근, 대퇴근막장근, 삼각근, 복사근
Back 둔근, 요방형근

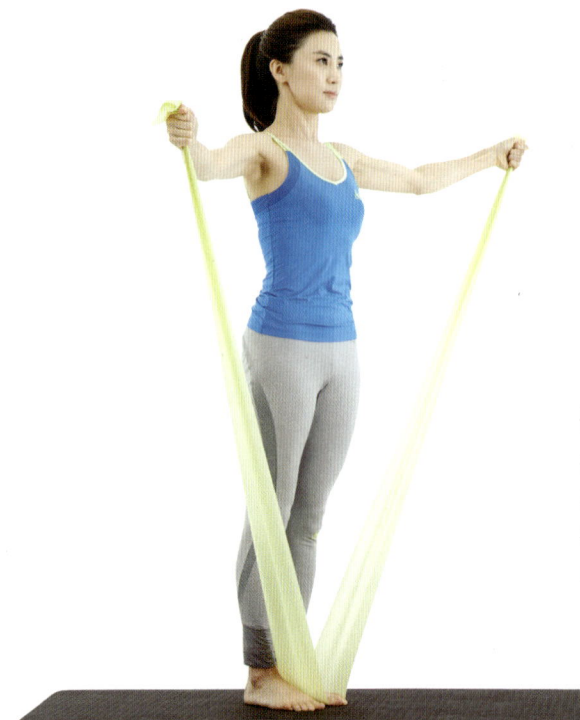

준비 자세 ─────

골반과 척추를 바르게 하고 서서 왼발로 밴드를 밟고 양손에 밴드 끝을 잡은 후 양팔을 어깨높이에서 양옆으로 벌린다.

- 팔로 밴드를 당겨 다리를 드는 게 아니라 복부와 다리 근육의 힘으로 다리를 올리고 내린다.
- 한쪽 다리로 중심을 잡고 동작하기가 쉽진 않지만, 버티고 있는 다리의 외측과 내측 근육을 대등한 힘으로 유지한다. 복횡근의 긴장감을 유지하여 골반이 한쪽으로 기울지 않도록 주의하자.

Front leg lift

1 **숨을 내쉰다** ➡ 왼쪽 다리를 앞으로 뻗어 올려 다리와 골반이 직각이 되게 한다. **숨을 들이마신다** ➡ 준비 자세로 돌아간다.

Point
다리를 뻗어 올릴 때 골반이 한쪽으로 틀어지거나 다리를 따라 흔들리지 않도록 한다.

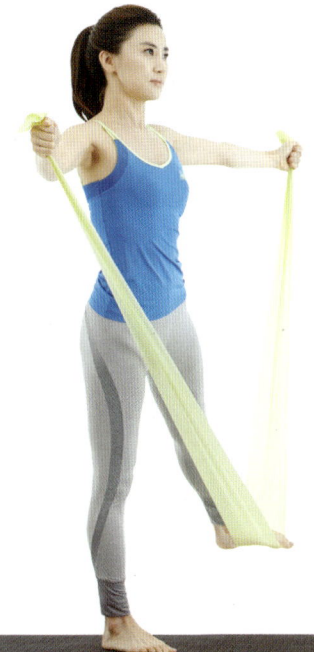

2 **숨을 내쉰다** ➡ 길게 뻗은 왼쪽 다리를 측면 엉덩이 방향으로 뻗어 올린다. 8회 반복 후 반대쪽도 같은 방법으로 동작한다.

스토마치 마사지

허벅지 안쪽 근육에 탄력을 주고, 골반의 좌우 불균형을 교정해
주는 효과가 있는 운동이다. 탄력을 잃은 허벅지의 근육을 확실
히 잡아주면 걸음걸이도 맵시 날 것이다.

운동 부위

Front 복사근, 복직근, 복횡근, 대퇴사두근
Back 고관절 외회전근(이상근, 상하 폐쇄근, 상하 쌍지근, 봉공근), 내
　　　전근, 비복근, 가자미근, 요방형근, 척추기립근

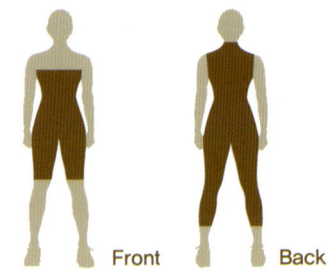

Front　　　　Back

준비 자세

골반과 척추를 바르게 하고 앉는다. 무
릎을 어깨너비로 벌린 후 양발을 볼 위에
올려놓고 양팔을 앞으로 뻗어 볼 위에 놓
는다.

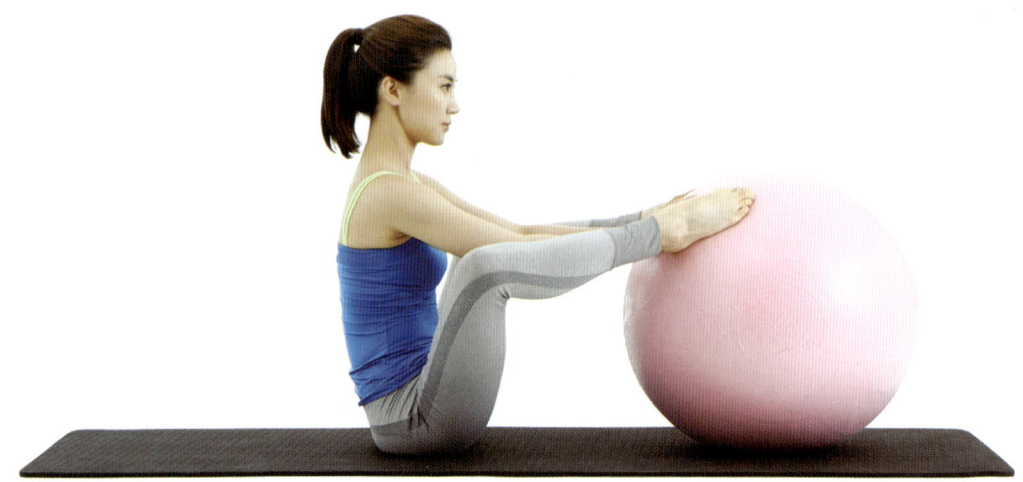

- 볼을 밀고 당길 때 등이 구부정하지 않도록 요추를 길게 늘인다는 상상으로 복부를 납작하게 유지한다.
- 몸통을 회전할 때 골반이 같이 돌아가지 않도록 내전근(허벅지 안쪽 근육)의 수축에 더욱 집중한다.

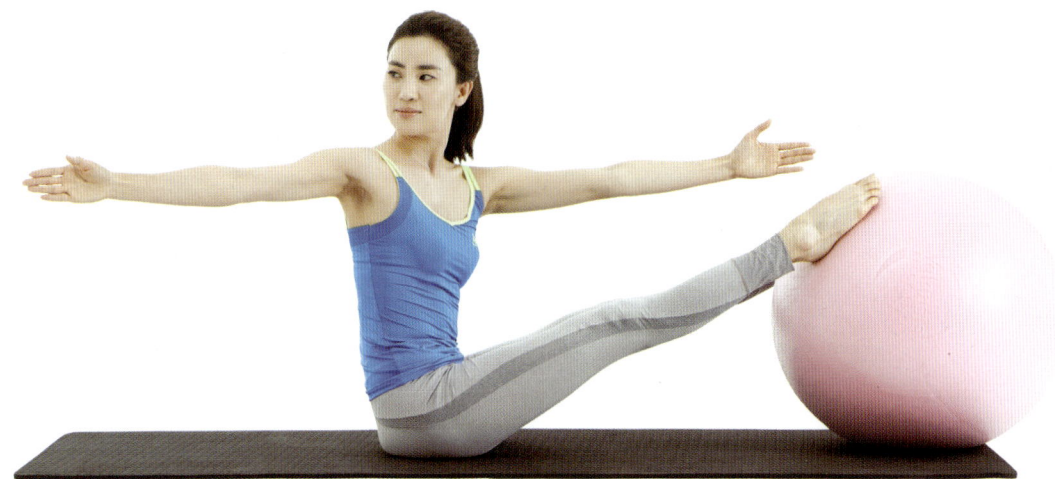

1 **숨을 들이마신다** → 양발로 살며시 볼을 누르면서 무릎을 펴주며 다리를 모아 앞으로 뻗는다. 동시에 몸통(가슴)을 오른쪽으로 회전하고, 오른팔을 등 뒤로 뻗는다.

2 **숨을 내쉰다** → 준비 자세로 돌아간다. 이때 허벅지 안쪽 힘만을 이용해 볼을 복부쪽으로 당겨 가져온다. 반대쪽도 같은 방법으로 동작한다.

허벅지 늘이기

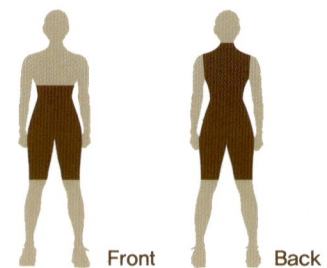

울퉁불퉁 튀어나온 앞쪽 허벅지를 매끈하고 날씬하게 만들어 주는 운동. 다리와 몸통의 앞뒤의 근력을 향상시켜 몸의 균형을 맞춰주는 데 효과적인 운동이다.

운동 부위

Front 대퇴사두근, 복직근, 복사근, 복횡근
Back 척추기립근, 대둔근, 햄스트링, 요방형근

Front   Back

준비 자세

왼편에 볼을 두고 척추를 바르게 하고 무릎으로 서서, 왼손은 볼을 짚고 오른팔은 앞으로 뻗는다.

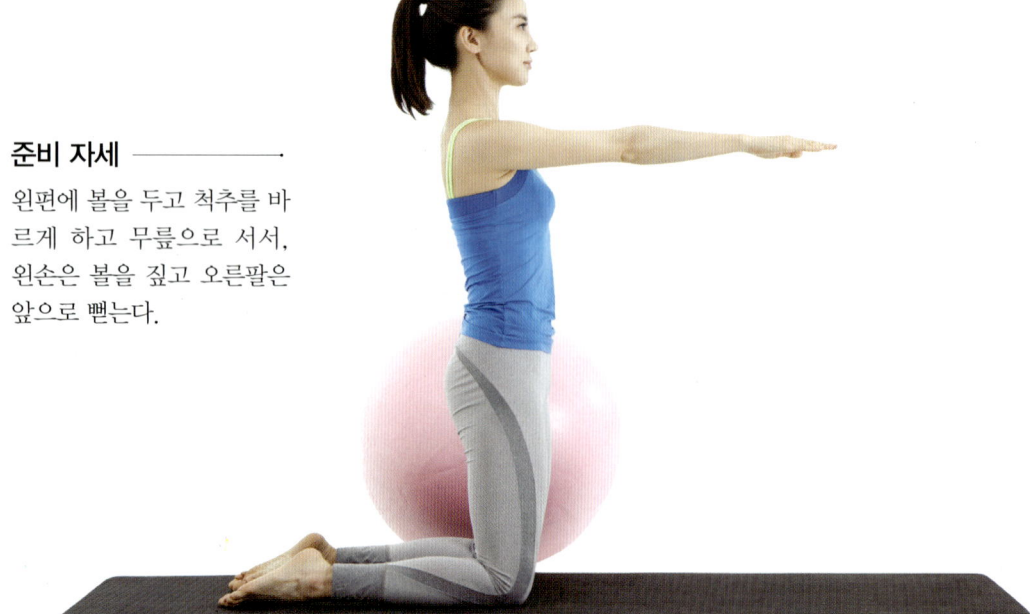

- 어깨가 긴장되어 올라가지 않도록 하고, 척추가 곧게 유지될 수 있도록 가슴을 펴고 동작한다.
- 처음부터 무리하게 한 번에 뒤로 많이 움직이지 말고, 척추와 골반을 바르게 유지할 수 있는 위치까지만 움직여 보자.

Point
대각선 뒤로 움직일 때 엉덩이가 뒤로 빠지거나 허리가 과도하게 꺾이지 않도록 둔근과 복근의 힘을 같게 한다.

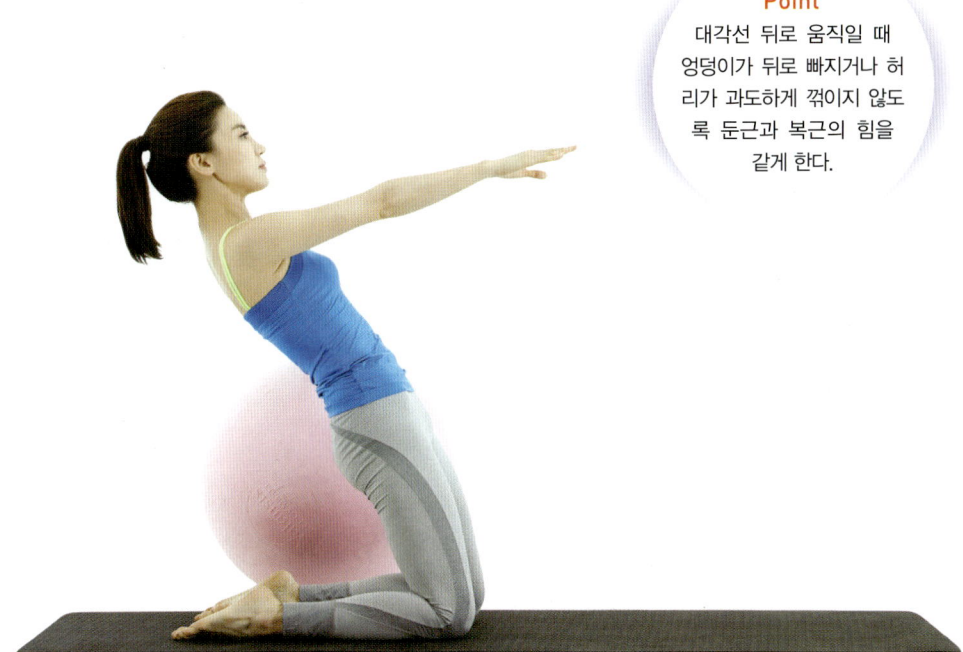

1 숨을 들이마신다 ➜ 무릎에서부터 정수리까지 일직선이 되도록 척추를 길게 늘이고, 왼손은 볼을 짚은 채로 무게중심을 뒤로 이동해 대각선으로 내려간다.

2 숨을 내쉰다 ➜ 척추를 곧게 편 채로 복부와 둔근의 긴장감을 느끼며 준비 자세로 돌아간다. 8회 반복 후 반대쪽도 같은 방법으로 동작한다.

앞으로 걸으며 몸통 돌리기

다리의 앞뒤, 엉덩이와 허리라인까지 관리해주는 하체 종결 운동이다. 하체의 전반적인 근력과 지구력뿐만 아니라 골반의 좌우 균형을 찾아주는 데도 효과적인 운동이다.

운동 부위
Front 대퇴사두근, 복사근, 장요근, 삼각근
Back 햄스트링, 둔근, 요방형근, 척추기립근

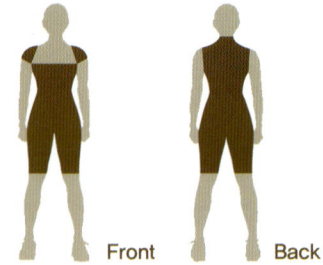

Front   Back

준비 자세

골반과 척추를 바르게 하고 양발을 모으고 서서 양손으로 볼을 잡아 천장 방향으로 뻗는다.

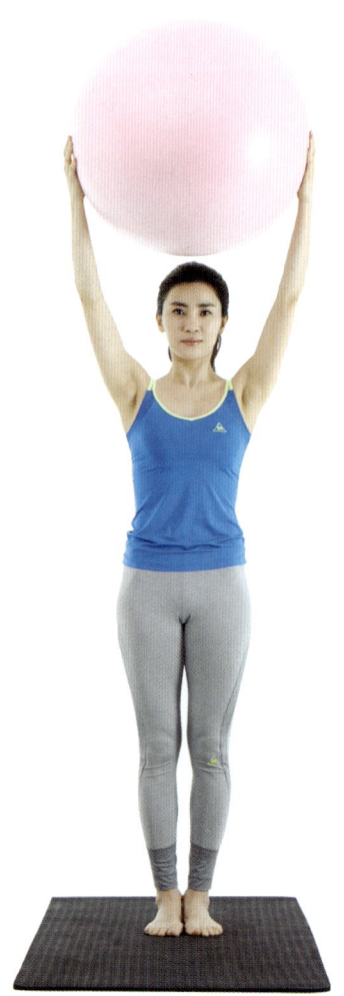

- 발을 앞으로 딛고 앉을 때 무릎이 발끝보다 앞으로 나가지 않도록 한다.
- 무릎 앞쪽이나 골반 바깥쪽으로 볼을 내릴 때 상체를 충분히 회전 하면 허리와 엉덩이의 잘록한 경계선을 함께 만들 수 있으니 상체의 움직임에도 집중하여 운동하자.

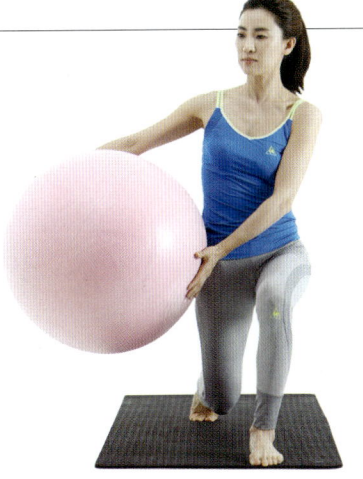

1 숨을 내쉰다 ➜ 왼발을 앞으로 크게 한 발 내
딛고 무릎을 직각으로 구부려 앉는다. 상체를
오른쪽으로 틀어 볼을 다리 앞으로 내린다.
숨을 들이마신다 ➜ 준비 자세로 돌아간다.

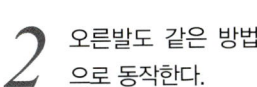

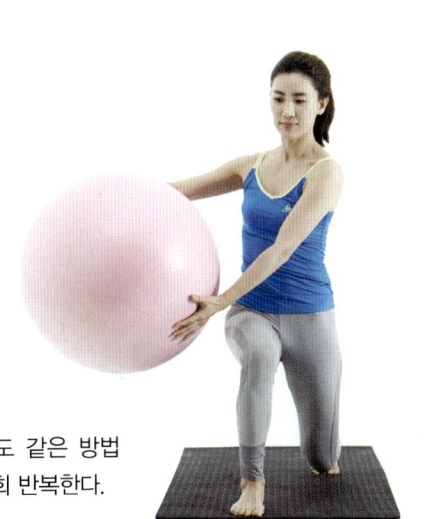

2 오른발도 같은 방법
으로 동작한다.

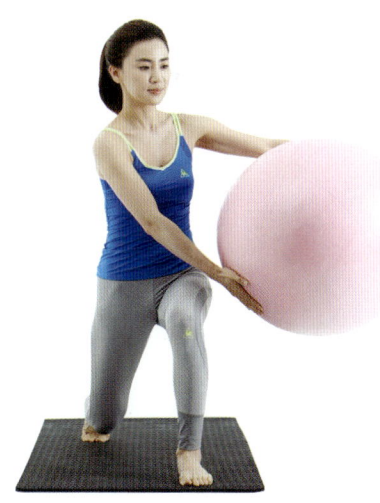

3 숨을 내쉰다 ➜ 왼발을 앞으로 내딛고
무릎을 직각으로 구부려 앉는다. 상체
를 왼쪽으로 틀면서 볼을 왼쪽 골반 옆
으로 내린다. 숨을 들이마신다 ➜ 다시
준비 자세로 돌아가 4회 반복한다.

4 오른발도 같은 방법
으로 4회 반복한다.

허벅지 뒤쪽 스트레칭 Hamstring stretch

운동으로 자극받은 뒤쪽 허벅지뿐만 아니라 엉덩이, 종아리, 발목까지 한 번에 스트레칭
할 수 있는 동작이다.

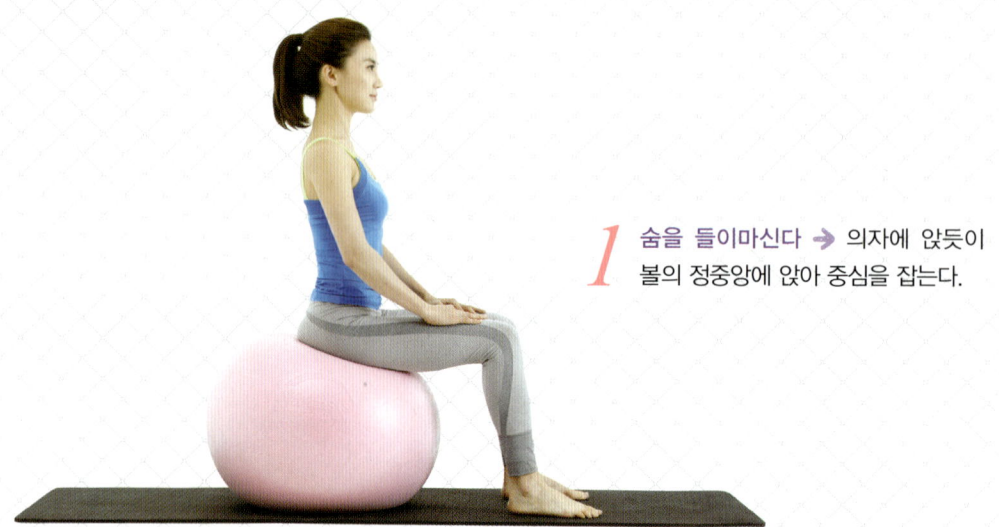

1 숨을 들이마신다 ➜ 의자에 앉듯이
볼의 정중앙에 앉아 중심을 잡는다.

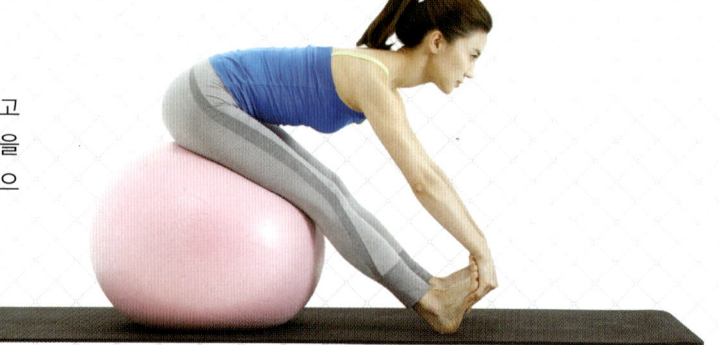

2 숨을 내쉰다 ➜ 뒤꿈치를 바닥에 고
정하고 엉덩이를 뒤로 밀면서 무릎을
펴 다리를 길게 뻗는다. 이때 양손으
로 발끝을 당긴다.

• 스트레칭하는 동안 허리와 등이 구부정하지 않게 곧게 유지한다.

밴드 고정하기

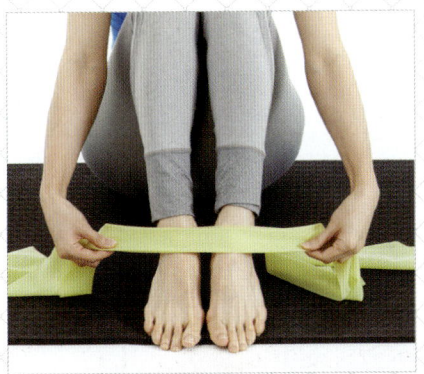

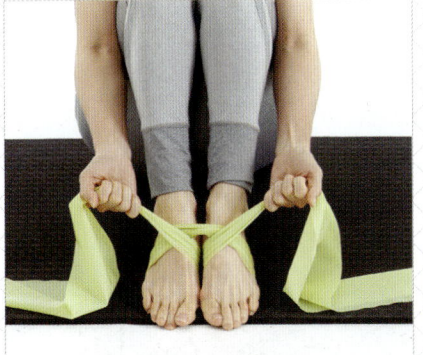

발등 위에 밴드의 가운데 부분을 놓고 발바닥을
감싼 후 양발 사이로 밴드를 빼낸다.

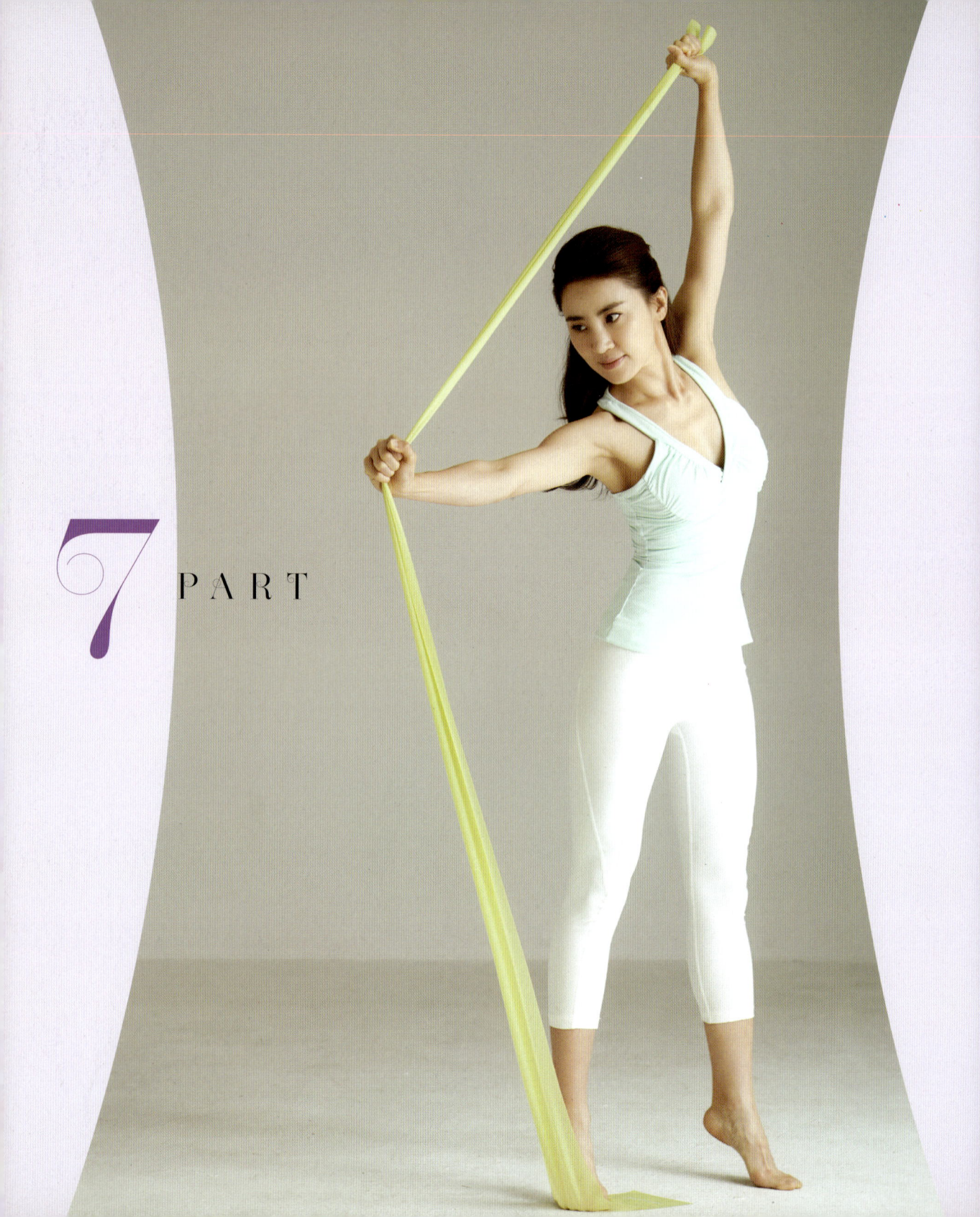

7 PART

가늘고 매끈한
팔과 어깨라인 만들기

T 라인

버스 손잡이를 잡기 부끄럽다면 당장 T라인 운동을 시작하자. T
라인 운동법은 매끄러운 팔라인을 만들어주며, 둥글게 말린 어
깨와 벌어진 날개뼈를 교정해 비뚤어진 체형을 바로잡는 효과가
있다.

T라인 프로그램

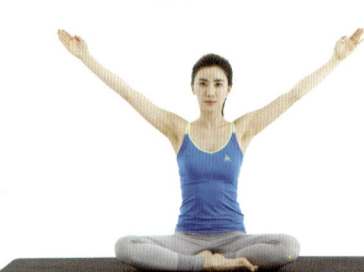

팔로 원 그리기
1세트

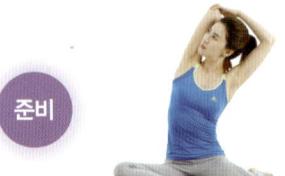

준비

상완삼두근 스트레칭
10초간 유지

가슴 열어주기
8회 2세트

T line

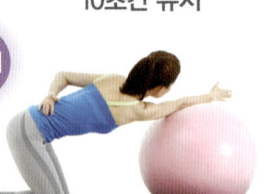

마무리

무릎으로 서서 톱질하기
2회 반복

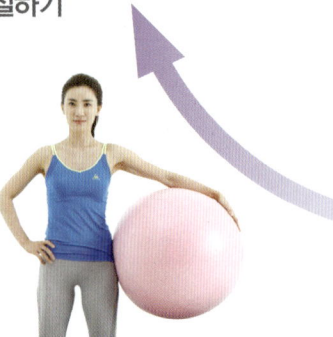

팔 내전운동
8회 2세트

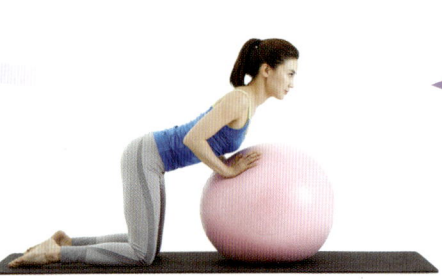

팔꿈치 구부려 볼 가져오기
8회 2세트

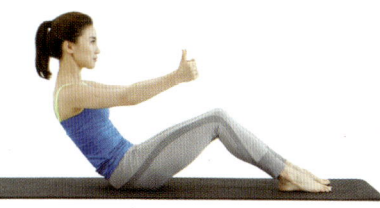

팔 돌리며 척추 말아 내려가기
8회 2세트

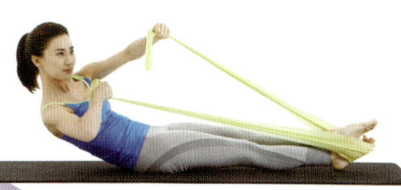

상체 회전하며 팔 뻗기
6회 2세트

program

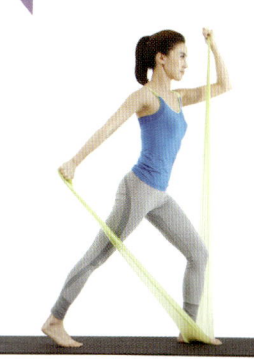

이두근과 삼두근 콤보
8회 2세트

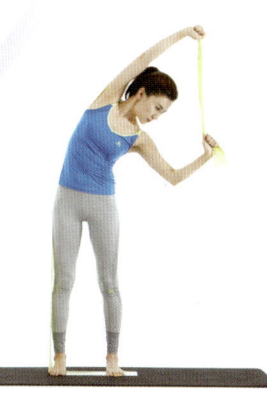

사이드 밴드 & 프레스
4회 2세트

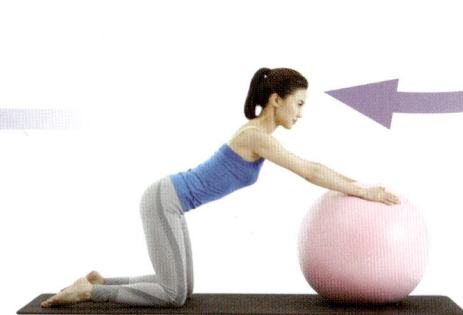

볼 당겨오기
8회 2세트

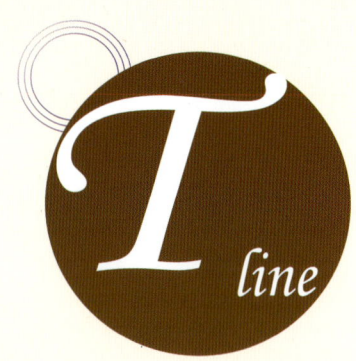

T line

**민소매도 거뜬한
가늘고 매끈한** 팔라인 만들기

활동량이라곤 출퇴근길 걷기와 집안일이 전부인 여성들의 팔은 대부분 다른 부위에 비해 두껍고 근육에 탄력이 없어 축 처져 있다. 두꺼운 팔 때문에 민소매 의상이 부담스럽거나, 팔 뒤에 여드름 같은 피부 트러블이 있다면 T라인 운동을 추천한다. 운동으로 팔의 지방만을 뺄 수는 없지만, 팔을 더 두꺼워 보이게 하는 둥글게 말린 어깨와 굽은 등, 벌어진 날개뼈를 바르게 교정하면 2~3cm는 얇아지는 효과가 있다.

하루 20분 꾸준히 T라인 운동을 하면 날개살과 저고리살들을 떨쳐내고, 힘차게 팔을 흔들며 인사할 수 있을 것이다.

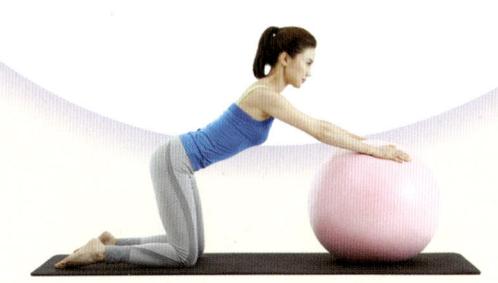

상완삼두근 스트레칭 Triceps stretch

팔의 뒤쪽 근육인 상완삼두근과 가슴 부위를 스트레칭한다.

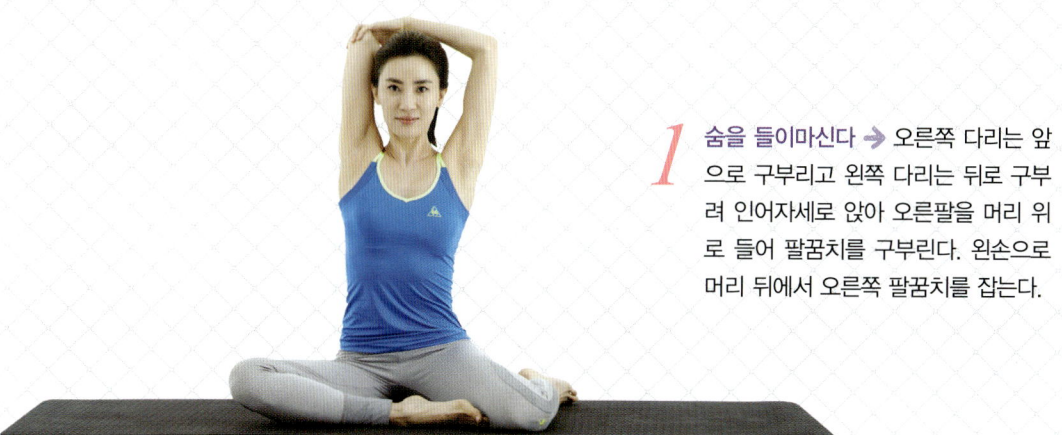

1 **숨을 들이마신다 →** 오른쪽 다리는 앞으로 구부리고 왼쪽 다리는 뒤로 구부려 인어자세로 앉아 오른팔을 머리 위로 들어 팔꿈치를 구부린다. 왼손으로 머리 뒤에서 오른쪽 팔꿈치를 잡는다.

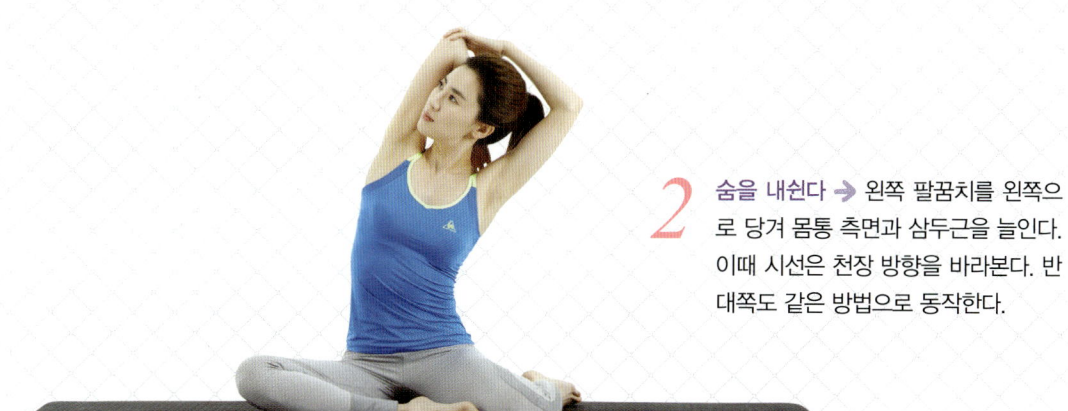

2 **숨을 내쉰다 →** 왼쪽 팔꿈치를 왼쪽으로 당겨 몸통 측면과 삼두근을 늘인다. 이때 시선은 천장 방향을 바라본다. 반대쪽도 같은 방법으로 동작한다.

- 척추를 곧게 펴고 머리를 살짝 뒤로 젖혀 팔을 밀어주면 가슴과 삼두근의 스트레칭 효과를 높일 수 있다.
- 스트레칭 강도를 높이려면 네 손가락은 팔꿈치를 눌러주고 엄지손가락은 아래팔 근육인 전완근을 눌러준다.

팔로 원 그리기

어깨를 움직이는 근육들의 유연성을 향상시켜, 견갑골(날개뼈)의 안정을 찾아주는 운동이다. 동작할 때 좌우 팔의 움직임이 같은지를 관찰하며 운동해보자. 덜 유연한 쪽에 동작의 크기를 맞추면 어깨의 좌우 균형을 효율적으로 잡을 수 있다.

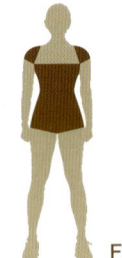

Front

운동 부위

Front 견갑의 안정근(능형근, 전거근, 승모근), 어깨 회전근(극상근, 극하근, 소원근, 견갑하근), 삼각근, 대원근

준비 자세

골반과 척추를 바르게 하고 가부좌 자세로 앉아 양팔을 어깨높이에서 앞으로 길게 뻗는다.

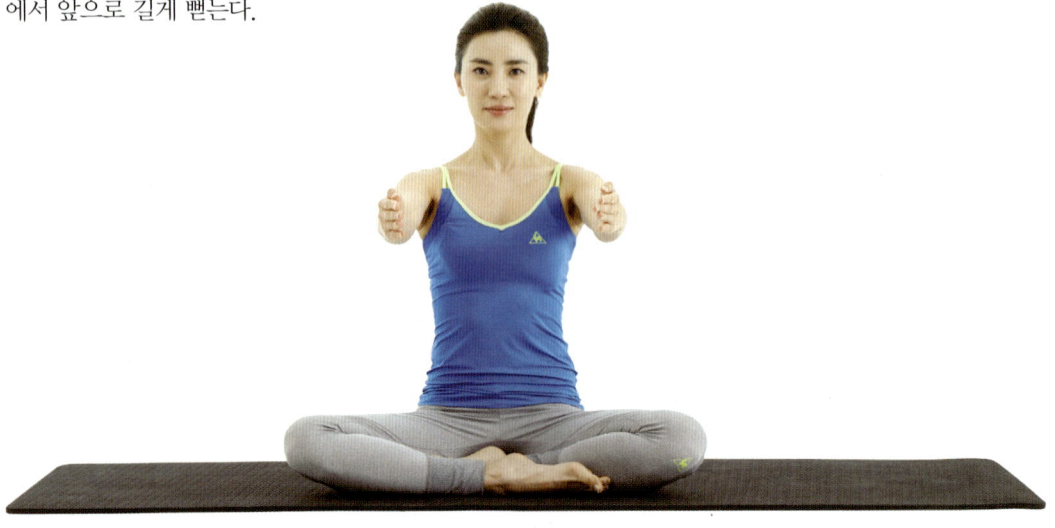

• 팔을 돌릴 때 어깨가 따라 움직이지 않도록 견갑을 고정하고 손끝이 멀어지는 느낌으로 팔을 움직인다.

1세트

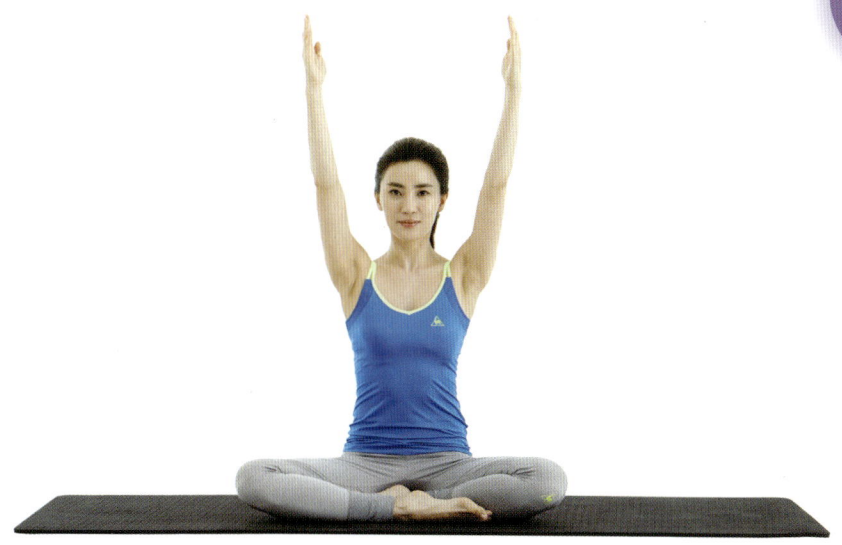

1 숨을 들이마신다 → 손끝으로 큰 원을 그리듯 양팔을 머리 위로 들어 올린다.

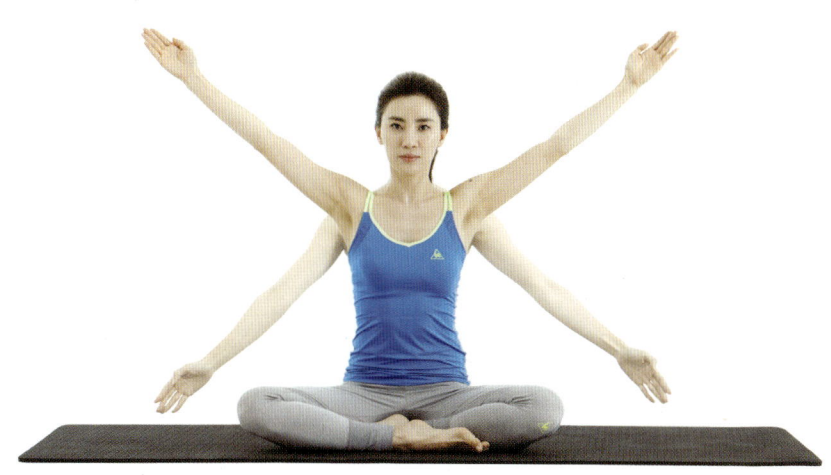

2 숨을 내쉰다 → 연속하여 등 뒤로 원을 그리듯 양팔을 돌린 후 준비 자세로 돌아간다.

3 4회 반복 후 양팔을 반대 방향으로 4회 원을 그리듯 돌린다.

가슴 열어주기

어깨가 구부정하고 앞으로 말린 사람을 위한 필수 운동이다. 구부정한 어깨라인을 펴주고, 쇄골 주변을 자극하며 운동하기 때문에 팔라인뿐만 아니라 목선까지 아름답게 만들 수 있다.

운동 부위

견갑의 안정화
Back 능형근, 후면삼각근, 측면삼각근, 중간 승모근

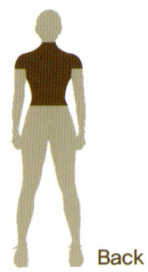

Back

준비 자세 —————

골반과 척추를 바로 하고 가부좌 자세로 앉아 양팔을 어깨 앞으로 들고 손바닥이 얼굴을 향하게 팔꿈치를 직각으로 구부린다.

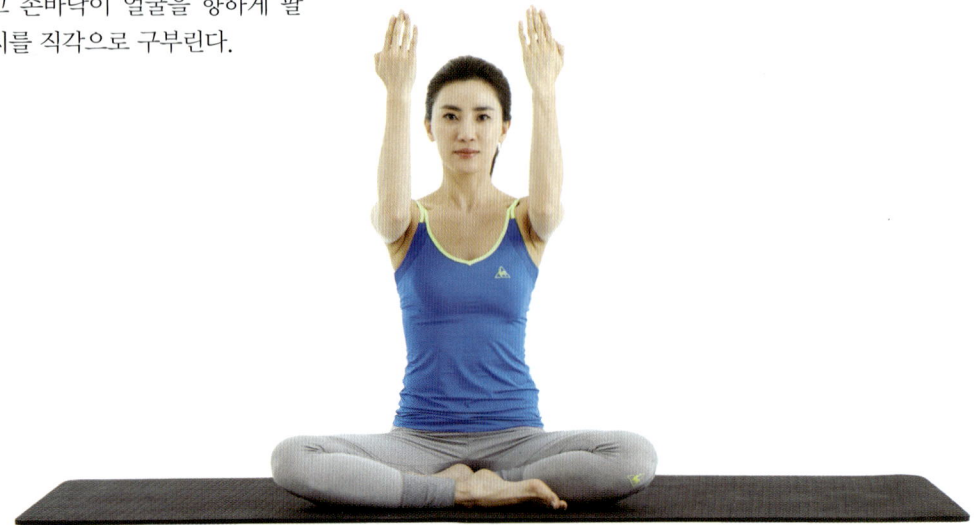

- 흉곽이 앞으로 들리지 않도록 하고 견갑이 서로 너무 가까워지지 않는 범위에서 동작한다.
- 어깨 상부(상부 승모근)가 긴장되어 올라가지 않도록 한다.
- 운동의 강도를 높이고 싶다면 양손에 덤벨이나 가벼운 물통을 들고 해보자.

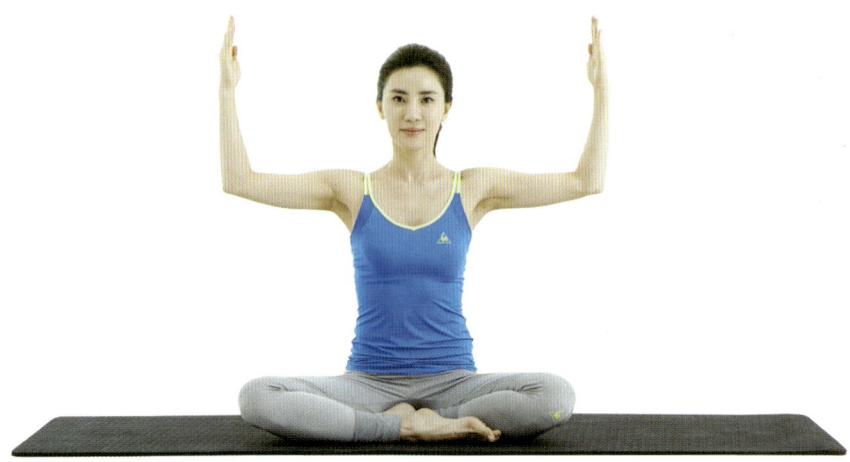

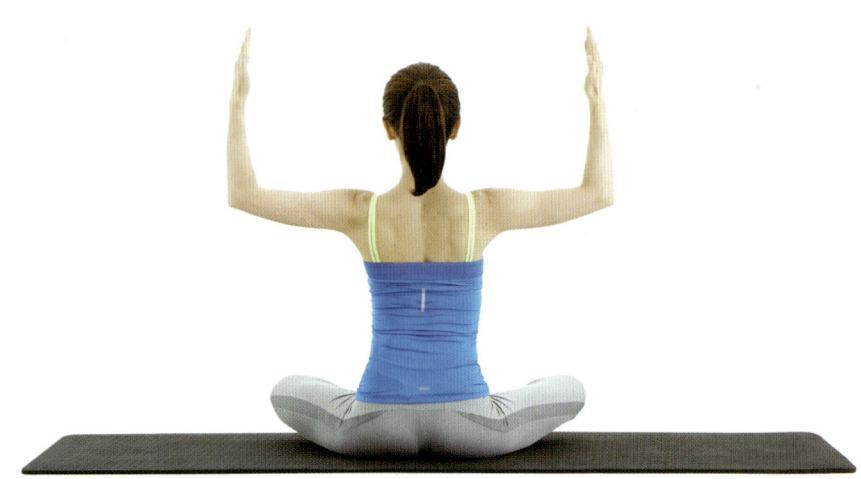

1 숨을 내쉰다 ➔ 팔꿈치의 각도, 어깨와 팔의
높이를 유지한 채 팔꿈치를 등 뒤로 당긴다.
이때 팔과 어깨라인이 수평이 되게 한다.
숨을 들이마신다 ➔ 준비 자세로 돌아간다.

팔 돌리며 척추 말아 내려가기

어깨와 팔라인 전체의 탄력을 만들어주며 납작한 복부를 만드는 효과가 있는 복합 운동이다.

운동 부위

Front 삼각근, 이두근, 대흉근, 소흉근, 복직근, 복사근, 복횡근
Back 삼두근

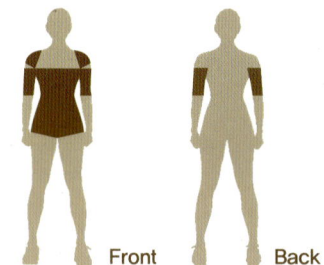

Front   Back

준비 자세

골반과 척추를 바르게 하고 앉아 무릎을 세운다. 양팔을 앞으로 나란히 뻗고 엄지 손가락을 세워서 주먹을 쥔다.

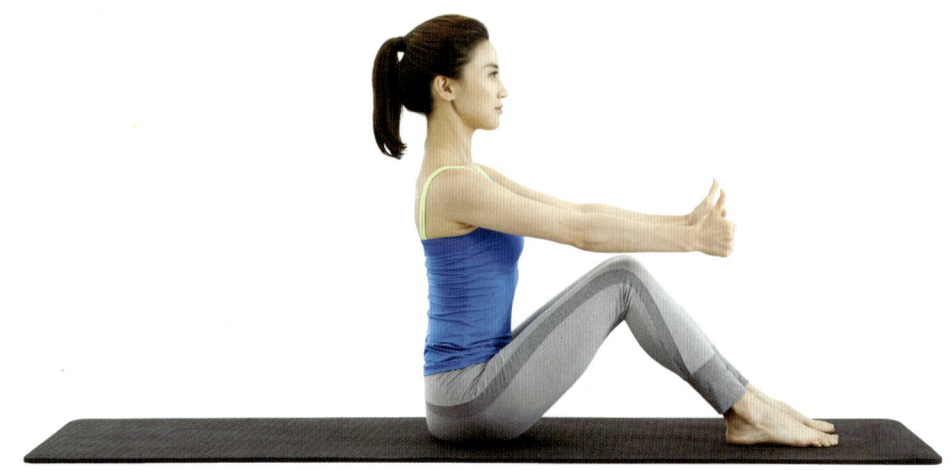

- 원을 크게 그리는 것보다 팔 전체 근육의 긴장감을 유지하고 작고 빠르게 원을 그리는 데 주안점을 둔다.
- 상체가 내려가고 올라올 때 상부 등과 어깨가 과도하게 말리지 않도록 하고, 골반과 허리는 바닥에 눌러준다는 느낌으로 복부를 납작하게 유지하며 운동하자.

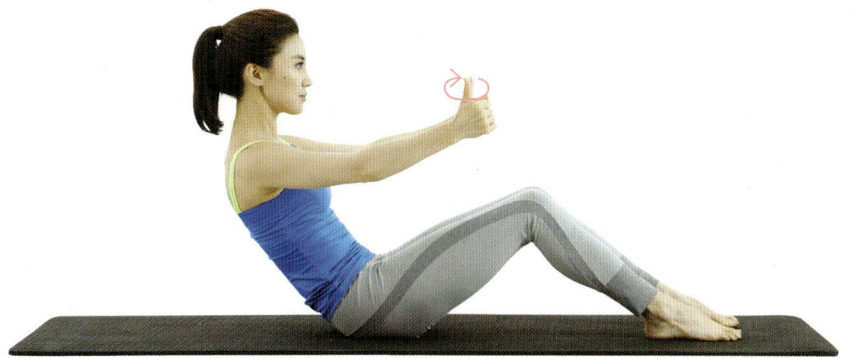

1 숨을 내쉰다 ➔ 꼬리뼈부터 척추를 마디마디 늘여 천골이 매트에 닿을 때까지 C커브로 내려간다. 이때 길게 뻗은 팔은 어깨높이로 유지하고 손은 시계 방향으로 작은 원을 그리며 5번 돌린다.

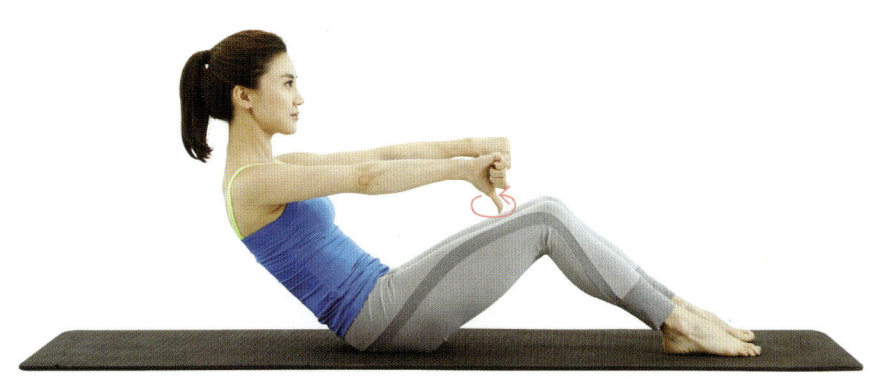

2 숨을 들이마신다 ➔ 척추를 무릎 쪽으로 포물선을 그리며 역순으로 말아 올라온다. 이때 엄지손가락을 아래로 향하게 하고 시계 반대 방향으로 작은 원을 그리며 5번 돌린다. 1~2번 동작을 8회 반복한다.

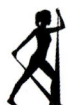 # 상체 회전하며 팔 뻗기

은근히 신경 쓰이는 겨드랑이 밑의 숨은 살들을 매끈하게 정리
해주는 운동. 매끈한 팔라인을 원한다면 주먹을 멀리멀리 뻗는
다고 상상하면서 동작한다.

운동 부위

Front 삼각근, 대흉근, 소흉근, 전거근, 복직근, 복사근, 복횡근, 장요근
Back 삼두근

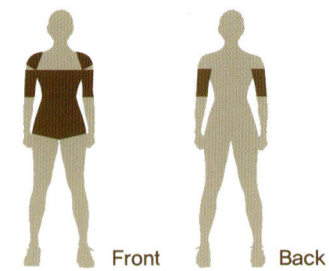

Front   Back

준비 자세 ———————•

골반과 척추를 바르게 하고 앉아
다리는 앞으로 길게 뻗어 왼쪽 다
리를 오른발 위에 교차하여 놓고
오른발에 밴드를 건다. 밴드 끝을
양손으로 잡고 팔꿈치를 양옆으로
구부려 가슴 앞까지 가지고 온다.

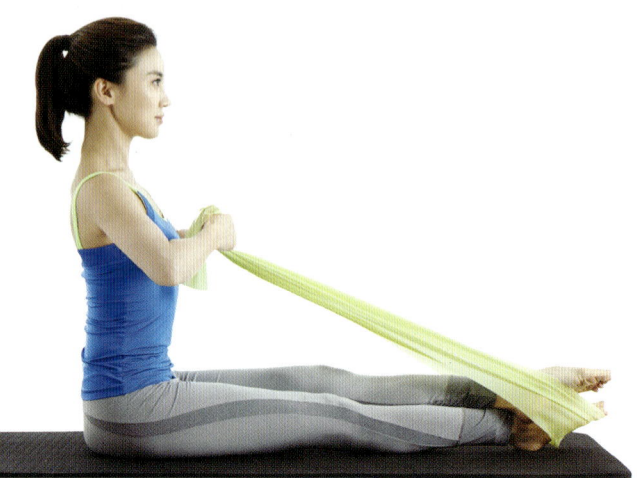

- 펀치를 할 때는 어깨(견갑)의 안정을 반드시 기억해서 어깨가 상승되거나 등이 과도하게 말리지 않도록 주의
  한다.
- 복부 운동의 효과를 얻기 위해 납작한 복부를 유지하고, 허벅지 안쪽의 긴장감을 유지하여 골반의 바른 위치
  를 지키며 운동하자.

1 숨을 내쉰다 → 꼬리뼈부터 순서대로 척추를 한 마디씩 매트에 내려놓는다는 느낌으로 골반이 바닥과 수평이 될 때까지 내려간다. 밴드를 잡고 있는 양팔은 준비 자세 그대로 유지한다.

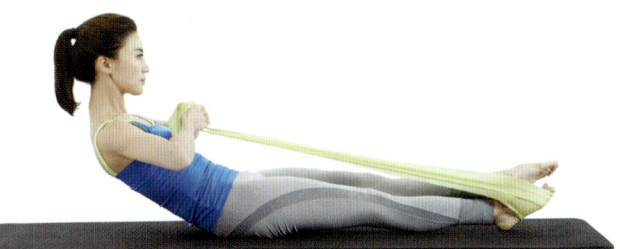

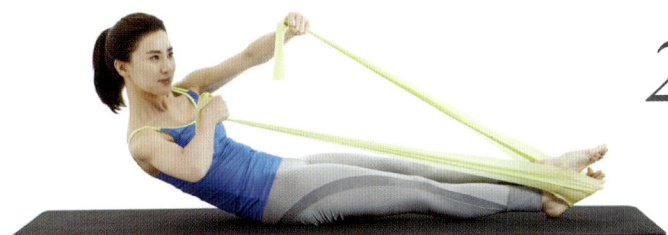

2 숨을 들이마셨다 내쉰다 → 병마개를 돌려 풀어주는 느낌을 상상하며 몸통을 오른쪽으로 틀면서 왼팔은 펀치를 날리듯 오른쪽으로 멀리 뻗는다. 숨을 들이마신다 → 1번 동작으로 돌아간다.

3 숨을 내쉰다 → 몸통을 왼쪽으로 틀면서 오른팔은 펀치를 날리듯 왼쪽으로 멀리 뻗는다. 숨을 들이마신다 → 1번 동작으로 돌아간다.

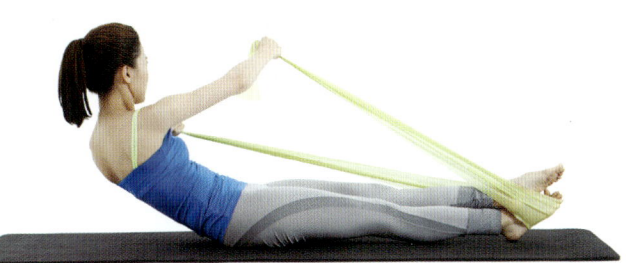

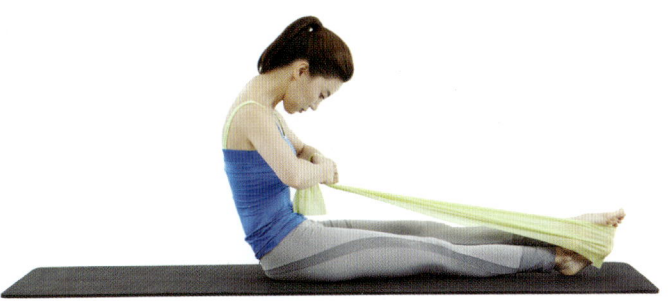

4 1~3번 과정을 6회 반복한다. 숨을 내쉰다 → 목뼈부터 허리뼈까지 말듯이 상체를 일으켜 준비 자세로 돌아간다.

5 왼쪽 다리와 오른쪽 다리를 교차해 1~4번 동작을 반복한다.

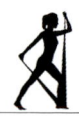 # 이두근과 삼두근 콤보

탄력 없는 팔뚝살을 집중적으로 관리할 수 있는 운동법으로, 팔의 앞뒤 근육의 고른 발달에 매우 효과적이다. 교차 운동인 만큼 집중력과 여러 가지 근육을 동시에 사용할 수 있는 협응력 발달에 효과가 있다.

운동 부위
Front 이두근, 전면삼각근
Back 삼두근, 후면삼각근

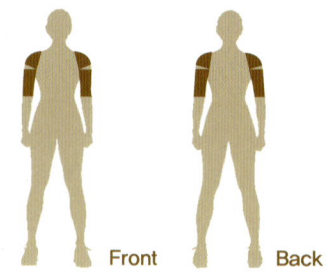

Front   Back

준비 자세

골반과 척추를 바로 하고 서서, 다리를 앞뒤로 벌려 왼발은 밴드를 밟으면서 체중을 싣고 오른발은 뒤로 뻗는다. 밴드의 끝을 양손으로 잡고 양팔을 앞으로 뻗는다.

- 팔꿈치를 펴고 구부릴 때 팔의 위치를 고정하고 있는 어깨가 같이 움직이지 않도록 한다.
- 상부 승모근이 긴장하여 올라가지 않도록 한다.

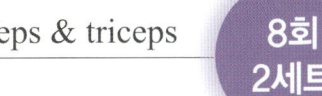

8회
2세트

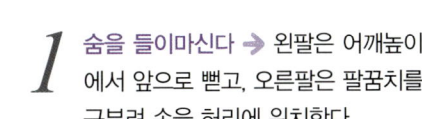

1 **숨을 들이마신다** ➜ 왼팔은 어깨높이
에서 앞으로 뻗고, 오른팔은 팔꿈치를
구부려 손을 허리에 위치한다.

2 **숨을 내쉰다** ➜ 오른팔은 등 뒤로 길게
뻗고 동시에 왼팔은 팔꿈치를 구부려 얼
굴 쪽으로 밴드를 당긴다. 이때 양쪽 팔꿈
치의 위치는 고정시킨다. 8회 반복한다.

3 발을 바꿔 오른발은 밴드를 밟고 왼발은
뒤로 뻗어 같은 방법으로 동작한다.

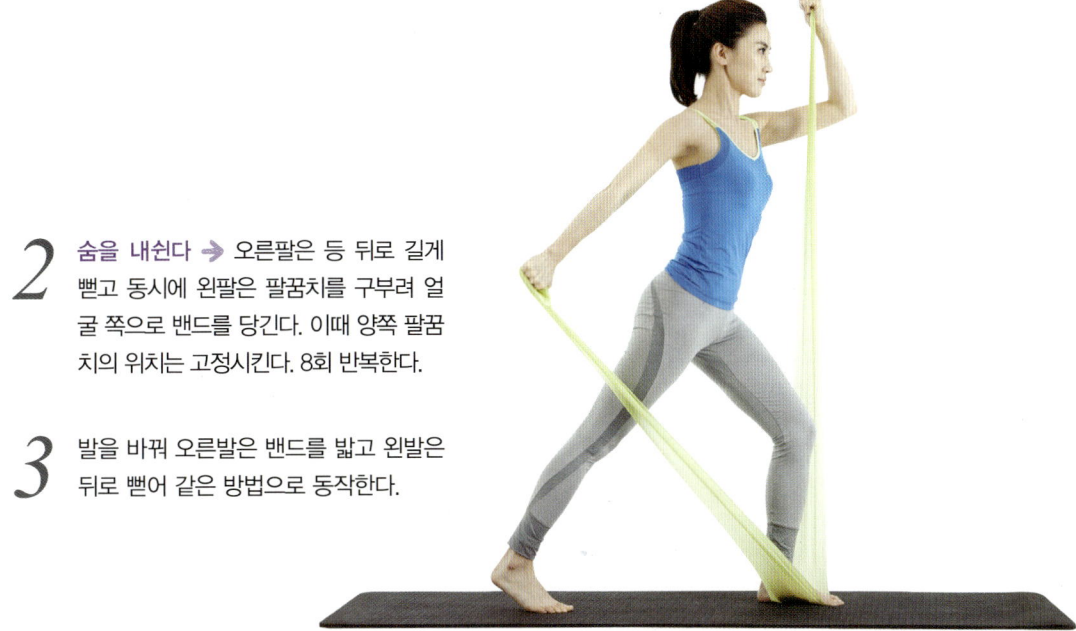

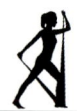 # 사이드 밴드 & 프레스

탱크톱을 자신 있게 입고 싶다면 어깨라인을 아름답게 가꾸자.
이 동작은 겨드랑이 아래부터 팔라인 전체의 탄력을 증가시켜
어깨라인까지 돋보이게 하는 운동이다.

운동 부위

Front 삼각근, 내복사근, 외복사근
Back 상완삼두근

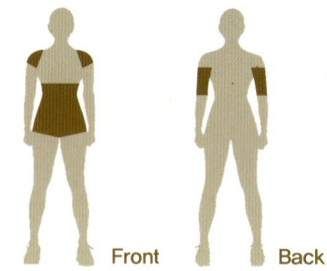

Front   Back

준비 자세

밴드 한쪽 끝을 양발로 밟
고 어깨너비로 다리를 벌
린 후 골반과 척추를 바로
하고 선다. 밴드의 다른 끝
을 양손으로 잡고 양팔을
천장 위로 길게 뻗어 어깨
너비로 벌린다.

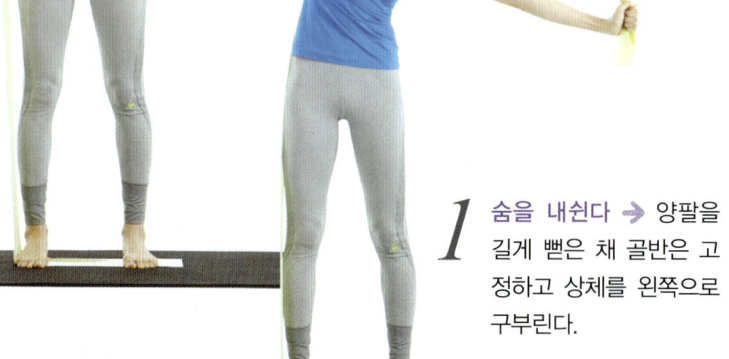

1 숨을 내쉰다 ➜ 양팔을
길게 뻗은 채 골반은 고
정하고 상체를 왼쪽으로
구부린다.

- 몸통이 측면으로 내려갈 때 골반이 반대쪽으로 밀려 나가지 않도록 복사근을 수축하고 양쪽 다리의 힘은 같
  게 유지한다.
- 팔 동작 시 어깨가 긴장되어 올라가지 않도록 한다.

Side bend & press

4회
2세트

Point
2~3번 동작을 3번
반복 후 팔을 길게
한 번 더 뻗는다.

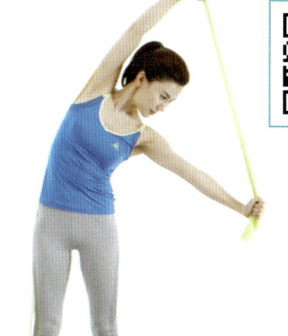

2 숨을 들이마신다 → 오른팔과 상체는
그대로 고정하고 왼쪽 팔꿈치를 직각
으로 구부려 주먹이 이마 앞쪽에 오
도록 한다.

3 숨을 내쉰다 → 왼쪽 팔꿈치를 펴서
팔을 길게 뻗는다. 이때 시선은 바닥
쪽을 본다.

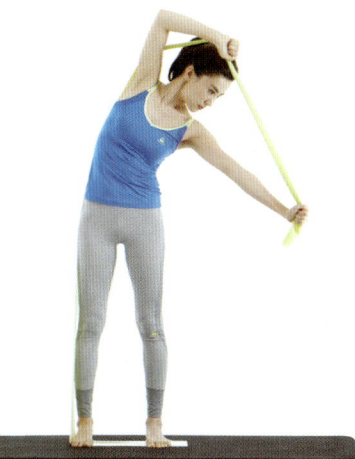

Point
4~5번 동작을 3번
반복 후 팔을 길게
한 번 더 뻗는다.

4 숨을 들이마신다 → 아래로 뻗은 왼
팔은 고정하고 오른쪽 팔꿈치를 직각
으로 구부린다.

5 숨을 내쉰다 → 오른쪽 팔꿈치를
펴서 팔을 길게 뻗는다. 이때 시
선은 바닥 쪽을 본다.

6 준비 자세로 돌아가 4회 반복 후
상체를 오른쪽으로 구부려 같은
방법으로 반복한다.

볼 당겨오기

흔히 저고리살이라고 부르는 축 늘어진 팔뚝살을 정리하려면 겨드랑이 안쪽 근육의 탄력을 길러주어야 한다. 또한 여자들의 고민거리인 브래지어라인까지 매끈하게 정리해주는 효과가 있다.

운동 부위

Front 전거근, 대흉근, 복횡근, 삼각근, 복직근, 복사근
Back 광배근, 삼두근, 승모근, 척추기립근

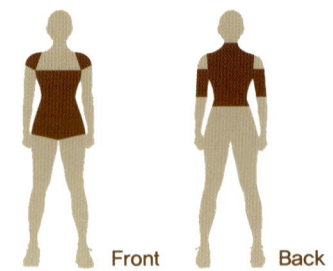

Front   Back

준비 자세 ────

골반과 척추를 바로 하고
무릎으로 서서 손바닥은
볼 위를 짚는다.

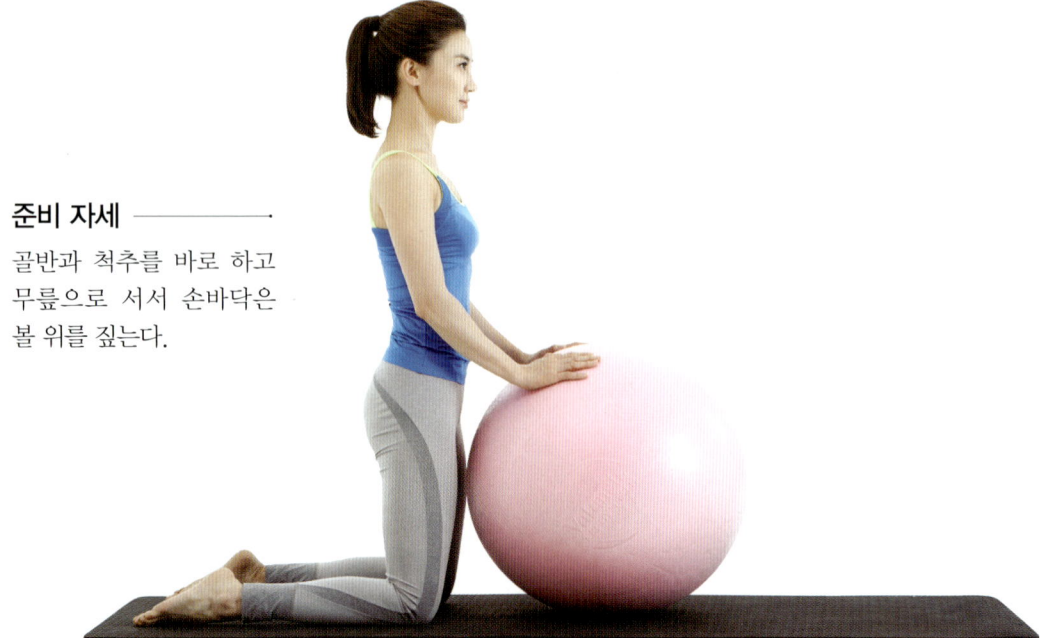

• 볼을 밀 때 어깨가 볼 쪽으로 나가 있거나 올라가지 않도록 견갑의 바른 위치가 중요하다.
• 엉덩이가 뒤로 빠지거나 허리가 아래로 꺾이지 않도록 복횡근과 척추기립근의 긴장감을 유지한다.

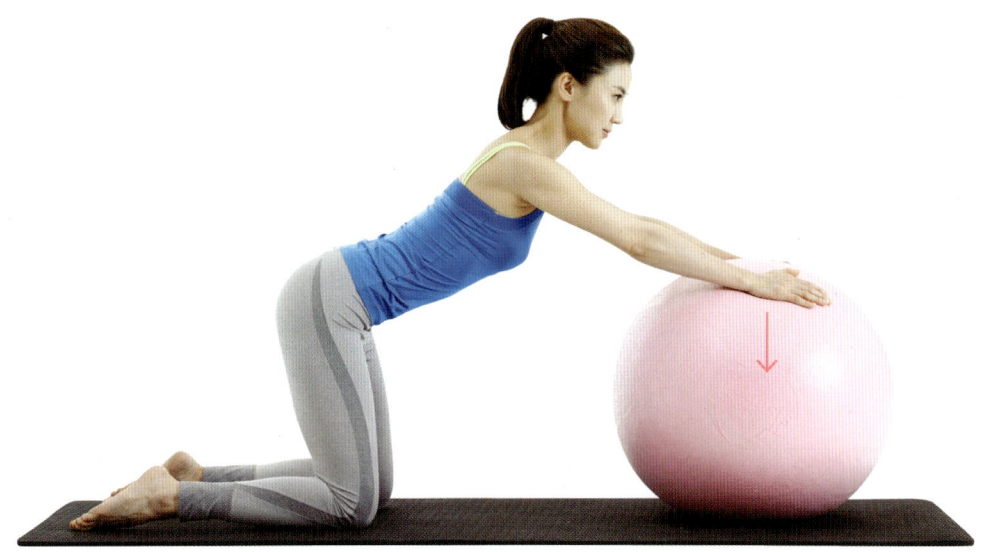

1 숨을 들이마신다 → 척추가 바닥과 평행이 될 때까지 팔을 뻗어 볼을 민다.

2 숨을 내쉰다 → 양손으로 볼을 누르며 천천히 준비 자세로 돌아간다. 엎드린 자세에서는 반드시 복부를 등으로 밀착시킨다.

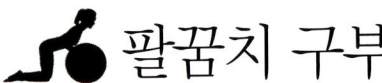 # 팔꿈치 구부려 볼 가져오기

팔, 가슴과 척추 위쪽의 근력을 강화하고 동시에 팔 근육을 유연하게 만드는 운동. 뒤쪽 팔 근육을 모두 사용하므로 쭉 뻗은 T라인을 기대해도 좋다.

운동 부위

Front 전거근, 삼각근, 대흉근, 소흉근, 복횡근, 복사근, 복직근
Back 광배근, 삼두근, 척추기립근

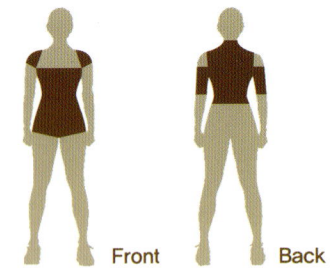

Front   Back

준비 자세 ———•

골반과 척추를 바로 하고 무릎으로 서서 손바닥은 볼 위를 짚는다.

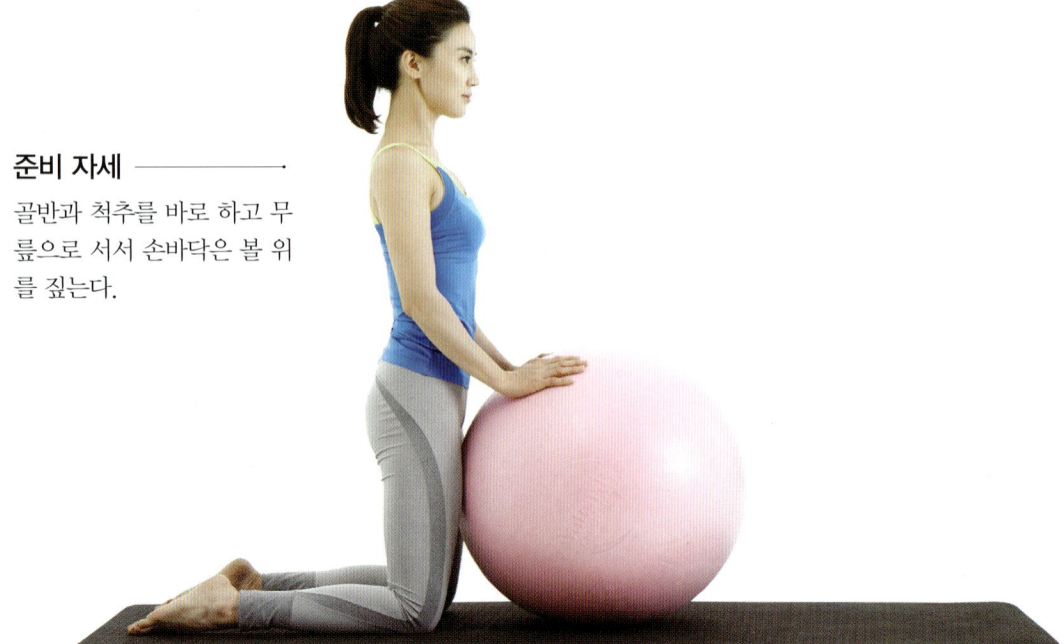

• 상체를 앞으로 기울일 때 복부 근육과 등 근육을 같이 긴장하여 골반과 척추를 곧게 유지한다.
• 어깨가 긴장되어 올라가거나 견갑골(날개뼈) 사이가 좁아지지 않도록 한다.

Back rowing with push up

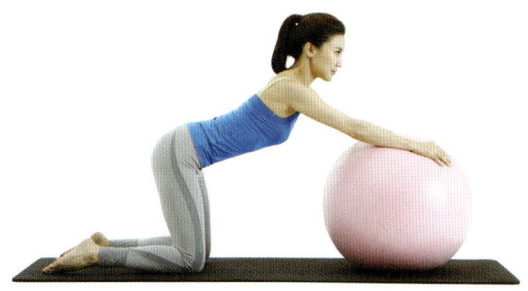 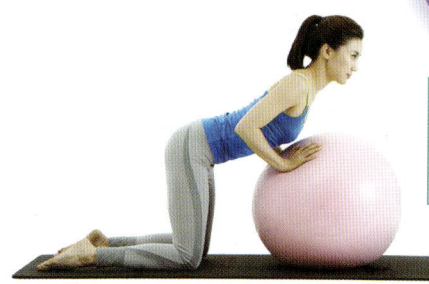

1 **숨을 내쉰다** ➜ 척추가 바닥과 평행이
될 때까지 팔을 뻗어 볼을 민다.

2 **숨을 들이마신다** ➜ 뻗은 팔로 볼을
지그시 누르면서 팔꿈치를 구부려 볼
을 가슴 앞까지 끌고 온다. 이때 팔이
옆으로 벌어지지 않도록 한다.

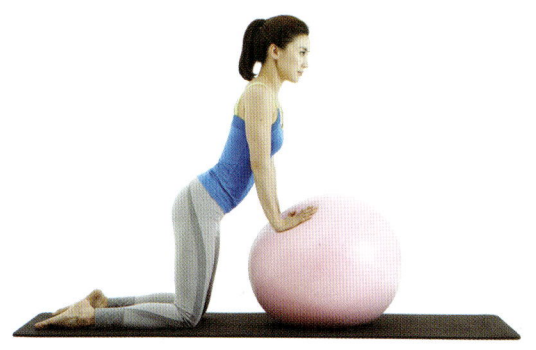 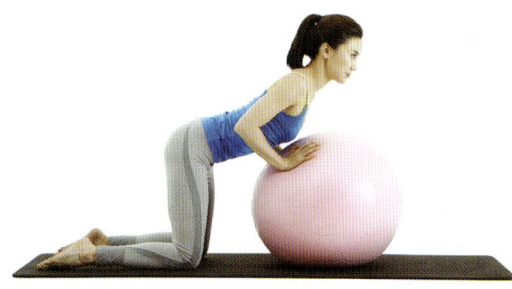

3 **숨을 내쉰다** ➜ 팔굽혀펴기를 하듯
삼두근에 집중하여 볼을 눌러 팔을
뻗어 상체를 세운다.

4 **숨을 들이마신다** ➜ 팔굽혀펴기를 하
듯 팔꿈치를 직각으로 구부려 가슴을
볼 쪽으로 내린다.

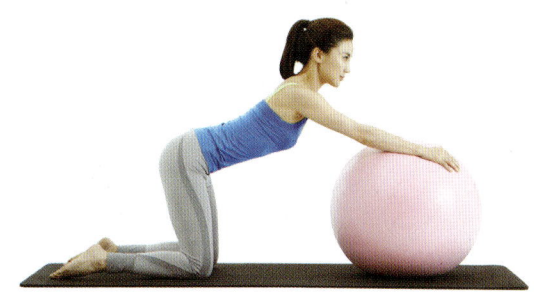

5 **숨을 내쉰다** ➜ 볼을 지그시 누르면
서 팔꿈치를 펴고 양팔을 앞으로 뻗
어 볼을 민다.

6 **숨을 들이마신다** ➜ 양손으로 볼을
누르며 곧게 편 등과 팔을 유지하여
볼을 끌고 준비 자세로 돌아간다.

팔 내전운동

팔라인 전체의 탄력과 겨드랑이 밑에 숨은 군살 제거에 효과적인 운동이다.

운동 부위

팔 전체 근육
Front 상완이두근, 전거근, 대흉근
Back 상완삼두근, 대원근, 광배근

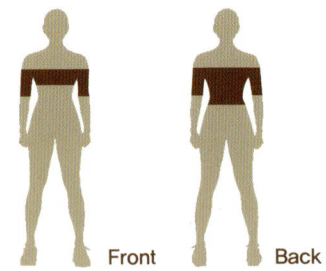

Front   Back

준비 자세 ————•

척추를 바르게 하고 무릎으로 서서 왼쪽 골반 옆에 볼을 대고 왼팔을 길게 뻗어 볼을 잡는다.

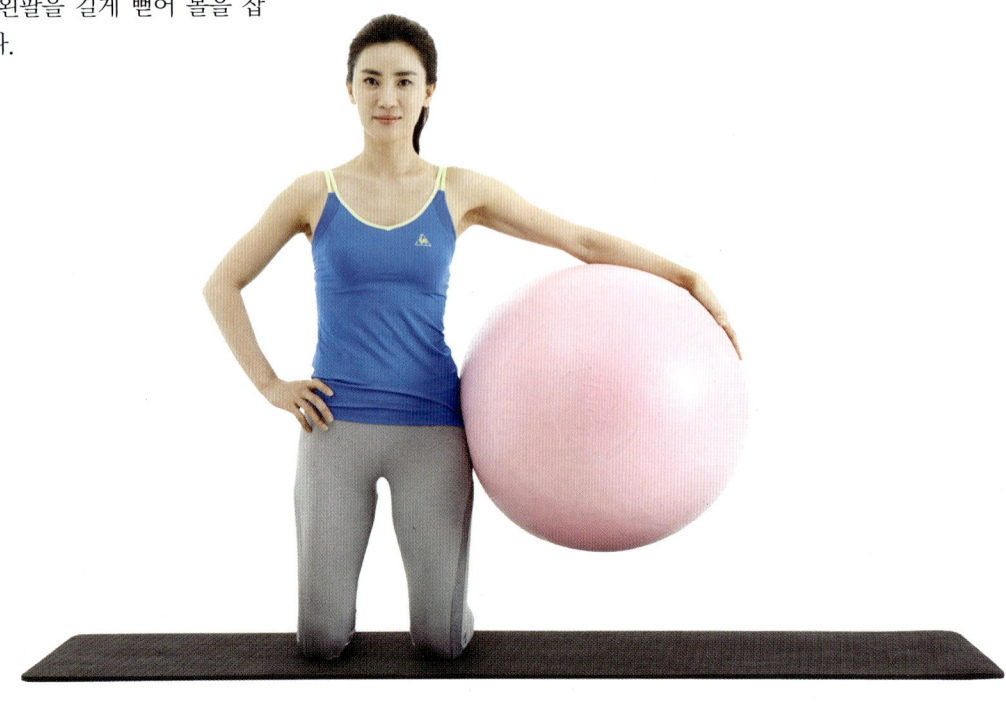

Adduction

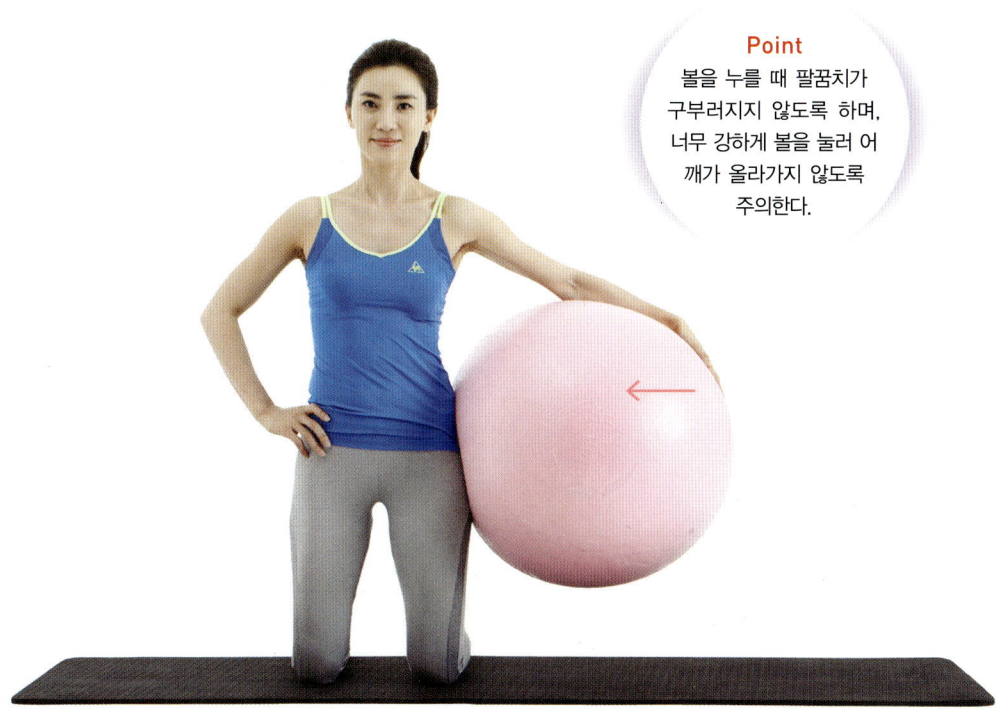

Point
볼을 누를 때 팔꿈치가 구부러지지 않도록 하며, 너무 강하게 볼을 눌러 어깨가 올라가지 않도록 주의한다.

1 **숨을 내쉰다** → 왼팔을 곧게 편 채 왼쪽 손바닥으로 볼을 지그시 5초간 누른다.

2 **숨을 들이마신다** → 준비 자세로 돌아간다. 8회 반복 후 오른쪽도 같은 방법으로 동작한다.

무릎으로 서서 톱질하기 Saw

등 뒤에서 팔뚝까지 이어지는 부위의 스트레칭 동작이다.

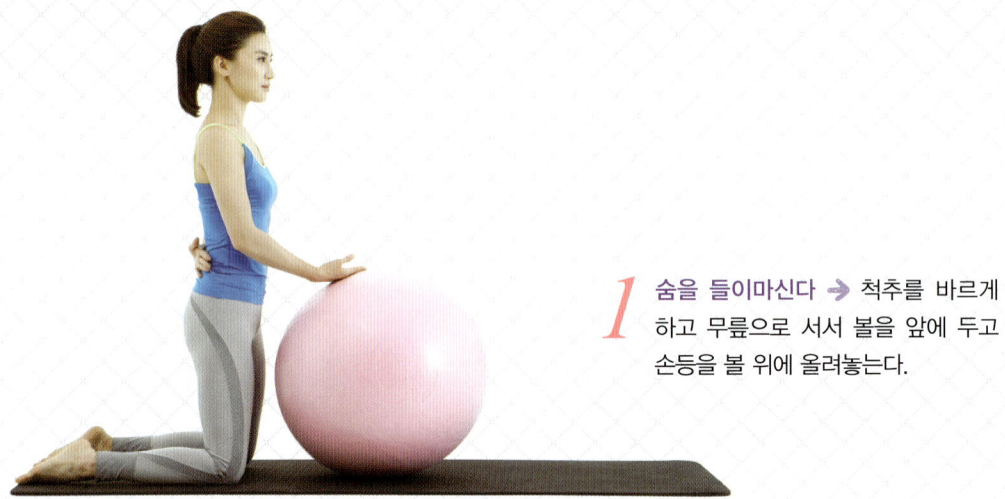

1 **숨을 들이마신다** ➜ 척추를 바르게 하고 무릎으로 서서 볼을 앞에 두고 손등을 볼 위에 올려놓는다.

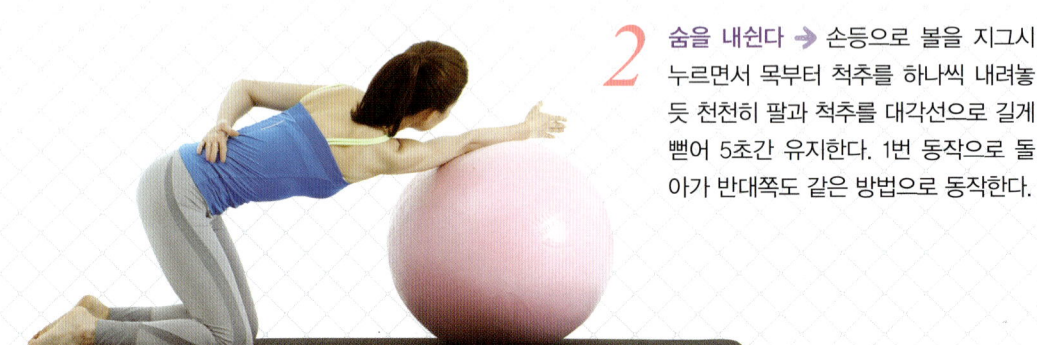

2 **숨을 내쉰다** ➜ 손등으로 볼을 지그시 누르면서 목부터 척추를 하나씩 내려놓듯 천천히 팔과 척추를 대각선으로 길게 뻗어 5초간 유지한다. 1번 동작으로 돌아가 반대쪽도 같은 방법으로 동작한다.

- 상체를 볼 쪽으로 뻗을 때 엉덩이가 뒤로 빠지지 않도록 한다.
- 체중이 어깨 쪽에 많이 실리면 어깨를 다칠 수 있으니 복부의 긴장감을 유지하며 천천히 동작한다.

QR코드로
동영상 보고
필라테스 쉽게 배우기!

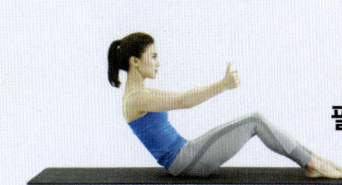

팔 돌리며 척추 말아 내려가기
8회 2세트

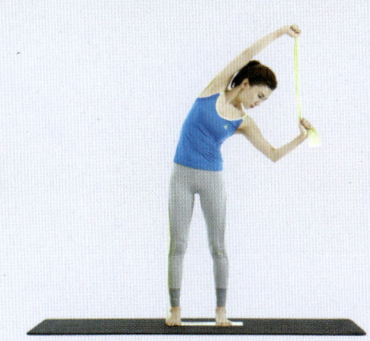

사이드 밴드 & 프레스
4회 2세트

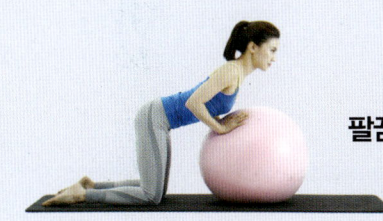

팔꿈치 구부려 볼 가져오기
8회 2세트

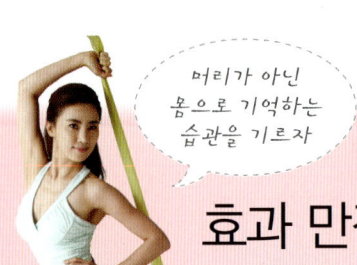

머리가 아닌
몸으로 기억하는
습관을 기르자

효과 만점! 밴드를 이용한 스트레칭

목 스트레칭
목 주변 근육의 경직으로 뒷목이 무겁고 두통이 자주 있을 때

장시간 컴퓨터나 스마트폰 사용으로 거북목이나 일자목 통증으로 고생하고 있다면 습관처럼 스트레칭하자.

뒷목

Step 1. 숨을 들이마신다 ➡ 밴드를 넓게 펴서 뒷머리 끝을 충분히 감싸 양손으로 짧게 잡는다.

Step 2. 숨을 내쉰다 ➡ 턱을 지그시 누르면서 양팔을 이마 위쪽으로 당겨 5초간 유지하고, 5초간 풀어주기를 2회 반복한다.

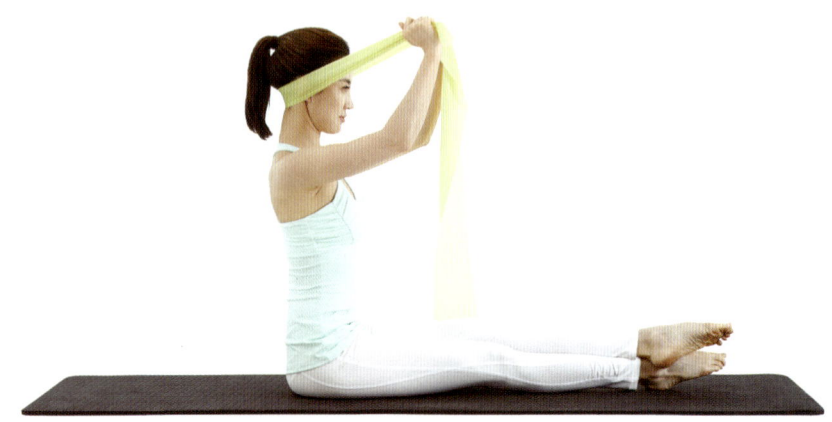

맨손 동작 머리 뒤에서 깍지낀 양손으로 머리를 지그시 앞으로 밀고, 목과 머리는 뒤로 저항하며 버티면 효과를 볼 수 있다.

밴드 스트레칭은 유연성을 향상시키고,
맨손 스트레칭보다 근력 운동 효과가 2.5배 이상이다.

밴드는 재질이 고무이므로 손톱이나 액세서리에 걸리지 않도록 하고, 사용 중 살짝이라도 찢어졌다면 과감히 버리는 것이 좋다. 운동 후 땀이나 이물질로 인해 오염되었다면 파우더를 발라 서늘한 곳에 널어 보관해야 오래 사용할 수 있다. 밴드가 없으면 수건이나 맨손으로도 가능하니, 침대에서건 사무실 의자에서건 가능한 동작이면 바로바로 실천해보자.

옆목

Step 1. 숨을 들이마신다 → 밴드를 넓게 펴서 왼쪽 얼굴을 충분히 감싼다.

Step 2. 숨을 내쉰다 → 밴드를 오른쪽으로 지그시 당겨 목의 길이는 늘이고 어깨와 귀 끝이 멀어지게 스트레칭한다. 5초간 밴드를 당겼다, 5초간 풀어주기를 2회 반복한다. 반대쪽도 같은 방법으로 동작한다.

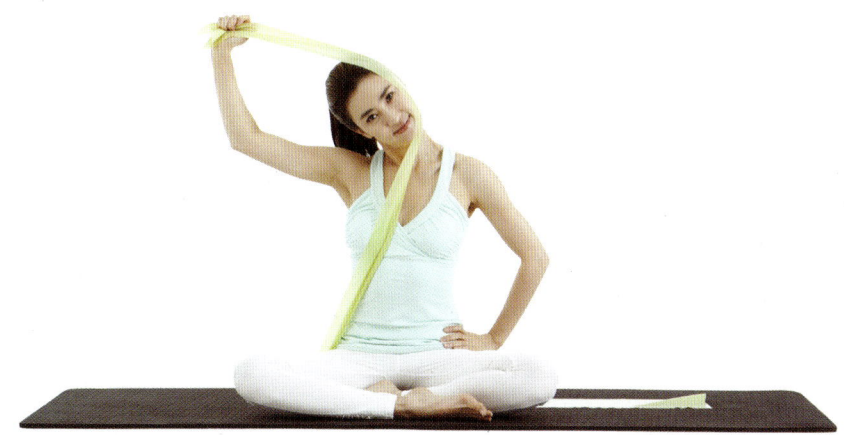

맨손 동작 오른팔을 머리 위로 넘겨 오른쪽 손바닥으로 왼쪽 얼굴을 충분히 감싼 후 손바닥으로 누르는 힘과 어깨를 바닥으로 끌어내리는 힘을 동일하게 하면 스트레칭 효과를 볼 수 있다.

어깨 스트레칭

<u>피곤하고 어깨 결림이 심할 때</u>

언제나 바른 자세로 생활하기란 쉽지 않다. 구부정한 어깨를 펴기 위해 움츠린 가슴을 열어 스트레칭해보자. 가슴 확대 수술 후 어깨 통증을 호소하는 경우가 많은데, 이는 무게중심이 앞으로 쏠려 근육이 수축되었기 때문이다. 이렇게 수축된 근육을 푸는 데 도움이 되는 스트레칭이다.

어깨와 가슴

Step **1. 숨을 들이마신다** ➜ 밴드의 한쪽 끝을 양손으로 잡고 양팔을 머리 위로 넓게 들어 올린다.

Step **2. 숨을 내쉰다** ➜ 밴드의 장력을 이용하여 양팔을 머리 뒤로 천천히 넘긴다.

Step **3. 숨을 내쉰다** ➜ 어깨 관절의 유연성이 허락되는 만큼 양팔을 엉덩이 주변까지 내린다. 10초간 천천히 팔 돌리기를 2회 반복한다. 이어서 엉덩이에서 머리 위까지 역방향으로 동작한다.

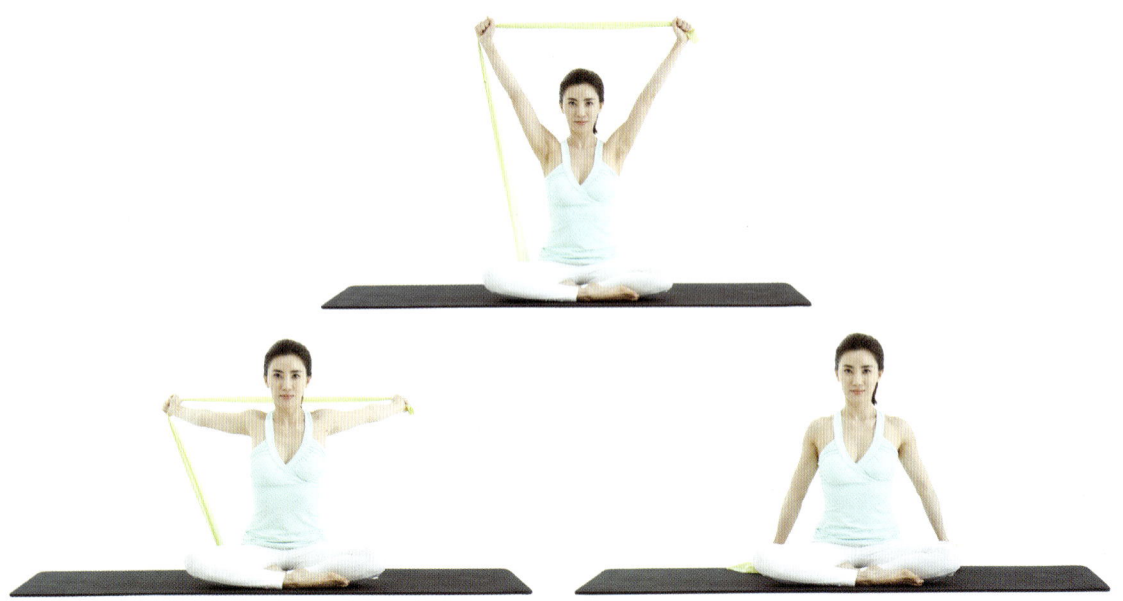

Point 어깨의 유연성 차이가 심할 경우 팔 돌리기가 부자연스럽고 양팔의 속도가 다르다. 잘 돌아가지 않는 팔 쪽의 속도에 맞추어 좌우 어깨의 밸런스를 찾아보자.

맨손 동작 어깨가 솟지 않게 손끝으로 원을 그리듯 돌린다. 양팔의 속도 차이가 클 경우 한쪽 팔씩 천천히 반복하면 효과적이다.

척추 스트레칭

비틀어진 자세로 인해 등과 허리 주변이 결릴 때

과도한 업무와 스트레스로 장시간 의자에 앉아 있다 보면 우리 몸의 기둥인 척추가 흔들린다.
만성피로를 제일 먼저 느끼는 곳은 바로 등과 허리 주변이다. 관절을 무조건 돌리는 큰 동작이
아니라 척추 주변 근육에 집중해서 스트레칭한다면 쉽게 피로를 풀 수 있으니 반복해보자.

척추와 허리

Step 1. 숨을 들이마신다 → 밴드를 목에 걸고 등 뒤에서 교차해 양손에 잡은 후 옆으로
　　　　　누워 무릎을 구부리고 양팔을 앞으로 뻗는다.

Step 2. 숨을 내쉰다 → 골반과 무릎은 고정하고 위쪽 팔을 등 뒤로 넘긴다. 팔을 뒤로
　　　　　넘길 때와 제자리로 돌아올 때 동일하게 10초간 동작한다. 2회 반복 후 반대쪽
　　　　　도 같은 방법으로 동작한다.

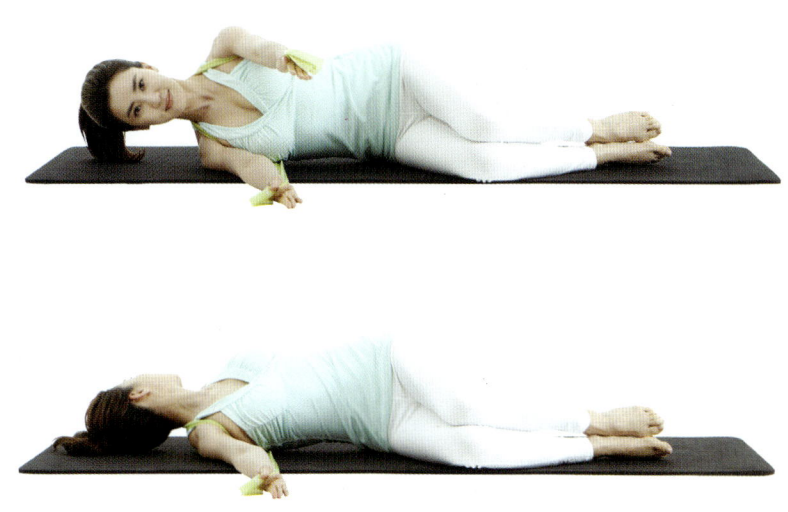

Point 골반이 흔들리거나 무릎이 벌어지면 척추 스트레칭을 안전하게 할 수 없다. 나사못을 하나씩 풀어주듯이 순
차적으로 천천히 몸통을 돌려주면 뭉쳐 있던 근육이 풀릴 뿐만 아니라 혈액순환 개선에도 도움이 되니 습관적으로
반복해보자.
맨손 동작 동작 방법은 같고, 중심이 흔들리지 않게 몸통이 돌아가는 범위에서만 스트레칭한다.

다리와 몸통 스트레칭

새우잠을 자는, 움츠리고 있는 전신을 위해

자도 자도 찌뿌둥한 나의 몸뚱이는 언제쯤 새처럼 가볍고 상쾌한 아침을 맞이할 수 있을까? 바쁜 생활 속에 우리의 근육은 경직되고 수축된다. 긴장과 불안감으로 심신의 밸런스를 잃어가고 있다면 큰 대자로 누워 스트레칭해보자.

다리와 몸통

Step **1. 숨을 들이마신다** ➔ 밴드를 넓게 펴서 뒤꿈치에 고정하고 길게 늘여 한 손으로 잡고 큰 대자로 눕는다.

Step **2. 숨을 내쉰다** ➔ 뒤꿈치로 밴드를 고정한 채 발끝을 몸쪽으로 당겨 다리를 스트레칭한 후 몸통을 돌려 양쪽 손바닥을 포개 10초간 유지한다. 2회 반복하고 반대쪽도 같은 방법으로 동작한다.

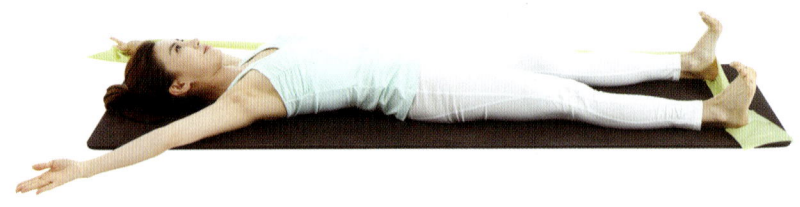

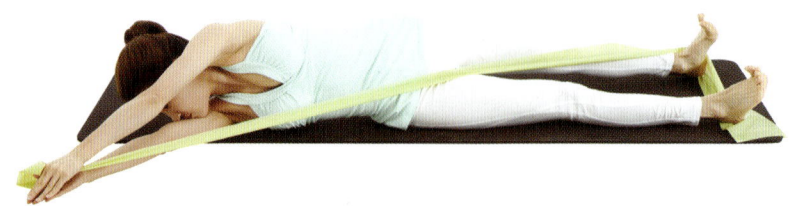

> **Point** 몸통을 돌릴 때 엉덩이가 자연스럽게 들리는 현상은 좋으나 밴드를 지지하는 뒤꿈치는 반드시 고정되어야 한다.
>
> **맨손 동작** 동작 방법은 같다. 단, 다리를 고정해야 몸통의 측면을 충분히 스트레칭할 수 있다는 점을 잊지 말자.

골반과 상체 스트레칭
다리를 꼬는 습관으로 가슴과 등이 구부정할 때

다리를 꼬는 습관은 체형이 비뚤어지는 원인이 된다. 체형이 비뚤어지면 허벅지 앞쪽 근육이 유난히 뭉치거나 튀어나와 골반 운동에 제한을 받을 수 있고 하체에 피로가 극도로 쌓일 수 있다. 전체 스트레칭이 어렵다면 다리 동작을 선행해보자. 등과 가슴도 유연성이 허락하는 만큼 스트레칭해보자.

골반, 다리, 상체

Step 1. **숨을 들이마신다** ➜ 오른쪽 발목을 밴드로 충분히 감싼 후 왼쪽 다리는 앞으로 구부리고, 오른쪽 다리는 뒤로 뻗어 직각으로 구부려 앉는다. 양손에 밴드를 잡고 양팔을 천장 방향으로 뻗어 올린다.

Step 2. **숨을 내쉰다** ➜ 골반과 가슴은 정면을 향한 상태에서 유연성이 허락되는 만큼 등 뒤에서 앞쪽으로 밴드를 당겨 10초간 유지하고 2회 반복한다. 반대쪽도 같은 방법으로 동작한다.

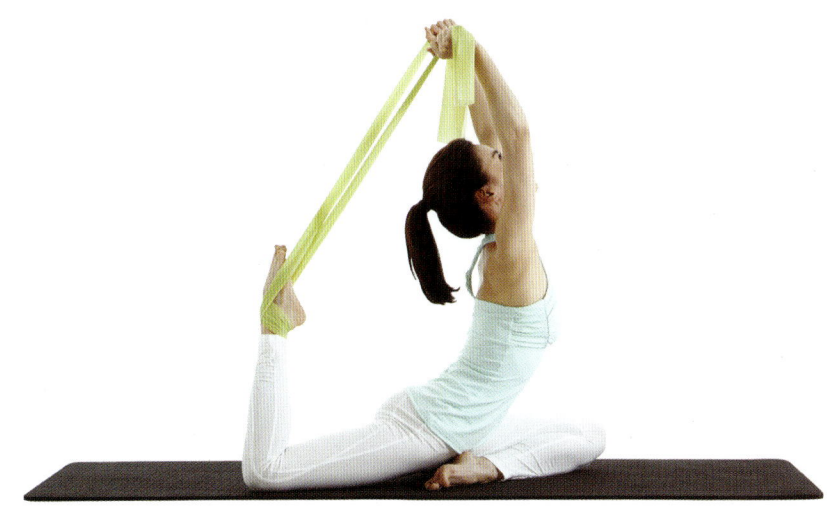

맨손 동작 상체를 세워 맨손으로 발목 잡기는 많은 유연성을 요구하기 때문에 상체를 숙인 채 허벅지 앞쪽만을 집중해서 스트레칭해보자. 스트레칭 시 양쪽 다리 중 잘 되지 않는 쪽에 시간적 여유를 두고 먼저 시작하고 반복하면, 좌우 밸런스와 유연성 향상에 도움이 된다.

다리 스트레칭
다리 부종이 있을 때

외출 후 집으로 돌아와 옷을 갈아입는데 스키니진의 재봉선이 내 다리에 도장처럼 찍혀 있다.
게다가 양말 자국까지. 천근만근 퉁퉁 부은 다리, 바로바로 풀지 않으면 무쇠 팔 무쇠 다리가
될 수 있다. 여자들의 고민 중의 하나인 다리 부종을 해결하는 스트레칭이다.

다리와 몸통

Step 1. **숨을 들이마신다** ➡ 밴드를 오른발에 고정하고 양손으로 밴드를 잡고 누워 오른
쪽 다리를 천장 방향으로 길게 뻗는다.

Step 2. **숨을 내쉰다** ➡ 골반은 바르게 하고 오른쪽 다리를 길게 편 채로 배 위를 지나 왼
쪽으로 넘겨 10초간 유지한다.

Step 3. **숨을 내쉰다** ➡ 이어서 반대 방향으로 다리를 넘겨 10초간 유지한다. 2회 반복한
후 반대쪽도 같은 방법으로 동작한다.

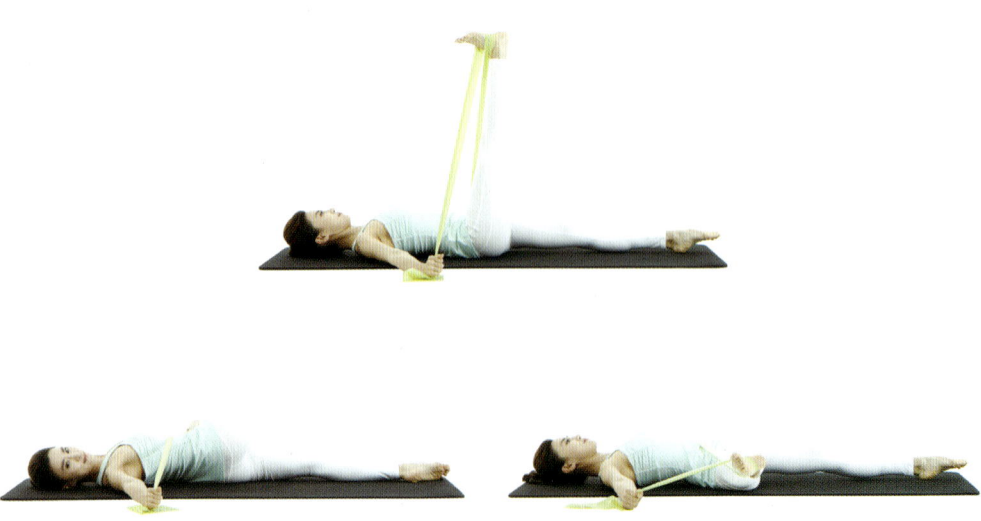

Point 밴드로 고정한 발목을 몸쪽으로 꺾으면 허벅지 뒤쪽과 종아리까지 충분히 스트레칭된다. 발등을 펴면 허벅지
앞쪽과 발목까지 스트레칭되어 하체의 혈액순환을 도와 부종 예방에 도움이 된다.
맨손 동작 동작 방법은 같고, 천천히 상체의 움직임 없이 반복 연습해보자.

발목과 무릎 스트레칭

킬힐이나 플랫슈즈만 고집한다면

높은 킬힐과 굽이 전혀 없는 플랫슈즈는 발목과 무릎 관절에 무리를 준다. 선천적인 자세의 불균형보다 후천적인 체형의 변화가 심각한 요즘, 잘못된 신발 선택은 발목뿐 아니라 척추에까지 적신호가 켜진다. 적절한 발목 스트레칭으로 아름다운 종아리를 만들어보자.

발목과 종아리

Step 1. **숨을 내쉰다** → 다리를 앞으로 뻗고 앉아 밴드로 오른쪽 발볼 부위를 충분히 감싼 후 밴드를 양손에 잡고 배꼽 방향으로 당겨 10초간 유지한다.

Step 2. **숨을 내쉰다** → 감싸고 있는 밴드의 탄성을 유지하여 발끝 방향으로 지그시 눌러 10초간 유지한다. 반대쪽도 같은 방법으로 동작한다.

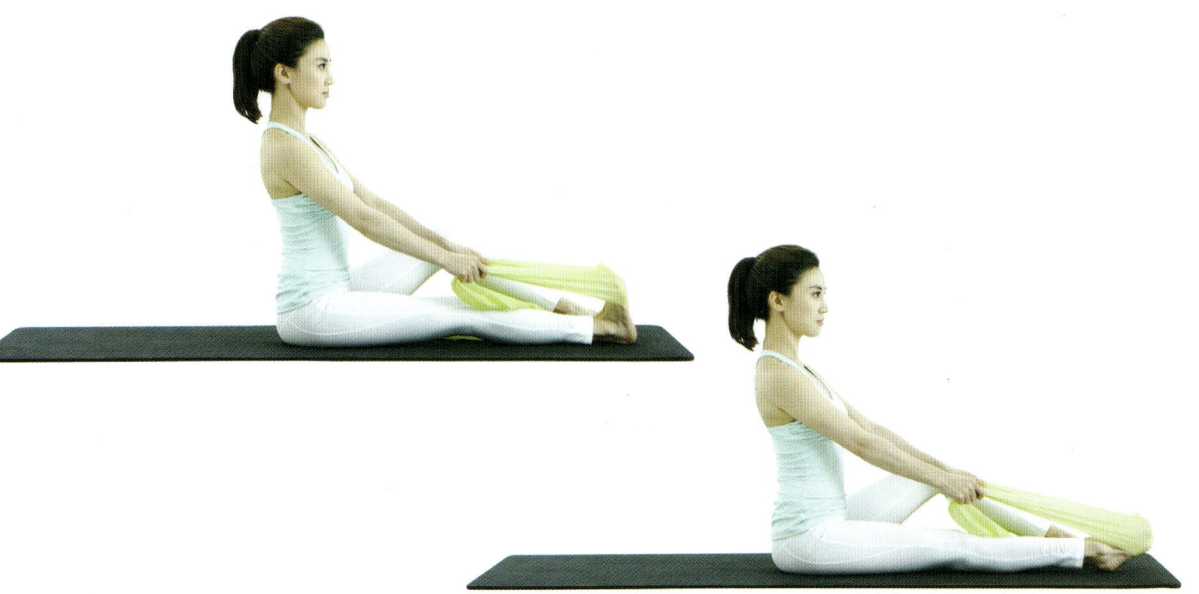

Point 밴드가 발에 잘 고정되었는지 확인하고 시작한다.

맨손 동작 동작 방법은 같다. 일상생활 중 의자에 앉아 잠시 신발을 벗고 습관적으로 동작하면 피로 회복에 많은 도움이 될 것이다.

얼굴의 아름다움도 중요하지만 몸의 건강과 밸런스가 더 중요하다는 것을 아실 겁니다. 〈샤샤정의 알파벳 필라테스〉로 운동하면 언제나 건강하고 행복해질 수 있을 것이다. 메이크업 아티스트 김승원

책 출간을 축하한다. 잘 먹고, 잘 살기 위해 체력 관리는 기본이 되어야 한다. 필라테스는 남자한테도 매우 좋은 운동이라, 하루의 10분의 1을 운동으로 체력 관리를 하는 나에게 유익한 책일 것 같다. 배우 정동환

목디스크와 허리디스크로 양말을 신기 어려울 만큼 허리 통증이 심했는데 필라테스를 시작한 지 1년 만에 많이 개선되어, 필라테스 효과에 대한 확신이 들었다. 필라테스는 자세를 바르게 해주고 몸의 긴장 상태를 유지하는 법을 스스로 체득하게 하여 보기 좋은 몸매를 만드는 것 같다. 위드성형외과 원장 김지혁

우리 몸의 균형을 이루는 것은 척추 건강인데, 필라테스는 균형을 잡아주는 운동이라 척추가 안 좋은 분들에게 적극 추천한다. 신경외과 전문의인 나는 비만으로 허리 통증이 악화된 환자, 오래 앉아 있는 사무직이나 학생들에게 권유하고 있다. 샤샤정 선생님의 책 출간을 진심으로 축하한다. 신경외과 전문의 김도형

샤샤정 선생님과 함께 운동하면서 라인 개선 및 바른 자세를 되찾게 되어 필라테스의 매력에 푹 빠졌다. 이 책을 통해 많은 분들이 필라테스, 특히 샤샤정의 특별한 운동 비법을 공유할 수 있어 기대가 된다. 소중한당신산부인과 원장 김지운

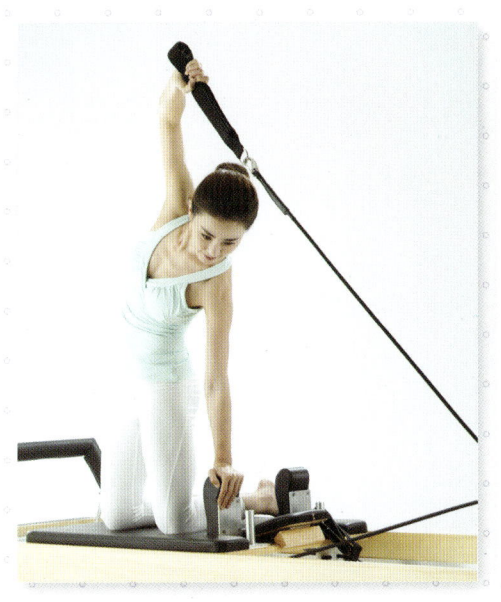
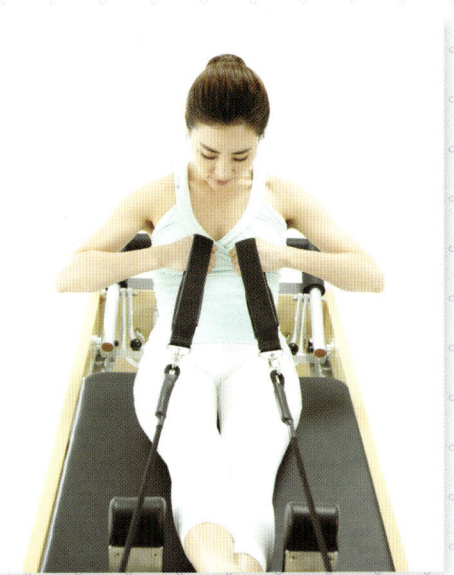

샤샤정의 하루 20분

알파벳
필라테스

대한민국 수 많은 셀러브리티의
섹시하고 아름다운 바디 라인의 일등공신
샤샤정의 SEXY BODY 필라테스

평범한 운동 App.은 가라!

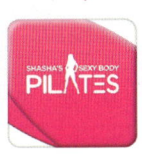

국내 유명 스타 트레이너
샤샤정의 필라테스 App.출시

더 이상 스타들만이 아닌
나도 섹시한 바디 라인을 가질 수 있다!
SEXY BODY 필라테스에서는
정확한 호흡법과 쉽게 따라 할 수 있는
매트운동, 소도구(짐볼, 토닝볼)를 이용한
운동 방법을 소개합니다.

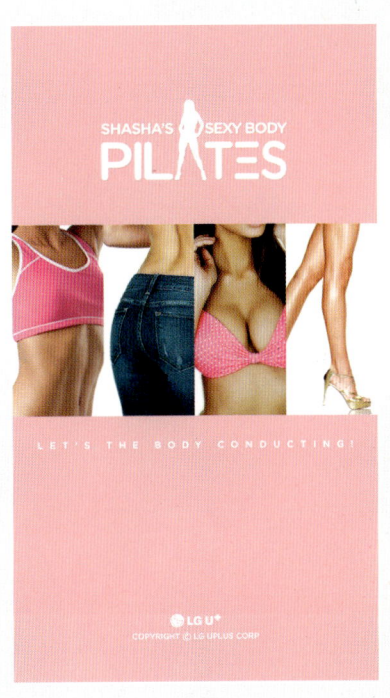

지금 바로 Play Store에서
샤샤정의 SEXY BODY 필라테스를
만나 보세요!

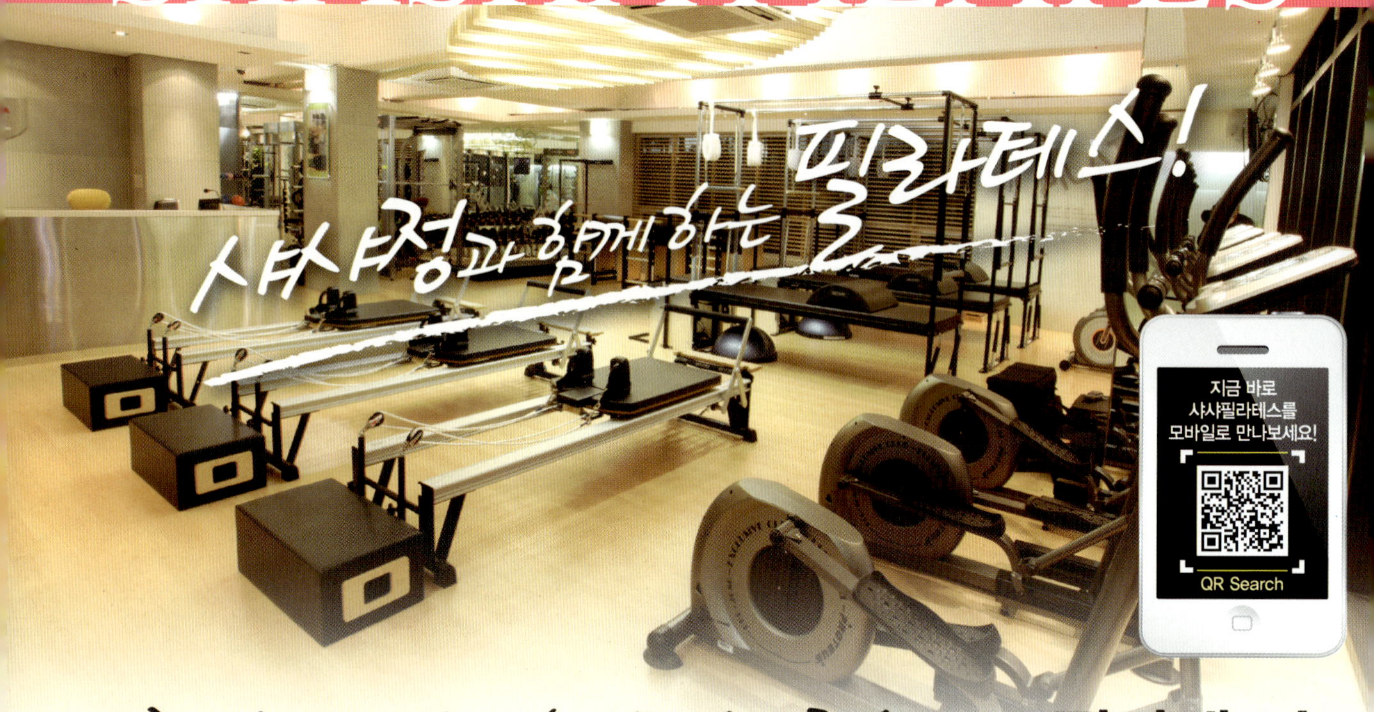

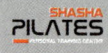